U0240705

全国高等医学院校护理学思维导图丛书 ｜ 总主编：陈莉 高小玲

急危重症护理学

思维导图

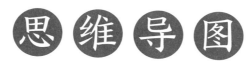

JIWEI ZHONGZHENG HULIXUE SIWEI DAOTU

主　编　万荣珍　陈　玲

副主编　何德伟　邓　玲

编　者　（排名不分先后）

赵凤娟　杨　鹰　范宗珍

王　红　罗　玲　潘光利

西南大学出版社

国家一级出版社 全国百佳图书出版单位

图书在版编目（CIP）数据

急危重症护理学思维导图 / 万荣珍，陈玲主编 . ——
重庆：西南大学出版社，2021.9
（全国高等医学院校护理学思维导图丛书 / 陈莉，
高小玲总主编）
ISBN 978-7-5697-1045-8

Ⅰ . ①急… Ⅱ . ①万… ②陈… Ⅲ . ①急性病 – 护理
学 – 医学院校 – 教材②险症 – 护理学 – 医学院校 – 教材
Ⅳ . ① R472.2

中国版本图书馆 CIP 数据核字 (2021) 第 146696 号

急危重症护理学思维导图

主　　编：万荣珍　陈　玲
副 主 编：何德伟　邓　玲

责任编辑：杜珍辉　鲁　欣
责任校对：杨光明
装帧设计：汤　立
排　　版：陈智慧
出版发行：西南大学出版社（原西南师范大学出版社）
印　　刷：重庆紫石东南印务有限公司
幅面尺寸：185mm×260mm
印　　张：10.25
字　　数：447 千字
版　　次：2021 年 9 月 第 1 版
印　　次：2021 年 9 月 第 1 次印刷
书　　号：ISBN 978-7-5697-1045-8

定　　价：38.00 元

前　言

　　思维导图，英文是 The Mind Map，又叫心智导图，它简单却又很有效，是一种将思维形象化的方法，通过绘图的方式，运用线条、符号、词汇和关键词，形成发散式和节点式的结构形式，是一种实用性很强的思维工具。

　　《急危重症护理学思维导图》严格根据国家卫生和计划生育委员会"十三五"规划教材《急危重症护理学（第4版）》的内容，将思维导图工具运用于其中。本书包括灾害护理、急诊分诊、急救技术、严重创伤、常见急症、急性中毒、常见危急值、危重症患者护理、多器官功能障碍患者护理、机械通气等内容。书中将每一种疾病的定义、病因、临床表现、辅助检查、护理诊断、护理措施等知识点均运用富有逻辑性的图示整体展现，把各级主题的关系用相互隶属与相关的层级图表现出来，把关键词和重点内容进行提炼并建立记忆链接，以一种新的双色图示方式直观地展示每一章节的知识点内容，具有层次分明、高度组织性、便于记忆理解的特点，有助于使用者有效、快速、方便地获取急危重症相关疾病的核心重点内容。同时，书中每一章附有对应知识点的**练习题及参考答案，可通过扫描章首的二维码在线答题并核对答案**，能及时检验学习效果，进一步巩固对知识点的掌握。本书可供临床护理工作者、护理规培生、护理实习生、护理院校学生使用和参考，也可供教学培训和职称资格以及执业资格考试使用。

　　本书的编写得到赵庆华教授（重庆医科大学附属第一医院护理部主任），肖明朝教授（重庆医科大学附属第一医院副院长、重庆护理职业学院院长），甘秀妮教授（重庆医科大学附属第二医院护理部主任）和罗羽教授（陆军军医大学护理学院院长）等护理领域专家们的学术指导，切实提高了本书的专业水准，在此一并表示真诚的感谢。全体编者本着高度负责、团体至上的理念参与编写，但书中难免有不当之处，敬请广大使用者在阅读本书的过程中，提出宝贵的意见和建议。

2021 年 8 月

第一章　灾难护理 ···002
　第一节　灾难护理概述 ·······································002
　第二节　灾难现场的医学救援 ·····························004
　　灾难现场的医学救援（一） ·····························004
　　灾难现场的医学救援（二） ·····························006
　　灾难现场的医学救援（三） ·····························008
　第三节　灾难的心理危机干预 ·····························010

第二章　急诊分诊流程 ···012

第三章　急诊护理评估 ···014

第四章　心搏骤停与心肺脑复苏 ·····························016
　第一节　心搏骤停 ···016
　第二节　心肺脑复苏 ···018
　　心肺脑复苏（一） ···018
　　心肺脑复苏（二） ···020

第五章　严重创伤 ···022
　第一节　严重创伤的概述 ···································022
　第二节　多发性创伤病人的护理 ·························024
　　多发性创伤病人的护理（一） ·························024
　　多发性创伤病人的护理（二） ·························026

第六章　常见急症 ···028
　第一节　呼吸困难病人的护理 ·····························028
　　呼吸困难病人的护理（一） ·····························028

呼吸困难病人的护理（二）······················030

第二节　窒息病人的护理····························032

第三节　急性胸痛病人的护理·····················034

急性胸痛病人的护理（一）······················034

急性胸痛病人的护理（二）······················036

第四节　严重心律失常病人的护理··············038

严重心律失常病人的护理（一）···············038

严重心律失常病人的护理（二）···············040

第五节　急性腹痛病人的护理·····················042

急性腹痛病人的护理（一）······················042

急性腹痛病人的护理（二）······················044

第六节　高血糖症与低血糖症病人的护理······046

低血糖症病人的护理·····························046

高血糖症病人的护理·····························048

第七节　脑卒中病人的护理·······················050

第七章　环境及理化因素损伤······················**052**

第一节　中暑病人的护理··························052

第二节　淹溺病人的护理··························054

第三节　电击伤病人的护理·······················056

第四节　高原病病人的护理·······················058

第八章　急性中毒··································**060**

第一节　急性中毒概论····························060

急性中毒概论（一）·····························060

急性中毒概论（二）·····························062

第二节　有机磷杀虫药中毒病人的护理·········064

第三节　百草枯中毒病人的护理··················066

第四节　一氧化碳中毒病人的护理···············068

第五节　急性乙醇中毒病人的护理···············070

第六节　急性镇静催眠药中毒病人的护理······072

第九章　常见危急值 ·· 074

第一节　检验危急值 ·· 074

检验危急值（一） ·· 074

检验危急值（二） ·· 076

第二节　影像学危急值 ·· 078

第十章　危重症患者评估与系统功能监测 ·················· 080

第一节　危重症患者的评估 ·· 080

第二节　心血管系统功能监测 ·· 082

心血管系统功能监测（一） ·· 082

心血管系统功能监测（二） ·· 084

第三节　呼吸系统功能监测 ·· 086

呼吸系统功能监测（一） ·· 086

呼吸系统功能监测（二） ·· 088

第四节　神经系统功能监测 ·· 090

第五节　泌尿系统功能监测 ·· 092

第六节　消化系统功能监测 ·· 094

第十一章　多器官功能障碍 ·· 096

第一节　全身炎症反应综合征患者的护理 ·· 096

第二节　脓毒症患者的护理 ·· 098

第三节　多器官功能障碍综合征患者的护理 ·· 100

第十二章　危重症患者的营养支持 ·· 102

第一节　危重症患者肠内营养支持的护理 ·· 102

第二节　危重症患者肠外营养支持的护理 ·· 104

第十三章　危重症患者的疼痛管理与镇静 ·· 106

第一节　危重症患者的疼痛管理 ·· 106

第二节　危重症患者的镇静护理 ·· 108

第十四章　危重症患者常见并发症的监测与预防 ············110

第一节　呼吸机相关性肺炎患者的护理················110

第二节　导管相关性血流感染患者的护理··············112

第三节　导尿管相关性尿路感染患者的护理············114

第四节　多重耐药菌感染患者的护理················116

第五节　深静脉血栓患者的护理··················118

第六节　危重症患者的谵妄护理··················120

第十五章　常用急救技术 ·······················122

第一节　人工气道的建立······················122

　　人工气道的建立（一）·····················122

　　人工气道的建立（二）·····················124

　　人工气道的建立（三）·····················126

第二节　气管异物清除术——Heimlich 手法··········128

第三节　胸膜腔穿刺术·······················130

第四节　球囊–面罩通气术·····················132

第五节　除颤术··························134

第六节　动、静脉穿刺置管术···················136

第七节　体外膜肺氧合技术····················138

第八节　外伤止血、包扎、固定、搬运术·············140

第十六章　机械通气 ·························142

第一节　有创机械通气患者的护理················142

　　有创机械通气患者的护理（一）··············142

　　有创机械通气患者的护理（二）··············144

　　有创机械通气患者的护理（三）··············146

第二节　无创机械通气患者的护理················148

　　无创机械通气患者的护理（一）··············148

　　无创机械通气患者的护理（二）··············150

第十七章　连续性血液净化病人的护理 ···············152

后记 ······························154

一个对社区或社会功能的严重损害,包括人员、物资、经济或环境的损失和影响,这些影响超过了受灾社区或社会应用本身资源应对的能力 —— **灾难的定义**

地震、火山活动、滑坡、洪水和其他严重风暴等 —自然灾害相关灾难
交通事故、工伤事故、卫生灾难、矿山灾难、战争及恐怖袭击灾难等 —人为灾难 —— 按发生原因分类

灾难链中最早发生的起作用的灾难,如地震、洪水等 —原生灾难
由原生灾难所诱导出来的灾难,如地震后建筑工程破坏引起的火灾等 —次生灾难
灾难发生后破坏人类生存的和谐条件,诱导出一系列其他灾难,如社会恐慌等 —衍生灾难 —— 按发生顺序分类

突然发生、难以预测,造成巨大危害,如地震、火山爆发等 —突发灾难
发生缓慢,致灾因素长期发展逐渐显现而成,如土地沙漠化、水土流失等 —渐变灾难 —— 按发生方式分类

灾难的原因与分类

突然发生,造成或者可能造成重大人员伤亡、财产损失、生态环境破坏和严重社会危害,危及公共安全的紧急事件 —突发公共事件的定义

主要包括水旱、气象、地震、地质、海洋灾害,森林草原火灾等 —自然灾害
主要包括企业各种安全事故、交通事故、环境污染等 —事故灾难
主要包括传染病疫情、食品安全和职业危害以及其他严重影响公共健康和生命安全的事件 —公共卫生事件
主要包括恐怖袭击事件、经济安全事件和涉外突发事件等 —社会安全事件 —— 分类

特别重大,由国务院负责组织处置,人员死亡30人以上 —Ⅰ级
重大,由省级政府负责组织处置,人员死亡10~30人 —Ⅱ级
较大,由市级政府负责组织处置,人员死亡3~10人 —Ⅲ级
一般,由县级政府负责组织处置,人员死亡1~3人 —Ⅳ级 —— 分级

突发公共事件的分类与分级

概述

国务院卫生行政部门领导、组织、协调、部署特别重大突发公共事件的医疗卫生救援工作 —医疗卫生救援领导小组
各级卫生行政部门专家组提供咨询建议、技术指导和支持 —医疗卫生救援专家组
各级各类医疗机构承担突发公共事件的医疗卫生救援任务 —医疗卫生救援机构
根据实际工作需要设立指挥部,统一指挥、协调现场医疗卫生救援工作 —现场医疗卫生救援指挥部 —— 国家灾难医学救援的组织体系

主动免疫主要用于常规预防传染病,疫苗接种是预防传染病最有效的方法
被动免疫主要用于治疗或紧急预防感染,如伤后立即注射抗毒血清、免疫球蛋白等进行预防 —— 免疫预防

正确使用防护用品;注意手卫生;执行消毒隔离;预防医疗锐器伤 —坚持标准预防

暴露于完整的皮肤、黏膜时,立即用肥皂清洗、流动水冲洗、消毒
暴露于损伤的皮肤伤口时,先尽可能挤出伤口处血液,肥皂清洗、流动水冲洗、消毒,受伤的手戴双层手套 —— 局部处理

留取伤员的血液标本检验,判断是否患有经血传播疾病;发现暴露于乙肝、艾滋病毒时,尽快用药预防,随时观察 —全身防疫

发生职业暴露后,立即行紧急处置,主动上报 —及时报告

职业暴露应急处理措施

灾难医学救援人员的职业安全防护

灾难医学救援组织管理

灾难医疗救援准备

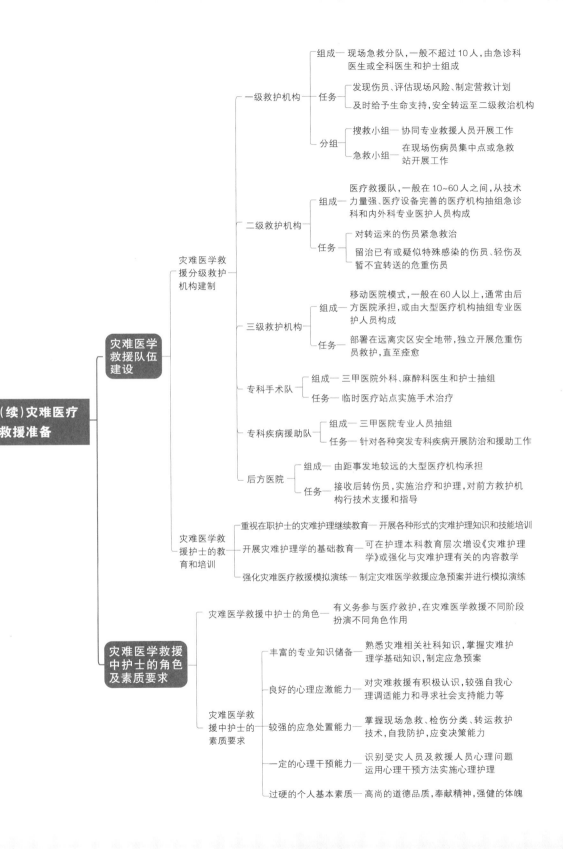

一级救护机构
- 组成—现场急救分队,一般不超过10人,由急诊科医生或全科医生和护士组成
- 任务
  - 发现伤员、评估现场风险、制定营救计划
  - 及时给予生命支持,安全转运至二级救治机构
- 分组
  - 搜救小组—协同专业救援人员开展工作
  - 急救小组—在现场伤病员集中点或急救站开展工作

二级救护机构
- 组成—医疗救援队,一般在10~60人之间,从技术力量强、医疗设备完善的医疗机构抽组急诊科和内外科专业医护人员构成
- 任务
  - 对转运来的伤员紧急救治
  - 留治已有或疑似特殊感染的伤员、轻伤及暂不宜转送的危重伤员

三级救护机构
- 组成—移动医院模式,一般在60人以上,通常由后方医院承担,由大型医疗机构抽组专业医护人员构成
- 任务—部署在远离灾区安全地带,独立开展危重伤员救护,直至痊愈

专科手术队
- 组成—三甲医院外科、麻醉科医生和护士抽组
- 任务—临时医疗站点实施手术治疗

专科疾病援助队
- 组成—三甲医院专业人员抽组
- 任务—针对各种突发专科疾病开展防治和援助工作

后方医院
- 组成—由距事发地较远的大型医疗机构承担
- 任务—接收后转伤员,实施治疗和护理,对前方救护机构行技术支援和指导

灾难医学救援分级救护机构建制

灾难医学救援护士的教育和培训
- 重视在职护士的灾难护理继续教育—开展各种形式的灾难护理知识和技能培训
- 开展灾难护理学的基础教育—可在护理本科教育层次增设《灾难护理学》或强化与灾难护理有关的内容教学
- 强化灾难医疗救援模拟演练—制定灾难医学救援应急预案并进行模拟演练

灾难医学救援队伍建设

(续)灾难医疗救援准备

灾难医学救援中护士的角色—有义务参与医疗救护,在灾难医学救援不同阶段扮演不同角色作用

灾难医学救援中护士的素质要求
- 丰富的专业知识储备—熟悉灾难相关社科知识,掌握灾难护理学基础知识,制定应急预案
- 良好的心理应激能力—对灾难救援有积极认识,较强自我心理调适能力和寻求社会支持能力等
- 较强的应急处置能力—掌握现场急救、检伤分类、转运救护技术,自我防护,应变决策能力
- 一定的心理干预能力—识别受灾人员及救援人员心理问题运用心理干预方法实施心理护理
- 过硬的个人基本素质—高尚的道德品质,奉献精神,强健的体魄

灾难医学救援中护士的角色及素质要求

灾难现场的医学救援是指在现场、临时医疗场所等医院之外的环境中,针对灾难所致人员伤害实施的救援,包括搜救、检伤分类、现场急救、伤病员转运及灾难恢复过程中的防疫等医学救援技术 — **定义**

资源有限的情况下让尽可能多的伤员获得最佳的治疗效果 — **检伤分类的目的**

平均每名伤病员分类时间≤1min — 简单快速原则

先重后轻、合理调配 — 分类分级原则

先救后分或边救边分 — 救命优先原则 — **检伤分类的原则**

按现场需要和可利用资源等情况,自主决定伤员流向和医学处置类型 — 自主决策原则

每隔一段时间再次对伤病员进行伤情评估 — 重复检伤原则

兼顾公平性和有效性是现场检伤分类的基本伦理原则 — 公平有效原则

是接收伤病员第一步,目的是快速识别需挽救的伤病员 — 收容分类

帮助其脱离危险环境,安排到相应区域接受进一步检查和治疗 — **检伤分类的种类**

决定救治实施顺序的分类 — 救治分类

确定伤病员尽快转运到确定性医疗机构顺序的分类 — 后送分类

最常用,基于呼吸、心跳及精神状态的检伤分类法 — START 法

检伤中的救治措施:开放气道、止血、抬高患肢

用于受伤儿童(1~8岁)检伤分类 — Jump START 法 — **常用检伤分类方法**

适用于大规模伤亡事件的预检分诊系统 — SALT 法

包括分类、评估、挽救生命、处置/转送

灾难现场的检伤分类

代表危重伤,第一优先

伤情非常紧急,危及生命,生命体征不稳定,需立即给予生命支持 — 红色

并在1h内转运到确定性医疗单位救治

代表中重伤,第二优先

生命体征稳定的严重伤,有潜在危险 — 黄色 — **检伤分类的标志**

急救后优先后送,在4~6h内得到有效治疗

代表轻伤,第三优先

不紧急,较小的损伤,可能不需要立即入院治疗 — 绿色

代表致命伤,已死亡、没有生还可能性、治疗为时已晚的伤病员 — 黑色

伤情评估和分类后,安置于伤病员治疗区 — **伤病员的安置**

人数不多,治疗区与检伤分类区合并;人数较多,治疗区独立设置

人数众多,治疗区细分为轻、重和危重区

对危及生命的伤情,利用现场条件,予以紧急救治,最大可能确保生命安全 — 灾难现场救护的原则

灾难现场的救护

心搏骤停者,立即开放气道,行心肺复苏术

昏迷者,保持呼吸道通畅,防窒息;张力性气胸,用带有单向引流管的粗针头穿刺排气

活动性出血,采取有效止血措施 — **伤病员的现场救护**

伤口包扎、骨折固定,对肠膨出、脑膨出者行保护性包扎;对开放性气胸者做封闭包扎 — 现场救护的范围

休克或休克先兆者行抗休克治疗;明显疼痛,给予止痛药

大面积烧伤,创面保护;伤口污染严重者,给予抗菌药物

中毒者,及时注射解毒药或给予排毒处理

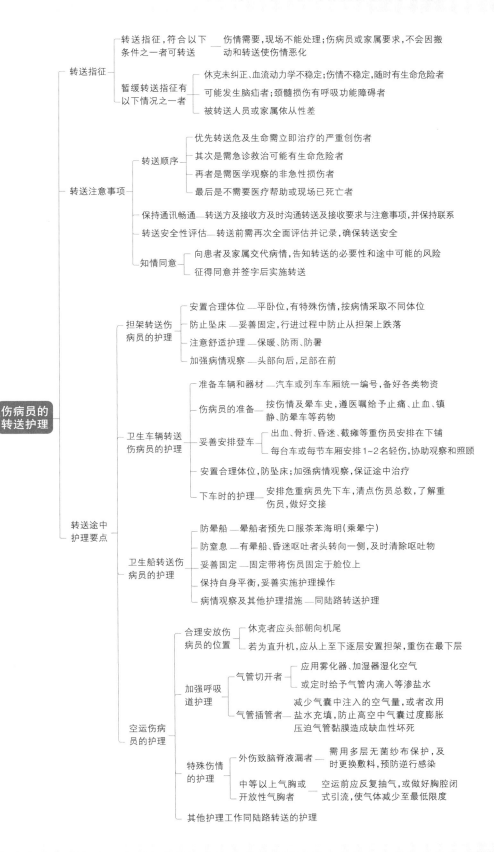

(续)灾难现场的救护

伤病员的转送护理

转送指征
- 转送指征,符合以下条件之一者可转送 —— 伤情需要,现场不能处理;伤病员或家属要求,不会因搬动和转送使伤情恶化
- 暂缓转送指征有以下情况之一者
  - 休克未纠正、血流动力学不稳定;伤情不稳定,随时有生命危险者
  - 可能发生脑疝者;颈髓损伤有呼吸功能障碍者
  - 被转送人员或家属依从性差

转送注意事项
- 转送顺序
  - 优先转送危及生命需立即治疗的严重创伤者
  - 其次是需急诊救治可能有生命危险者
  - 再者是需医学观察的非急性损伤者
  - 最后是不需要医疗帮助或现场已死亡者
- 保持通讯畅通 —— 转送方及接收方及时沟通转送及接收要求与注意事项,并保持联系
- 转送安全性评估 —— 转送前需再次全面评估并记录,确保转送安全
- 知情同意
  - 向患者及家属交代病情,告知转送的必要性和途中可能的风险
  - 征得同意并签字后实施转送

转送途中护理要点
- 担架转送伤病员的护理
  - 安置合理体位 —— 平卧位,有特殊伤情,按病情采取不同体位
  - 防止坠床 —— 妥善固定,行进过程中防止从担架上跌落
  - 注意舒适护理 —— 保暖、防雨、防暑
  - 加强病情观察 —— 头部向后,足部在前
- 卫生车辆转送伤病员的护理
  - 准备车辆和器材 —— 汽车或列车车厢统一编号,备好各类物资
  - 伤病员的准备 —— 按伤情及晕车史,遵医嘱给予止痛、止血、镇静、防晕车等药物
  - 妥善安排登车
    - 出血、骨折、昏迷、截瘫等重伤员安排在下铺
    - 每台车或每节车厢安排1~2名轻伤,协助观察和照顾
  - 安置合理体位,防坠床;加强病情观察,保证途中治疗
  - 下车时的护理 —— 安排危重病员先下车,清点伤员总数,了解重伤员,做好交接
- 卫生船转送伤病员的护理
  - 防晕船 —— 晕船者预先口服茶苯海明(乘晕宁)
  - 防窒息 —— 有晕船、昏迷呕吐者头转向一侧,及时清除呕吐物
  - 妥善固定 —— 固定带将伤员固定于舱位上
  - 保持自身平衡,妥善实施护理操作
  - 病情观察及其他护理措施 —— 同陆路转送护理
- 空运伤病员的护理
  - 合理安放伤病员的位置
    - 休克者应头部朝向机尾
    - 若为直升机,应从上至下逐层安置担架,重伤在最下层
  - 加强呼吸道护理
    - 气管切开者
      - 应用雾化器、加湿器湿化空气
      - 或定时给予气管内滴入等渗盐水
    - 气管插管者 —— 减少气囊中注入的空气量,或者改用盐水充填,防止高空中气囊过度膨胀压迫气管黏膜造成缺血性坏死
  - 特殊伤情的护理
    - 外伤致脑脊液漏者 —— 需用多层无菌纱布保护,及时更换敷料,预防逆行感染
    - 中等以上气胸或开放性气胸者 —— 空运前应反复抽气,或做好胸腔闭式引流,使气体减少至最低限度
  - 其他护理工作同陆路转送的护理

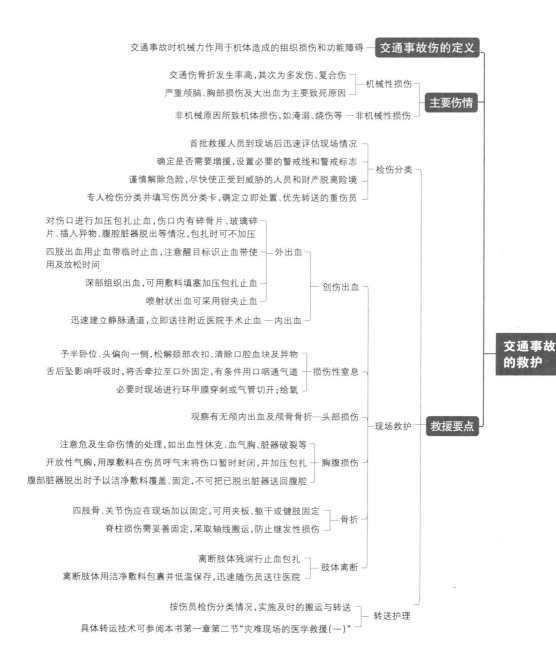

交通事故时机械力作用于机体造成的组织损伤和功能障碍 ── **交通事故伤的定义**

交通伤骨折发生率高,其次为多发伤、复合伤 ┐
　　　　　　　　　　　　　　　　　　　　　── 机械性损伤
严重颅脑、胸部损伤及大出血为主要致死原因 ┘

非机械原因所致机体损伤,如淹溺、烧伤等 ── 非机械性损伤　　**主要伤情**

首批救援人员到现场后迅速评估现场情况
确定是否需要增援,设置必要的警戒线和警戒标志
谨慎解除危险,尽快使正受到威胁的人员和财产脱离险境　── 检伤分类
专人检伤分类并填写伤员分类卡,确定立即处置、优先转送的重伤员

对伤口进行加压包扎止血,伤口内有碎骨片、玻璃碎
片、插入异物、腹腔脏器脱出等情况,包扎时可不加压 ┐
　　　　　　　　　　　　　　　　　　　　　　　│
四肢出血用止血带临时止血,注意醒目标识止血带使 ├─ 外出血 ┐
用及放松时间 │
深部组织出血,可用敷料填塞加压包扎止血 ├─ 创伤出血
喷射状出血可采用钳夹止血 ┘

迅速建立静脉通道,立即送往附近医院手术止血 ── 内出血 ┘

予半卧位、头偏向一侧,松解颈部衣扣、清除口腔血块及异物 ┐
舌后坠影响呼吸时,将舌牵拉至口外固定,有条件用口咽通气道 ├─ 损伤性窒息
必要时现场进行环甲膜穿刺或气管切开;给氧 ┘

观察有无颅内出血及颅骨骨折 ── 头部损伤　　　　　　**救援要点**

注意危及生命伤情的处理,如出血性休克、血气胸、脏器破裂等 ┐
开放性气胸,用厚敷料在伤员呼气末将伤口暂时封闭,并加压包扎 ├─ 胸腹损伤　现场救护
腹部脏器脱出时予以洁净敷料覆盖、固定,不可把已脱出脏器送回腹腔 ┘

四肢骨、关节伤应在现场加以固定,可用夹板、躯干或健肢固定 ┐
　　　　　　　　　　　　　　　　　　　　　　　　　　　├─ 骨折
脊柱损伤需妥善固定,采取轴线搬运,防止继发性损伤 ┘

离断肢体残端行止血包扎 ┐
　　　　　　　　　　　　├─ 肢体离断
离断肢体用洁净敷料包裹并低温保存,迅速随伤员送往医院 ┘

按伤员检伤分类情况,实施及时的搬运与转送 ┐
　　　　　　　　　　　　　　　　　　　　├─ 转送护理
具体转运技术可参阅本书第一章第二节"灾难现场的医学救援(一)" ┘

交通事故的救护

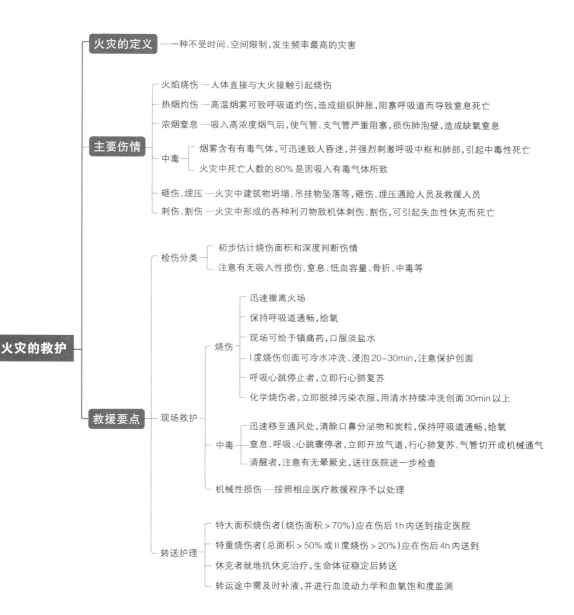

火灾的定义 —— 一种不受时间、空间限制,发生频率最高的灾害

主要伤情
- 火焰烧伤 —— 人体直接与大火接触引起烧伤
- 热烟灼伤 —— 高温烟雾可致呼吸道灼伤,造成组织肿胀,阻塞呼吸道而导致窒息死亡
- 浓烟窒息 —— 吸入高浓度烟气后,使气管、支气管严重阻塞,损伤肺泡壁,造成缺氧窒息
- 中毒
  - 烟雾含有有毒气体,可迅速致人昏迷,并强烈刺激呼吸中枢和肺部,引起中毒性死亡
  - 火灾中死亡人数的80%是因吸入有毒气体所致
- 砸伤、埋压 —— 火灾中建筑物坍塌、吊挂物坠落等,砸伤、埋压遇险人员及救援人员
- 刺伤、割伤 —— 火灾中形成的各种利刃物致机体刺伤、割伤,可引起失血性休克而死亡

火灾的救护

救援要点
- 检伤分类
  - 初步估计烧伤面积和深度判断伤情
  - 注意有无吸入性损伤、窒息、低血容量、骨折、中毒等
- 现场救护
  - 烧伤
    - 迅速撤离火场
    - 保持呼吸道通畅,给氧
    - 现场可给予镇痛药,口服淡盐水
    - I度烧伤创面可冷水冲洗、浸泡20~30min,注意保护创面
    - 呼吸心跳停止者,立即行心肺复苏
    - 化学烧伤者,立即脱掉污染衣服,用清水持续冲洗创面30min以上
  - 中毒
    - 迅速移至通风处,清除口鼻分泌物和炭粒,保持呼吸道通畅,给氧
    - 窒息、呼吸、心跳骤停者,立即开放气道,行心肺复苏、气管切开或机械通气
    - 清醒者,注意有无晕厥史,送往医院进一步检查
  - 机械性损伤 —— 按照相应医疗救援程序予以处理
- 转送护理
  - 特大面积烧伤者(烧伤面积>70%)应在伤后1h内送到指定医院
  - 特重烧伤者(总面积>50%或II度烧伤>20%)应在伤后4h内送到
  - 休克者就地抗休克治疗,生命体征稳定后转送
  - 转运途中需及时补液,并进行血流动力学和血氧饱和度监测

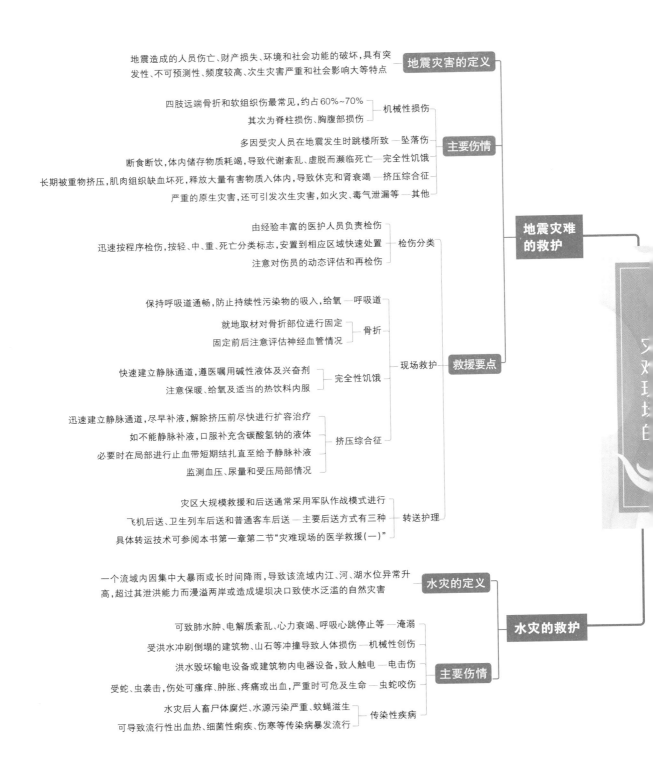

地震造成的人员伤亡、财产损失、环境和社会功能的破坏,具有突发性、不可预测性、频度较高、次生灾害严重和社会影响大等特点 —— 地震灾害的定义

四肢远端骨折和软组织伤最常见,约占60%~70% —— 机械性损伤
其次为脊柱损伤、胸腹部损伤
多因受灾人员在地震发生时跳楼所致 —— 坠落伤 —— 主要伤情
断食断饮,体内储存物质耗竭,导致代谢紊乱、虚脱而濒临死亡 —— 完全性饥饿
长期被重物挤压,肌肉组织缺血坏死,释放大量有害物质入体内,导致休克和肾衰竭 —— 挤压综合征
严重的原生灾害,还可引发次生灾害,如火灾、毒气泄漏等 —— 其他

由经验丰富的医护人员负责检伤
迅速按程序检伤,按轻、中、重、死亡分类标志,安置到相应区域快速处置 —— 检伤分类
注意对伤员的动态评估和再检伤

地震灾难的救护

保持呼吸道通畅,防止持续性污染物的吸入,给氧 —— 呼吸道
就地取材对骨折部位进行固定 —— 骨折
固定前后注意评估神经血管情况
快速建立静脉通道,遵医嘱用碱性液体及兴奋剂 —— 完全性饥饿 —— 现场救护 —— 救援要点
注意保暖、给氧及适当的热饮料内服
迅速建立静脉通道,尽早补液,解除挤压前尽快进行扩容治疗
如不能静脉补液,口服补充含碳酸氢钠的液体 —— 挤压综合征
必要时在局部进行止血带短期结扎直至给予静脉补液
监测血压、尿量和受压局部情况

灾区大规模救援和后送通常采用军队作战模式进行
飞机后送、卫生列车后送和普通客车后送 —— 主要后送方式有三种 —— 转送护理
具体转运技术可参阅本书第一章第二节"灾难现场的医学救援(一)"

一个流域内因集中大暴雨或长时间降雨,导致该流域内江、河、湖水位异常升高,超过其泄洪能力而漫溢两岸或造成堤坝决口致使水泛滥的自然灾害 —— 水灾的定义

水灾的救护

可致肺水肿、电解质紊乱、心力衰竭、呼吸心跳停止等 —— 淹溺
受洪水冲刷倒塌的建筑物、山石等冲撞导致人体损伤 —— 机械性创伤
洪水毁坏输电设备或建筑物内电器设备,致人触电 —— 电击伤 —— 主要伤情
受蛇、虫袭击,伤处可瘙痒、肿胀、疼痛或出血,严重时可危及生命 —— 虫蛇咬伤
水灾后人畜尸体腐烂,水源污染严重、蚊蝇滋生 —— 传染性疾病
可导致流行性出血热、细菌性痢疾、伤寒等传染病暴发流行

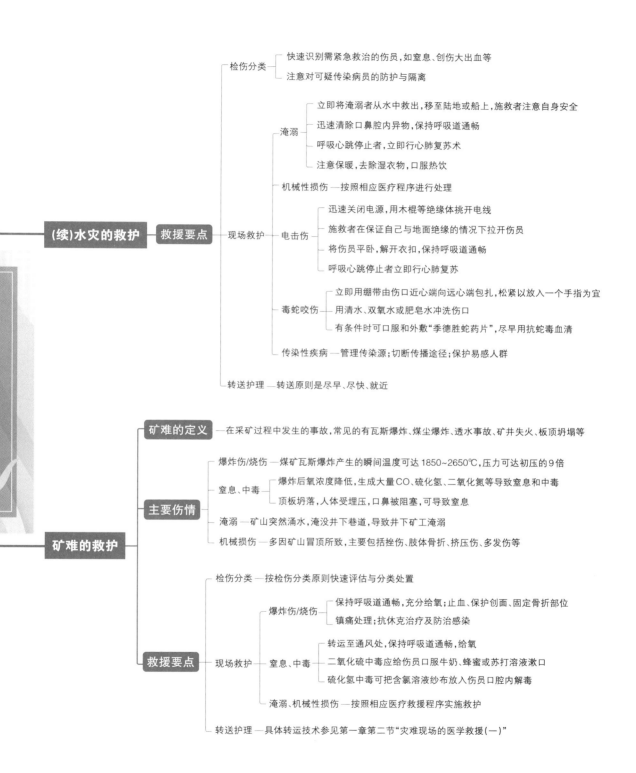

(续)水灾的救护

救援要点

检伤分类
- 快速识别需紧急救治的伤员,如窒息、创伤大出血等
- 注意对可疑传染病员的防护与隔离

现场救护
- **淹溺**
  - 立即将淹溺者从水中救出,移至陆地或船上,施救者注意自身安全
  - 迅速清除口鼻腔内异物,保持呼吸道通畅
  - 呼吸心跳停止者,立即行心肺复苏术
  - 注意保暖,去除湿衣物,口服热饮
- **机械性损伤**——按照相应医疗程序进行处理
- **电击伤**
  - 迅速关闭电源,用木棍等绝缘体挑开电线
  - 施救者在保证自己与地面绝缘的情况下拉开伤员
  - 将伤员平卧,解开衣扣,保持呼吸道通畅
  - 呼吸心跳停止者立即行心肺复苏
- **毒蛇咬伤**
  - 立即用绷带由伤口近心端向远心端包扎,松紧以放入一个手指为宜
  - 用清水、双氧水或肥皂水冲洗伤口
  - 有条件时可口服和外敷"季德胜蛇药片",尽早用抗蛇毒血清
- **传染性疾病**——管理传染源;切断传播途径;保护易感人群

转送护理——转送原则是尽早、尽快、就近

矿难的救护

矿难的定义——在采矿过程中发生的事故,常见的有瓦斯爆炸、煤尘爆炸、透水事故、矿井失火、板顶坍塌等

主要伤情
- **爆炸伤/烧伤**——煤矿瓦斯爆炸产生的瞬间温度可达1850~2650℃,压力可达初压的9倍
- **窒息、中毒**
  - 爆炸后氧浓度降低,生成大量CO、硫化氢、二氧化氮等导致窒息和中毒
  - 顶板坍落,人体受埋压,口鼻被阻塞,可导致窒息
- **淹溺**——矿山突然涌水,淹没井下巷道,导致井下矿工淹溺
- **机械损伤**——多因矿山冒顶所致,主要包括挫伤、肢体骨折、挤压伤、多发伤等

救援要点
- **检伤分类**——按检伤分类原则快速评估与分类处置
- **现场救护**
  - **爆炸伤/烧伤**
    - 保持呼吸道通畅,充分给氧;止血、保护创面、固定骨折部位
    - 镇痛处理;抗休克治疗及防治感染
  - **窒息、中毒**
    - 转运至通风处,保持呼吸道通畅,给氧
    - 二氧化硫中毒应给伤员口服牛奶、蜂蜜或苏打溶液漱口
    - 硫化氢中毒可把含氯溶液纱布放入伤员口腔内解毒
  - **淹溺、机械性损伤**——按照相应医疗救援程序实施救护
- **转送护理**——具体转运技术参见第一章第二节"灾难现场的医学救援(一)"

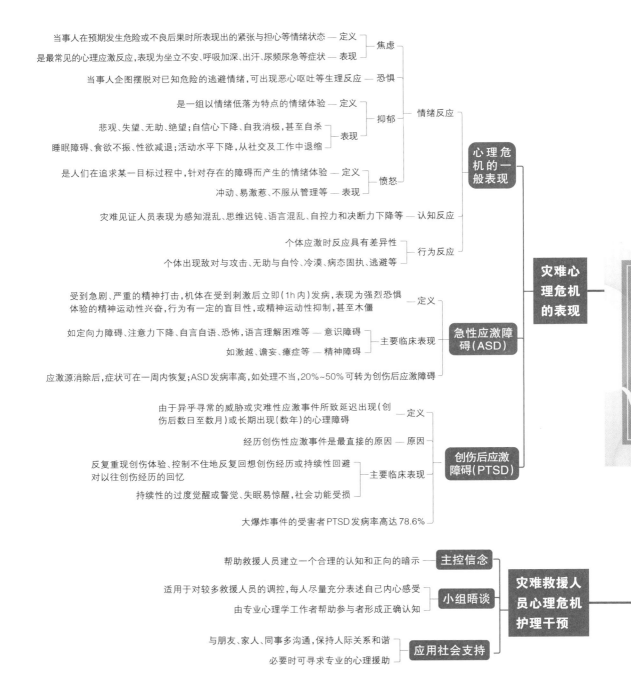

当事人在预期发生危险或不良后果时所表现出的紧张与担心等情绪状态 —— 定义 ┐
是最常见的心理应激反应，表现为坐立不安、呼吸加深、出汗、尿频尿急等症状 —— 表现 ┤ 焦虑

当事人企图摆脱对已知危险的逃避情绪，可出现恶心呕吐等生理反应 —— 恐惧

是一组以情绪低落为特点的情绪体验 —— 定义 ┐
悲观、失望、无助、绝望；自信心下降、自我消极，甚至自杀 ┐　抑郁
睡眠障碍、食欲不振、性欲减退；活动水平下降，从社交及工作中退缩 ┘ 表现　　情绪反应

是人们在追求某一目标过程中，针对存在的障碍而产生的情绪体验 —— 定义 ┐
冲动、易激惹、不服从管理等 —— 表现　愤怒

灾难见证人员表现为感知混乱、思维迟钝、语言混乱、自控力和决断力下降等 —— 认知反应

个体应激时反应具有差异性 ┐
个体出现敌对与攻击、无助与自怜、冷漠、病态固执、逃避等 ┘ 行为反应

心理危机的一般表现

受到急剧、严重的精神打击，机体在受到刺激后立即(1h内)发病，表现为强烈恐惧
体验的精神运动性兴奋，行为有一定的盲目性，或精神运动性抑制，甚至木僵 —— 定义

如定向力障碍、注意力下降、自言自语、恐怖、语言理解困难等 —— 意识障碍 ┐
如激越、谵妄、癔症等 —— 精神障碍 ┘ 主要临床表现

应激源消除后，症状可在一周内恢复；ASD发病率高，如处理不当，20%~50%可转为创伤后应激障碍

急性应激障碍(ASD)

灾难心理危机的表现

由于异乎寻常的威胁或灾难性应激事件所致延迟出现(创
伤后数日至数月)或长期出现(数年)的心理障碍 —— 定义

经历创伤性应激事件是最直接的原因 —— 原因

反复重现创伤体验、控制不住地反复回想创伤经历或持续性回避
对以往创伤经历的回忆 ┐ 主要临床表现
持续性的过度觉醒或警觉、失眠易惊醒，社会功能受损 ┘

大爆炸事件的受害者PTSD发病率高达78.6%

创伤后应激障碍(PTSD)

帮助救援人员建立一个合理的认知和正向的暗示 **主控信念**

适用于对较多救援人员的调控，每人尽量充分表述自己内心感受
由专业心理学工作者帮助参与者形成正确认知 **小组晤谈**

与朋友、家人、同事多沟通，保持人际关系和谐
必要时可寻求专业的心理援助 **应用社会支持**

灾难救援人员心理危机护理干预

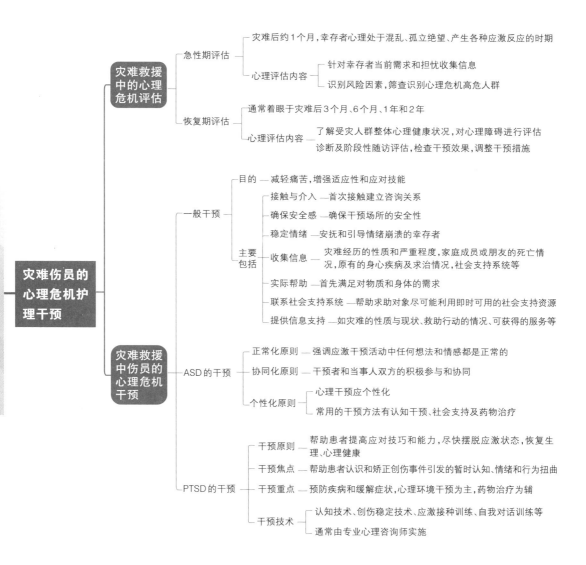

灾难伤员的心理危机护理干预

├─ 灾难救援中的心理危机评估
│ ├─ 急性期评估
│ │ ├─ 灾难后约1个月,幸存者心理处于混乱、孤立绝望、产生各种应激反应的时期
│ │ └─ 心理评估内容
│ │   ├─ 针对幸存者当前需求和担忧收集信息
│ │   └─ 识别风险因素,筛查识别心理危机高危人群
│ └─ 恢复期评估
│   ├─ 通常着眼于灾难后3个月、6个月、1年和2年
│   └─ 心理评估内容
│   ├─ 了解受灾人群整体心理健康状况,对心理障碍进行评估
│   └─ 诊断及阶段性随访评估,检查干预效果,调整干预措施
│
└─ 灾难救援中伤员的心理危机干预
   ├─ 一般干预
   │ ├─ 目的 — 减轻痛苦,增强适应性和应对技能
   │ └─ 主要包括
   │   ├─ 接触与介入 — 首次接触建立咨询关系
   │   ├─ 确保安全感 — 确保干预场所的安全性
   │   ├─ 稳定情绪 — 安抚和引导情绪崩溃的幸存者
   │   ├─ 收集信息 — 灾难经历的性质和严重程度,家庭成员或朋友的死亡情况,原有的身心疾病及求治情况,社会支持系统等
   │   ├─ 实际帮助 — 首先满足对物质和身体的需求
   │   ├─ 联系社会支持系统 — 帮助求助对象尽可能利用即时可用的社会支持资源
   │   └─ 提供信息支持 — 如灾难的性质与现状、救助行动的情况、可获得的服务等
   ├─ ASD的干预
   │ ├─ 正常化原则 — 强调应激干预活动中任何想法和情感都是正常的
   │ ├─ 协同化原则 — 干预者和当事人双方的积极参与和协同
   │ └─ 个性化原则
   │   ├─ 心理干预应个性化
   │   └─ 常用的干预方法有认知干预、社会支持及药物治疗
   └─ PTSD的干预
      ├─ 干预原则 — 帮助患者提高应对技巧和能力,尽快摆脱应激状态,恢复生理、心理健康
      ├─ 干预焦点 — 帮助患者认识和矫正创伤事件引发的暂时认知、情绪和行为扭曲
      ├─ 干预重点 — 预防疾病和缓解症状,心理环境干预为主,药物治疗为辅
      └─ 干预技术
         ├─ 认知技术、创伤稳定技术、应激接种训练、自我对话训练等
         └─ 通常由专业心理咨询师实施

本章扫码做题

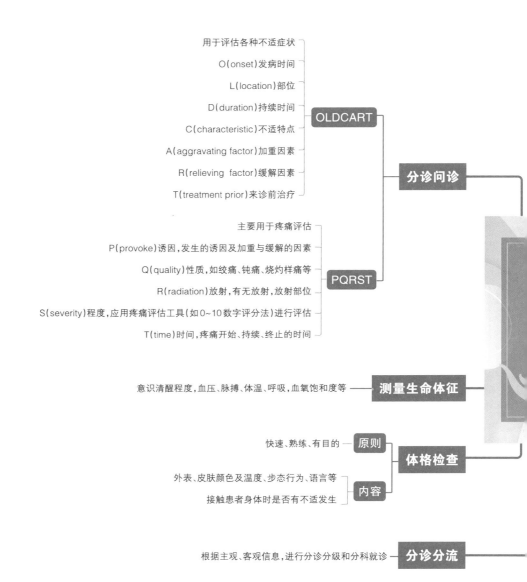

用于评估各种不适症状

O(onset)发病时间

L(location)部位

D(duration)持续时间

C(characteristic)不适特点 — OLDCART

A(aggravating factor)加重因素

R(relieving factor)缓解因素

T(treatment prior)来诊前治疗

分诊问诊

主要用于疼痛评估

P(provoke)诱因,发生的诱因及加重与缓解的因素

Q(quality)性质,如绞痛、钝痛、烧灼样痛等

R(radiation)放射,有无放射,放射部位 — PQRST

S(severity)程度,应用疼痛评估工具(如0~10数字评分法)进行评估

T(time)时间,疼痛开始、持续、终止的时间

意识清醒程度,血压、脉搏、体温、呼吸,血氧饱和度等 — 测量生命体征

快速、熟练、有目的 — 原则

体格检查

外表、皮肤颜色及温度、步态行为、语言等 — 内容

接触患者身体时是否有不适发生

根据主观、客观信息,进行分诊分级和分科就诊 — 分诊分流

分诊护理
- 急诊患者病情分级原则
  - I级,急危患者 — 响应时间,即刻
  - II级,急重患者 — 响应时间<10min
  - III级,急症患者 — 响应时间<30min
  - IV级,亚急症患者 — 响应时间<60min;无急性发病情况或特殊门诊患者 < 120min
  - 高风险创伤机制患者或年龄>90岁,在原有分级基础上上浮一级
- 危重患者(如I、II级)应先入抢救室抢救再补办手续
- 任何需要紧急处理的危重患者,都必须通知医生和抢救护士
- 提高分诊符合率
  - 避免分诊过度,浪费急诊资源
  - 避免分诊不足,延误治疗
- 分科 — 按首诊负责制处理,分诊护士做好会诊、转科协调工作
- 成批伤员
  - 先立即报告上级有关部门
  - 启动应急预案,快速检伤、分类、分流
  - 多发伤涉及两个专科以上的,应安排最重的专科会诊
- 患有或疑似传染病者 — 安排到隔离室就诊
- 身份不明患者
  - 先分诊处理,同时按医院规定登记、报告,并做好保护工作
  - 神志不清,由两名以上工作人员清点其钱物,签名后上交负责部门,清醒后或家属到来归还

分诊记录
- 基本要求 — 记录清晰而简单
- 记录内容 — 患者到达急诊的日期与时间、患者年龄与性别、主诉/症状、生命体征、病情严重度分级
  过敏史、分诊科室、入院方式、急诊分诊护士签名等

本章扫码做题

急诊护理评估亦称急诊患者评估,是常规收集急诊患者主观和客观信息的过程,急诊护士在接诊患者时必须具备清晰的思路,掌握系统的急诊护理评估方法,立即识别危及患者生命的状况,准确判断疾病或损伤的症状及决定就诊救治级别,达到最大限度挽救患者生命的目的 —— **概述**

快速识别有生命危险需要立即抢救的患者 —— **初级评估目的**

检查患者能否说话、发音是否正常以及发音与年龄是否相符合

判断气道是否通畅,观察有无可能造成气道阻塞的原因如舌后坠、松脱牙齿、出血块、咽喉部肿胀等

舌后坠是意识模糊患者气道阻塞最常见原因 —— **气道及颈椎**

气道部分或完全阻塞,立即采取措施开放气道,可采用仰头/抬颏(颌)法或推(托)颌法,或通过吸引分泌物、建立人工气道等措施

对创伤患者同时注意固定颈椎予以制动

患者有无自主呼吸、呼吸是否正常、胸廓有无起伏、两侧胸廓起伏是否对称

查看呼吸频率、节律和深度

皮肤颜色、应用辅助呼吸肌、颈静脉充盈、气管位置、软组织和胸骨完整程度 —— **呼吸功能**

听诊呼吸音是否存在或减弱

外伤应注意张力性气胸、连枷胸合并肺挫伤及开放性气胸所造成的换气功能障碍

检查有无脉搏、脉搏次数、强弱、节律(规则/不规则)

外出血情况、毛细血管充盈时间

皮肤颜色(红润/苍白/黄/青紫)、湿度(干/湿)、温度(冷/暖/热) —— **循环功能**

监测血压,观察意识状态

清醒——清A

对语言刺激有反应——声V

对疼痛刺激有反应——痛P ——AVPU法评估清醒程度 —— **神志状况**

意味着不清醒,或对任何刺激无反应——否U

如有意识改变,应观察瞳孔和对光反射,或用格拉斯哥昏迷分级(GCS)评分

移除患者的衣物以评估和识别任何潜在的疾病或损伤症状 —— **暴露患者/环境控制**

注意保暖和保护隐私

—— **初级评估**

识别疾病与损伤的指征 —— **目的**

了解患者就诊原因 —— **问诊** —— **次级评估**

所有患者均应测量体温 —— 体温

脉搏次数、强弱、是否规律、心率和脉率的差异等 —— 脉搏

呼吸次数、节律、深度、对称程度、辅助呼吸肌应用等 —— 呼吸

准确的评估有时需要观察1min

—— **生命体征**

如患者出血、休克、创伤或药物中毒等,有必要测左右上肢血压

脉压差(收缩压−舒张压)低,说明心排血量降低,周围血管阻力代偿性增高 —— 血压

休克指数(脉搏/收缩压)>0.9,可能意味着休克

有助于评估呼吸或血流动力学受损、意识改变、严重疾病或损伤等 —— 脉搏血氧饱和度

有助于判断疾病的严重程度或治疗的有效性

精神 ── 精神状态 ── 清醒/不清醒、混乱、昏睡、不合作、有敌意、歇斯底里

说话能力 ── 有/没条理、文静、不流利、不清楚、哭泣

行为 ── 有暴力倾向、自杀、伤人、自闭、抑郁、躁狂、强制性重复、自大

外表 ── 清洁、不修边幅、衣着不恰当

脑 ── 头、面、颈部是否对称,有无损伤

评估意识状况、格拉斯哥昏迷评分

注意有无四肢无力、头痛(发作频率、程度、形式)、头晕、恶心、呕吐

注意步态(稳定/不稳定)、血肿(位置、大小)

眼、耳、鼻、喉 ── 眼 ── 瞳孔大小、对光反射,外观、视力等

耳 ── 外伤、耳痛、耳漏、耳聋、耳鸣、眩晕等

鼻 ── 鼻塞、鼻漏、鼻出血、喷嚏、异物等

喉 ── 异物感、声音嘶哑、气管移位等

口腔 ── 卫生情况、有无张口困难、牙痛等

心脏 ── 有无胸痛、气促、出汗、心率或脉搏强弱度

有无恶心、面色苍白、颈静脉怒张、下肢水肿

舌下是否含服过硝酸酯类等药物

(续)次级评估 ── **重点评估** ── 胸、肺 ── 评估呼吸频率/深浅、咳嗽、咳痰(颜色、性状)、胸廓起伏是否对称等

外伤者注意伤口、有无开放性气胸及连枷胸等

胃、肠 ── 有无呕吐(次数、颜色、性状),有无腹痛(位置、压痛、反跳痛、肌紧张)等

腹部情况(软/硬/平/胀)、肠鸣音,有无胃肠手术史

泌尿系统 ── 有无尿频、尿痛、膀胱周围疼痛、血尿(显著/不显著、有无血块)

有无排尿困难、少尿、腰痛或肾区叩痛

生殖系统 ── 评估女性患者的经期(最近一次/前一次、持续时间、量、周期)

如为妊娠,评估其胎数、周数、预产期或生产/流产史、胎儿活动、胎心音等

骨骼与肌肉 ── 有无红、肿、受伤、变形、骨折、关节脱位、局部疼痛、活动受限

有无脉搏、毛细血管充盈时间(正常是少于2秒)

6P法评估,即有无痛、苍白、麻痹、感觉异常、无脉搏、压迫感/压力

急诊护理评估思维特点 ── 急诊护理评估思维具体特点 ── 时效性 ── 是突出特点,尤其是急危重症患者

最短时间内做出评估和准确判断,采取适当处置和抢救措施

针对性 ── 突出急症主要的、需要在急诊解决的主要矛盾

动态性 ── 急诊患者病情随时变化,重新进行评估以增补和修正既往患者资料

急诊护理评估实践要求 ── 区分四条界限 ── 致命与非致命;即死与非即死;器质性与功能性;传染性与非传染性

重视生命体征 ── 呼吸、血压、脉搏、体温反映病情的严重性

合理安排检查顺序 ── 最可能的病因;需要最先诊断的疾病

能为患者提供最方便的检查

警惕高危疾病 ── 如中毒、颅内出血、急性心肌梗死、张力性气胸、肺栓塞等

本章扫码做题

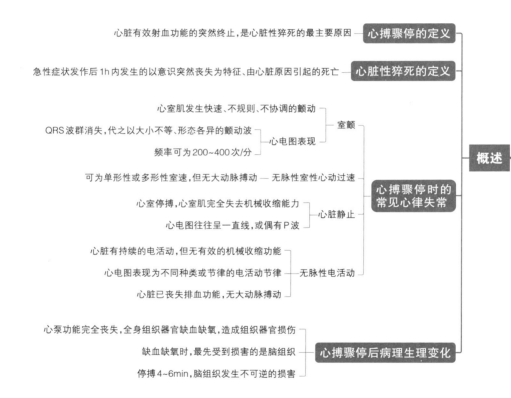

心脏有效射血功能的突然终止,是心脏性猝死的最主要原因 —— **心搏骤停的定义**

急性症状发作后1h内发生的以意识突然丧失为特征、由心脏原因引起的死亡 —— **心脏性猝死的定义**

心室肌发生快速、不规则、不协调的颤动

QRS波群消失,代之以大小不等、形态各异的颤动波 —— 心电图表现 —— 室颤

频率可为200~400次/分

可为单形性或多形性室速,但无大动脉搏动 —— 无脉性室性心动过速

心室停搏,心室肌完全失去机械收缩能力 —— 心脏静止

心电图往往呈一直线,或偶有P波

心脏有持续的电活动,但无有效的机械收缩功能

心电图表现为不同种类或节律的电活动节律 —— 无脉性电活动

心脏已丧失排血功能,无大动脉搏动

心搏骤停时的常见心律失常

心泵功能完全丧失,全身组织器官缺血缺氧,造成组织器官损伤

缺血缺氧时,最先受到损害的是脑组织 —— **心搏骤停后病理生理变化**

停搏4~6min,脑组织发生不可逆的损害

概述

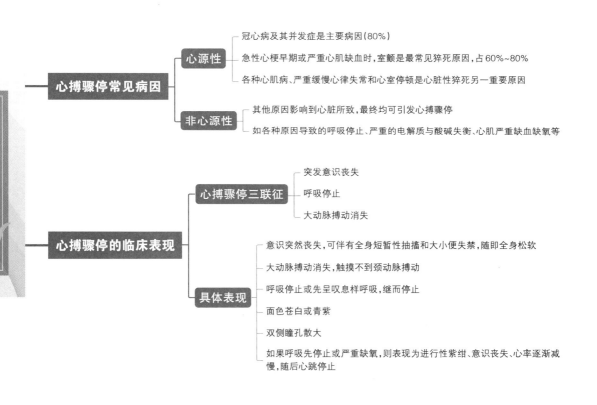

心搏骤停常见病因
- 心源性
  - 冠心病及其并发症是主要病因(80%)
  - 急性心梗早期或严重心肌缺血时,室颤是最常见猝死原因,占60%~80%
  - 各种心肌病、严重缓慢心律失常和心室停顿是心脏性猝死另一重要原因
- 非心源性
  - 其他原因影响到心脏所致,最终均可引发心搏骤停
  - 如各种原因导致的呼吸停止、严重的电解质与酸碱失衡、心肌严重缺血缺氧等

心搏骤停的临床表现
- 心搏骤停三联征
  - 突发意识丧失
  - 呼吸停止
  - 大动脉搏动消失
- 具体表现
  - 意识突然丧失,可伴有全身短暂性抽搐和大小便失禁,随即全身松软
  - 大动脉搏动消失,触摸不到颈动脉搏动
  - 呼吸停止或先呈叹息样呼吸,继而停止
  - 面色苍白或青紫
  - 双侧瞳孔散大
  - 如果呼吸先停止或严重缺氧,则表现为进行性紫绀、意识丧失、心率逐渐减慢,随后心跳停止

心肺复苏(CPR)是针对心脏、呼吸停止所采取的抢救措施,即应用胸外按压形成暂时的人工循环并恢复心脏自主搏动和血液循环,用人工通气代替自主呼吸并恢复自主呼吸,达到促进苏醒和挽救生命的目的,其包括基础生命支持、高级心血管生命支持、心搏骤停后的治疗;脑复苏是心肺功能恢复后,主要针对保护和恢复中枢神经系统功能的治疗 — **概述**

又称初级心肺复苏,指采用徒手和(或)辅助设备来维持心搏骤停患者的循环和呼吸的最基本抢救方法 — 定义

轻拍并呼喊判断患者有无反应,同时立即检查呼吸和大动脉搏动

判断有无有效呼吸时,可观察面部、呼吸情形和胸廓有无起伏 — 在安全情况下,快速识别和判断心搏骤停

检查颈动脉的方法是食指和中指的指尖平齐并拢,从患者的气管正中部位向旁滑移2~3cm,在胸锁乳突肌内侧轻触颈动脉搏动,婴儿可检查其肱动脉

检查时间应至少5秒钟但不超过10秒钟

应立即呼叫帮助,请他人拨打"120",启动急救反应系统,有条件同时获取自动体外除颤仪(AED) — 院外

应立即呼叫医护团队或紧急快速反应小组,获取除颤器等急救设备与物品 — 院内 — 启动急救反应系统

患者仰卧于坚实的平面上,头部位置尽量低于心脏 — 体位

胸骨下半部,相当于成人男性两乳头连线之间的中点

婴儿为两乳头连线中点稍下方 — 按压部位

按压时,施救者一只手的掌根部放在胸骨按压部位,另外一只手平行叠加在其上,两手手指交叉紧紧相扣,手指尽量向上,保证手掌根部用力在胸骨上

双肩在患者胸骨正上方,双臂绷紧伸直,以髋关节为支点,依靠肩部和背部力量垂直向下用力按压 — 按压方法

按压和放松时间大致相等,匀速计数

频率100~120次/分;成人按压深度5~6cm

8岁以下儿童患者按压深度至少达到胸廓前后径的1/3,婴儿约4cm,儿童约5cm — 保证按压频率和按压深度

按压放松时,手掌根部不要离开胸壁,也不要在患者胸壁上施加任何压力 — 按压期间,保证胸廓完全回弹 — 高质量心肺复苏要点 — 胸外按压(C)

胸外按压时间比是指胸外按压的时间占总体复苏时间的比率,按压中断时间<10秒 — 尽量减少胸外按压中断

成人按压/通气之比均为30∶2;儿童和婴儿,双人心肺复苏时按压/通气比例为15∶2 — 不要过度通气

有两个或多个施救者时,应每2min改变按压和通气的角色

换人操作时间应在5秒钟内完成,以减少胸部按压中断的时间 — 按压者的更换

患者取仰卧位,施救者站在患者一侧,将一只手置于患者前额部用力使头后仰,另一只手食指和中指置于下颏骨部向上抬颏/颌,使下颌角、耳垂连线与地面垂直 — 适用于没有头和颈部创伤的患者 — 仰头抬颏/颌法 — 方法 — 开放气道(A)

患者平卧,施救者位于患者头侧,两手拇指置于患者口角旁,其余四指托住患者下颌部位,在保证头部和颈部固定的前提下,用力将患者下颌向上抬起,使下齿高于上齿 — 适用于疑似头、颈部创伤患者 — 托颌法 — 方法

施救者用置于患者前额的手拇指与示指捏住患者鼻孔,用口唇把患者的口完全罩住,行缓慢人工通气

正常吸气即可,不需要深吸气,通气完毕,脱离患者口部,放松捏鼻的手指 — 口对口人工通气

将面罩置于患者口鼻部,封闭好面罩,经面罩通气至胸廓抬起,然后将口离开面罩 — 口对面罩通气

每30次按压后,通气2次,每次通气应持续1秒钟,使胸廓明显起伏

患者自主循环存在,但需要呼吸支持时,人工通气频率10~12次/分,婴儿、儿童12~20次/分 — 人工通气(B)

应用球囊面罩通气或建立高级气道(气管内插管),给予机械辅助通气与输氧

除颤是终止室颤最迅速、最有效的方法;CPR的关键起始措施是胸外按压和早期除颤

尽早除颤,每延迟除颤一分钟,复苏成功率下降7%~10%

对非目击的心搏骤停>4min者,先5个循环的CPR再除颤,目的是先使心脏获得灌注 — 早期除颤

除颤能量,双相波除颤仪为120~200J,单相波除颤仪为360J

基础生命支持(BLS)

BLS的基本步骤

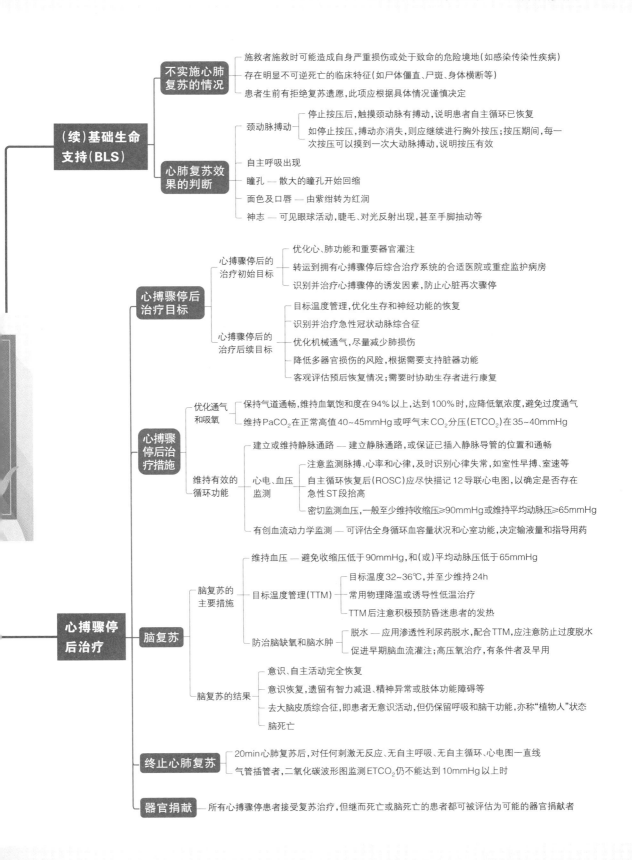

(续)基础生命支持(BLS)

不实施心肺复苏的情况
- 施救者施救时可能造成自身严重损伤或处于致命的危险境地(如感染传染性疾病)
- 存在明显不可逆死亡的临床特征(如尸体僵直、尸斑、身体横断等)
- 患者生前有拒绝复苏遗愿,此项应根据具体情况谨慎决定

心肺复苏效果的判断
- 颈动脉搏动
  - 停止按压后,触摸颈动脉有搏动,说明患者自主循环已恢复
  - 如停止按压,搏动亦消失,则应继续进行胸外按压;按压期间,每一次按压可以摸到一次大动脉搏动,说明按压有效
- 自主呼吸出现
- 瞳孔 — 散大的瞳孔开始回缩
- 面色及口唇 — 由紫绀转为红润
- 神志 — 可见眼球活动,睫毛、对光反射出现,甚至手脚抽动等

心搏骤停后治疗

心搏骤停后治疗目标
- 心搏骤停后的治疗初始目标
  - 优化心、肺功能和重要器官灌注
  - 转运到拥有心搏骤停后综合治疗系统的合适医院或重症监护病房
  - 识别并治疗心搏骤停的诱发因素,防止心脏再次骤停
- 心搏骤停后的治疗后续目标
  - 目标温度管理,优化生存和神经功能的恢复
  - 识别并治疗急性冠状动脉综合征
  - 优化机械通气,尽量减少肺损伤
  - 降低多器官损伤的风险,根据需要支持脏器功能
  - 客观评估预后恢复情况;需要时协助生存者进行康复

心搏骤停后治疗措施
- 优化通气和吸氧
  - 保持气道通畅,维持血氧饱和度在94%以上,达到100%时,应降低氧浓度,避免过度通气
  - 维持$PaCO_2$在正常高值40~45mmHg或呼气末CO_2分压($ETCO_2$)在35~40mmHg
- 维持有效的循环功能
  - 建立或维持静脉通路 — 建立静脉通路,或保证已插入静脉导管的位置和通畅
  - 心电、血压监测
    - 注意监测脉搏、心率和心律,及时识别心律失常,如室性早搏、室速等
    - 自主循环恢复后(ROSC)应尽快描记12导联心电图,以确定是否存在急性ST段抬高
    - 密切监测血压,一般至少维持收缩压≥90mmHg或维持平均动脉压≥65mmHg
  - 有创血流动力学监测 — 可评估全身循环血容量状况和心室功能,决定输液量和指导用药

脑复苏
- 脑复苏的主要措施
  - 维持血压 — 避免收缩压低于90mmHg,和(或)平均动脉压低于65mmHg
  - 目标温度管理(TTM)
    - 目标温度32~36℃,并至少维持24h
    - 常用物理降温或诱导性低温治疗
    - TTM后注意积极预防昏迷患者的发热
  - 防治脑缺氧和脑水肿
    - 脱水 — 应用渗透性利尿药脱水,配合TTM,应注意防止过度脱水
    - 促进早期脑血流灌注;高压氧治疗,有条件者及早用
- 脑复苏的结果
  - 意识、自主活动完全恢复
  - 意识恢复,遗留有智力减退、精神异常或肢体功能障碍等
  - 去大脑皮质综合征,即患者无意识活动,但仍保留呼吸和脑干功能,亦称"植物人"状态
  - 脑死亡

终止心肺复苏
- 20min心肺复苏后,对任何刺激无反应、无自主呼吸、无自主循环、心电图一直线
- 气管插管者,二氧化碳波形图监测$ETCO_2$仍不能达到10mmHg以上时

器官捐献 — 所有心搏骤停患者接受复苏治疗,但继而死亡或脑死亡的患者都可被评估为可能的器官捐献者

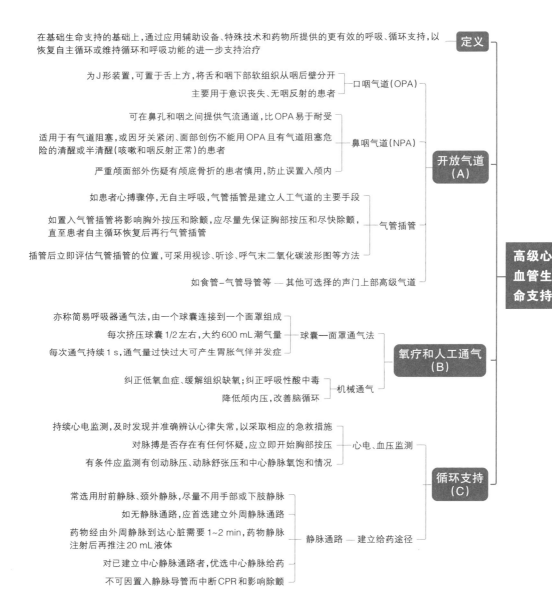

在基础生命支持的基础上,通过应用辅助设备、特殊技术和药物所提供的更有效的呼吸、循环支持,以 ── 定义
恢复自主循环或维持循环和呼吸功能的进一步支持治疗

为J形装置,可置于舌上方,将舌和咽下部软组织从咽后壁分开 ┐ 口咽气道(OPA)
主要用于意识丧失、无咽反射的患者 ┘

可在鼻孔和咽之间提供气流通道,比OPA易于耐受 ┐
适用于有气道阻塞,或因牙关紧闭、面部创伤不能用OPA且有气道阻塞危 ├ 鼻咽气道(NPA) ── 开放气道
险的清醒或半清醒(咳嗽和咽反射正常)的患者 │ (A)
严重颅面部外伤疑有颅底骨折的患者慎用,防止误置入颅内 ┘

如患者心搏骤停,无自主呼吸,气管插管是建立人工气道的主要手段 ┐
如置入气管插管将影响胸外按压和除颤,应尽量先保证胸部按压和尽快除颤, ├ 气管插管
直至患者自主循环恢复后再行气管插管 │
插管后立即评估气管插管的位置,可采用视诊、听诊、呼气末二氧化碳波形图等方法 ┘

如食管−气管导管等 ── 其他可选择的声门上部高级气道

亦称简易呼吸器通气法,由一个球囊连接到一个面罩组成 ┐
每次挤压球囊1/2左右,大约600 mL潮气量 ├ 球囊—面罩通气法
每次通气持续1 s,通气量过快过大可产生胃胀气伴并发症 ┘ 　　 氧疗和人工通气
(B)
纠正低氧血症、缓解组织缺氧;纠正呼吸性酸中毒 ┐ 机械通气
降低颅内压,改善脑循环 ┘

持续心电监测,及时发现并准确辨认心律失常,以采取相应的急救措施 ┐
对脉搏是否存在有任何怀疑,应立即开始胸部按压 ├ 心电、血压监测
有条件应监测有创动脉压、动脉舒张压和中心静脉氧饱和情况 ┘ 　 循环支持
(C)
常选用肘前静脉、颈外静脉,尽量不用手部或下肢静脉 ┐
如无静脉通路,应首选建立外周静脉通路 │
药物经由外周静脉到达心脏需要1~2 min,药物静脉 ├ 静脉通路 ── 建立给药途径
注射后再推注20 mL液体 │
对已建立中心静脉通路者,优选中心静脉给药 │
不可因置入静脉导管而中断CPR和影响除颤 ┘

高级心血管生命支持

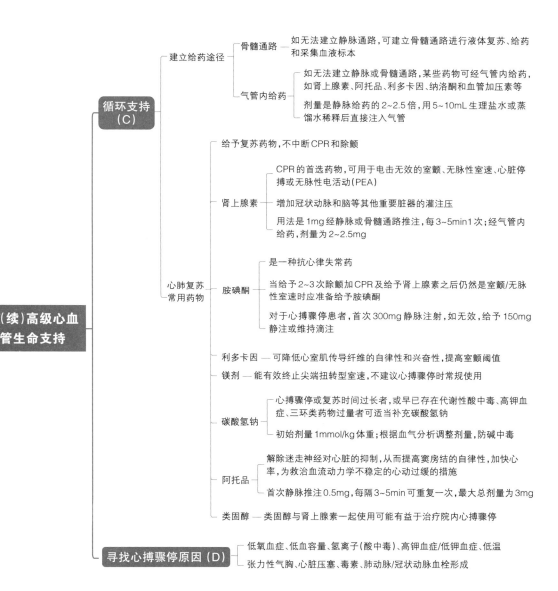

(续)高级心血管生命支持

- **循环支持(C)**
  - **建立给药途径**
    - **骨髓通路** — 如无法建立静脉通路,可建立骨髓通路进行液体复苏、给药和采集血液标本
    - **气管内给药**
      - 如无法建立静脉或骨髓通路,某些药物可经气管内给药,如肾上腺素、阿托品、利多卡因、纳洛酮和血管加压素等
      - 剂量是静脉给药的2~2.5倍,用5~10mL生理盐水或蒸馏水稀释后直接注入气管
  - **心肺复苏常用药物**
    - 给予复苏药物,不中断CPR和除颤
    - **肾上腺素**
      - CPR的首选药物,可用于电击无效的室颤、无脉性室速、心脏停搏或无脉性电活动(PEA)
      - 增加冠状动脉和脑等其他重要脏器的灌注压
      - 用法是1mg经静脉或骨髓通路推注,每3~5min1次;经气管内给药,剂量为2~2.5mg
    - **胺碘酮**
      - 是一种抗心律失常药
      - 当给予2~3次除颤加CPR及给予肾上腺素之后仍然是室颤/无脉性室速时应准备给予胺碘酮
      - 对于心搏骤停患者,首次300mg静脉注射,如无效,给予150mg静注或维持滴注
    - **利多卡因** — 可降低心室肌传导纤维的自律性和兴奋性,提高室颤阈值
    - **镁剂** — 能有效终止尖端扭转型室速,不建议心搏骤停时常规使用
    - **碳酸氢钠**
      - 心搏骤停或复苏时间过长者,或早已存在代谢性酸中毒、高钾血症、三环类药物过量者可适当补充碳酸氢钠
      - 初始剂量1mmol/kg体重;根据血气分析调整剂量,防碱中毒
    - **阿托品**
      - 解除迷走神经对心脏的抑制,从而提高窦房结的自律性,加快心率,为救治血流动力学不稳定的心动过缓的措施
      - 首次静脉推注0.5mg,每隔3~5min可重复一次,最大总剂量为3mg
    - **类固醇** — 类固醇与肾上腺素一起使用可能有益于治疗院内心搏骤停
- **寻找心搏骤停原因(D)**
  - 低氧血症、低血容量、氢离子(酸中毒)、高钾血症/低钾血症、低温
  - 张力性气胸、心脏压塞、毒素、肺动脉/冠状动脉血栓形成

本章扫码做题

人体受外界某些物理性(如机械性、高热、电击等)、化学性(如强酸、强碱、农药及毒剂等)或 —— 广义的创伤
生物性(虫、蛇、犬等动物咬螫)致伤因素作用后所出现的组织结构的破坏和(或)功能障碍

机械性致伤因素作用于机体,造成组织结构完整性的破坏和(或)功能障碍 —— 狭义的创伤 ┤ 创伤的定义

危及生命或肢体的创伤,常为多部位、多脏器的多发伤,病情危重,伤情变化迅速,死亡率高 —— 严重创伤

刺伤、跌倒伤、火器伤、烧伤、冻伤、放射损伤、冷武器伤及多种因素所致的复合伤等 —— 根据致伤因素分类

皮肤或黏膜表面有伤口,伤口与外界相通,如擦伤、撕裂伤、切割伤等 —— 开放性创伤
　　 根据损伤类型分类 ┤ 创伤分类
皮肤与黏膜表面完整,无伤口,如挫伤、挤压伤、震荡伤、关节脱位等 —— 闭合性创伤

颅脑伤、颌面部伤、胸部伤、腹部伤、上肢伤等 —— 按损伤部位分类

单发伤、多发伤 —— 按受伤组织与器官的多少分类

是指能量从外界转移到人体上造成损伤的过程,能量是导致物理损伤的最主要因素

外界能量类型、传递的速度、传递到人体的部位 —— 损伤程度取决于

交通伤、殴打和坠落一般会引起闭合性损伤 —— 闭合性损伤
常见于军事行动及恐怖袭击,也发生于工厂中(仓库等)或有爆炸条件的环境中 —— 爆炸伤 ┤ 创伤机制

坠落伤是所有创伤性死亡的主要原因
患者年龄、之前的状况、撞击点的解剖位置、环境状况 ── 影响受伤机制和 　坠落及 ┤ 按致伤因素和
坠落或跳落的高度、着地那一刻的能量、着陆的地面类型 ── 严重程度因素 　跳落伤 　损伤类型划分
坠落伤最常见的骨折部位为椎骨、骨盆、股骨、胫腓骨、踝部、双上肢和双手 　　　　　 创伤机制

热力、化学、电力或放射等能量传递热量所引起 —— 烧伤

由点状或锋利的物体通过向前推进的力刺入、划过或掉落造成 ┐
　　　　　　　　　　　　　　　　　　　　　　　　　　　　 刀伤
组织受损程度取决于物体长度,造成伤害时的力度及进入的角度 ┘

主要表现为局部炎症反应,即红、肿、热、痛 ── 局部反应 ┤ 创伤后的病理生理变化
一般情况下,在伤后3~5日后趋于消退,炎症反应被抑制 ── (创伤炎症反应)

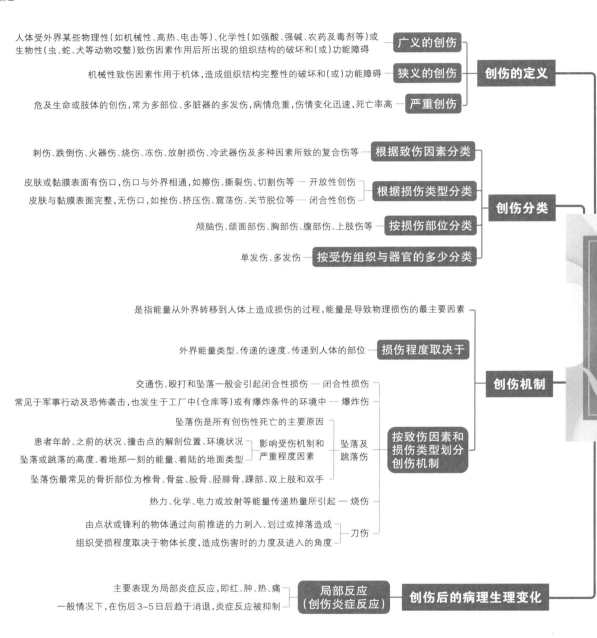

(续)创伤后的病理生理变化

全身反应

- 神经内分泌系统变化 —— 是伤后机体的应激反应的首先表现;最终目的是保证重要脏器的有效灌注
- 代谢变化
  - 肾上腺皮质激素、儿茶酚胺等分泌增加;机体处于高分解代谢、高能量消耗状态
  - 早期蛋白质分解代谢增加,产生负氮平衡;血糖升高
- 免疫功能抑制 易发生脓毒败血症或全身炎症反应综合征(SIRS),两者是创伤最常见和最严易继发感染 重并发症,也是创伤后期主要死因
- 体温变化
  - 创伤性休克时,体温可表现过低
  - 创伤后3~5d产生吸收热,一般在38.5℃以下;合并感染时体温升高
- 易发生多器官功 诱发机制是直接损害内皮细胞的结构及功能、缺血和再灌注损伤、激活炎症能不全(MODS) 细胞和体液因子,引起过度应激和炎症反应,导致感染或脓毒症

创伤评分系统

修正创伤评分RTS

修正创伤评分表(RTS)

呼吸频率(次/分)	收缩压(mmHg)	GCS分值	分值
10~29	>89	13~15	4
>29	76~89	9~12	3
6~9	50~75	6~8	2
1~5	<50	4~5	1
0	0	3	0

CRAMS计分法

分值越低,死亡率越高

修正后的CRAMS评分

项目	记分		
	2	1	0
循环	毛细血管充盈正常和SBP≥100mmHg	毛细血管充盈迟缓或SBP≤100mmHg	无毛细血管充盈或SBP≤85mmHg
呼吸	正常	费力、浅或RR>35次/分	无自主呼吸
胸腹	均无腹痛	胸或腹有压痛	连枷、板状腹或深的胸腹穿透伤
运动	正常(遵指令动作)	只对疼痛刺激有反应	无反应
语言	正常(对答切题)	言语错乱、语无伦次	发音听不懂或不能发音

简明损伤分级法AIS —— 计分形式为"xxxxxx.x",小数点前的6位数为损伤的诊断编码,小数点后的1位数(1~6分)为伤情评分

损伤严重度评分(ISS)
- 是以解剖损伤为基础的相对客观和容易计算的方法
- 适用于多部位、多发伤和复合伤者的伤情评估

多发性创伤简称多发伤,系指同一致伤因素的作用下,人体同时或相继有两个或两个以上的解剖部位的损伤,其中至少一处损伤危及生命 ── **定义**

可为钝性损害和锐器伤,以交通事故最常见 ── 病因

创伤早期病死率高,受伤部位越多,死亡率越高 ── 生理紊乱严重,伤情复杂且变化快,死亡率高

以低血容量性休克最常见,尤其是胸腹联合伤 ── 休克发生率高

发生率可高达 90%,可导致或继发急性肺损伤,甚至急性呼吸窘迫综合征(ARDS) ── 严重低氧血症发生率高

多部位多系统的创伤同时存在 ── 容易发生漏诊和误诊

创伤部位一般都有污染,易发生局部感染及肺部感染,甚至全身感染 ── 感染发生率高

极易引起急性肾衰竭、ARDS、心力衰竭甚至是多脏器功能衰竭 ── 多器官功能障碍发生率高

伤情复杂,处理矛盾多,治疗困难

应激性溃疡、凝血功能障碍和脂肪栓塞综合征等并发症发生率明显增高 ── 并发症发生率高

临床特点

病因与临床特点

确认是否存在致命性损伤并需要处理;判定处理患者的优先次序 ── 目的

明确潜在的损伤;根据评估实施恰当的救护,以降低死亡率及伤残率,改善预后

对于神志清醒(格拉斯哥评分≤8 分),伴有颌面部及颈部损伤的患者,应特别重视评估其气道,其次观察颌面部、口腔情况 ── 气道评估

评估时患者仰卧位,移除头部物品,保持身体轴向稳定,固定颈椎,禁止活动 ── 保护颈椎

置颈托或检查已置颈托是否合适;防止初次处理过程中受到二次伤害

气道及颈椎保护

一旦气道是安全的,即开始评估患者的呼吸 ── 呼吸

暴露患者的胸部,观察有无自主呼吸、胸廓起伏、皮肤颜色、胸廓软组织及骨骼的完整性、双侧呼吸音等情况,同时查看是否存在气管移位、颈静脉怒张、胸廓塌陷、反常呼吸等

通过触摸大动脉搏动判定脉搏强度和频率、测量血压、观察是否有明显的外出血、皮肤颜色和温度、毛细血管再充盈情况 ── 循环

主要评价伤者意识水平、瞳孔大小和对光反应、有无偏瘫或截瘫等 ── 神经系统

用 AVPU 法快速判断清醒程度,即 A(清醒);V(对语言刺激有反应);P(对疼痛刺激有反应);U(对疼痛刺激无反应)

检查手指和脚趾对感觉和活动表现;评估瞳孔的大小、形状及对光反射

初级评估

病情的评估与判断

初级评估 —— 暴露与环境控制
- 将伤者完全暴露以便无遗漏地全面检查伤情
- 小心安全地为患者脱掉衣服和鞋袜并妥善保存,注意保护自身的安全
- 如果患者曾暴露于污染或有害的环境中,需对患者进行洗消清洁处理
- 注意为患者保温,避免引发心律失常、凝血障碍、昏迷和心输出量降低等

（续）病情的评估与判断

进一步评估

头面部评估
- 观察及触摸头面部、口、鼻、耳是否有裂伤等,有无出血、疼痛或肌紧张等
- 观察瞳孔大小、形状、活动、对光反应,判断视力及听力

颈部评估
- 1人固定颈部,另1人移去前部颈托,观察及触诊颈部,查看气管是否居中,颈部是否有肿胀、皮下气肿、压痛及出血,评估结束后放回前部颈托

胸部评估
- 观察胸廓呼吸运动是否对称,胸部是否有外伤、出血、压痛
- 胸部挤压实验是否阳性,是否存在捻发音及皮下气肿,是否有外来物或穿刺异物
- 同时听诊两侧呼吸音是否对称、消失、降低或异常,听诊心音并叩诊胸部

腹部评估
- 观察腹部整体形状、轮廓,是否有外伤、出血、异物等
- 听诊肠鸣音,触诊腹部是否存在腹部紧张、压痛及反跳痛等,叩诊是否存在移动性浊音
- 注意评估腹痛和腹胀、腹膜炎的范围与程度

骨盆及外生殖器评估
- 观察及触诊骨盆及外部生殖器,查看是否有外伤、出血、失禁、异物、骨擦音
- 观察尿道口是否有出血,触诊骨盆(挤压和分离试验),若明确骨盆骨折勿行该实验;骨盆骨折本身易致低血压,失血性休克,评估时加以重视

四肢评估
- 观察及触诊四肢及各关节形状、轮廓并与对侧进行比较
- 判断四肢肌力、活动度及其神经血管情况,触诊双侧股动脉等

检查后背部
- 三名医护人员使用轴线翻身的方法,翻身过程中避免将患者翻至已知可见损伤侧
- 查看后背部,双侧季肋区及臀部、大腿后部是否有外伤、水肿及瘀痕等,触诊脊椎、后背部是否有畸形、肿胀等

重点关注
- 严重颅脑损伤;张力性气胸与大量血胸
- 连枷胸与反常呼吸;腹部内脏器官破裂出血
- 血流动力学不稳定性骨盆骨折及股骨骨折等危及生命的情况

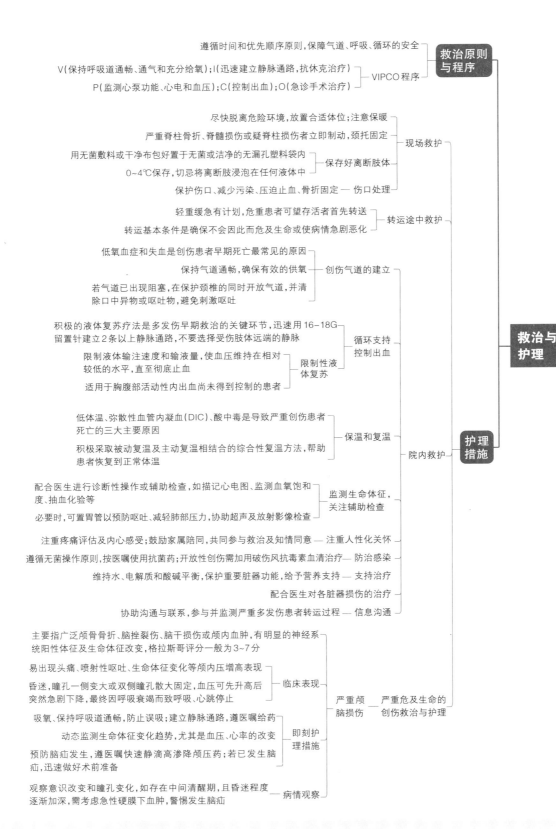

遵循时间和优先顺序原则,保障气道、呼吸、循环的安全

V(保持呼吸道通畅、通气和充分给氧);I(迅速建立静脉通路,抗休克治疗) —— VIPCO程序 —— 救治原则与程序

P(监测心泵功能、心电和血压);C(控制出血);O(急诊手术治疗)

尽快脱离危险环境,放置合适体位;注意保暖

严重脊柱骨折、脊髓损伤或疑脊柱损伤者立即制动,颈托固定 —— 现场救护

用无菌敷料或干净布包好置于无菌或洁净的无漏孔塑料袋内 —— 保存好离断肢体

0~4℃保存,切忌将离断肢浸泡在任何液体中

保护伤口、减少污染、压迫止血、骨折固定 —— 伤口处理

轻重缓急有计划,危重患者可望存活者首先转送 —— 转运途中救护

转运基本条件是确保不会因此而危及生命或使病情急剧恶化

低氧血症和失血是创伤患者早期死亡最常见的原因

保持气道通畅,确保有效的供氧 —— 创伤气道的建立

若气道已出现阻塞,在保护颈椎的同时开放气道,并清除口中异物或呕吐物,避免刺激呕吐

积极的液体复苏疗法是多发伤早期救治的关键环节,迅速用16~18G留置针建立2条以上静脉通路,不要选择受伤肢体远端的静脉 —— 循环支持控制出血

限制液体输注速度和输液量,使血压维持在相对较低的水平,直至彻底止血 —— 限制性液体复苏

适用于胸腹部活动性内出血尚未得到控制的患者

低体温、弥散性血管内凝血(DIC)、酸中毒是导致严重创伤患者死亡的三大主要原因

积极采取被动复温及主动复温相结合的综合性复温方法,帮助患者恢复到正常体温 —— 保温和复温 —— 院内救护

配合医生进行诊断性操作或辅助检查,如描记心电图、监测血氧饱和度、抽血化验等 —— 监测生命体征,关注辅助检查

必要时,可置胃管以预防呕吐、减轻肺部压力,协助超声及放射影像检查

注重疼痛评估及内心感受;鼓励家属陪同,共同参与救治及知情同意 —— 注重人性化关怀

遵循无菌操作原则,按医嘱使用抗菌药;开放性创伤需加用破伤风抗毒素血清治疗 —— 防治感染

维持水、电解质及酸碱平衡,保护重要脏器功能,给予营养支持 —— 支持治疗

配合医生对各脏器损伤的治疗

协助沟通与联系,参与并监测严重多发伤患者转运过程 —— 信息沟通

救治与护理

护理措施

主要指广泛颅骨骨折、脑挫裂伤、脑干损伤或颅内血肿,有明显的神经系统阳性体征及生命体征改变,格拉斯哥评分一般为3~7分

易出现头痛、喷射性呕吐、生命体征变化等颅内压增高表现

昏迷,瞳孔一侧变大或双侧瞳孔散大固定,血压可先升高后突然急剧下降,最终因呼吸衰竭而致呼吸、心跳停止 —— 临床表现

吸氧、保持呼吸道通畅,防止误吸;建立静脉通路,遵医嘱给药

动态监测生命体征变化趋势,尤其是血压、心率的改变 —— 即刻护理措施

预防脑疝发生,遵医嘱快速静滴高渗降颅压药;若已发生脑疝,迅速做好术前准备

观察意识改变和瞳孔变化,如存在中间清醒期,且昏迷程度逐渐加深,需考虑急性硬膜下血肿,警惕发生脑疝 —— 病情观察

严重颅脑损伤 —— 严重危及生命的创伤救治与护理

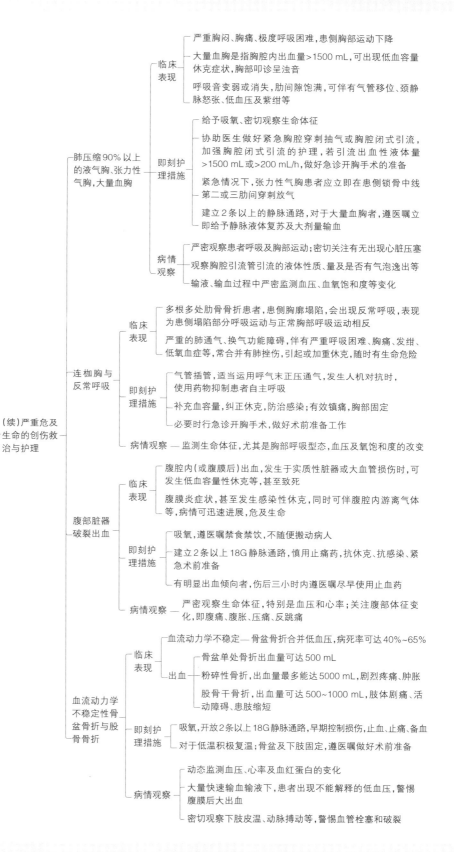

临床表现
- 严重胸闷、胸痛、极度呼吸困难，患侧胸部运动下降
- 大量血胸是指胸腔内出血量>1500 mL，可出现低血容量休克症状，胸部叩诊呈浊音
- 呼吸音变弱或消失，肋间隙饱满，可伴有气管移位、颈静脉怒张、低血压及紫绀等

即刻护理措施
- 给予吸氧、密切观察生命体征
- 协助医生做好紧急胸腔穿刺抽气或胸腔闭式引流，加强胸腔闭式引流的护理，若引流出血性液体量>1500 mL或>200 mL/h，做好急诊开胸手术的准备
- 紧急情况下，张力性气胸患者应立即在患侧锁骨中线第二或三肋间穿刺放气
- 建立2条以上的静脉通路，对于大量血胸者，遵医嘱立即给予静脉液体复苏及大剂量输血

病情观察
- 严密观察患者呼吸及胸部运动；密切关注有无出现心脏压塞
- 观察胸腔引流管引流的液体性质、量及是否有气泡逸出等
- 输液、输血过程中严密监测血压、血氧饱和度等变化

肺压缩90%以上的液气胸、张力性气胸，大量血胸

连枷胸与反常呼吸

临床表现
- 多根多处肋骨骨折患者，患侧胸廓塌陷，会出现反常呼吸，表现为患侧塌陷部分呼吸运动与正常胸部呼吸运动相反
- 严重的肺通气、换气功能障碍，伴有严重呼吸困难、胸痛、发绀、低氧血症等，常合并有肺挫伤，引起或加重休克，随时有生命危险

即刻护理措施
- 气管插管，适当运用呼气末正压通气，发生人机对抗时，使用药物抑制患者自主呼吸
- 补充血容量，纠正休克，防治感染；有效镇痛，胸部固定
- 必要时行急诊开胸手术，做好术前准备工作

病情观察 — 监测生命体征，尤其是胸部呼吸型态，血压及氧饱和度的改变

(续)救治与护理 — **护理措施** — (续)严重危及生命的创伤救治与护理

腹部脏器破裂出血

临床表现
- 腹腔内(或腹膜后)出血，发生于实质性脏器或大血管损伤时，可发生低血容量性休克等，甚至致死
- 腹膜炎症状，甚至发生感染性休克，同时可伴腹腔内游离气体等，病情可迅速进展，危及生命

即刻护理措施
- 吸氧，遵医嘱禁食禁饮，不随便搬动病人
- 建立2条以上18G静脉通路，慎用止痛药，抗休克、抗感染、紧急术前准备
- 有明显出血倾向者，伤后三小时内遵医嘱尽早使用止血药

病情观察 — 严密观察生命体征，特别是血压和心率；关注腹部体征变化，即腹痛、腹胀、压痛、反跳痛

血流动力学不稳定性骨盆骨折与股骨骨折

临床表现
- 血流动力学不稳定 — 骨盆骨折合并低血压，病死率可达40%~65%
- 出血
  - 骨盆单处骨折出血量可达500 mL
  - 粉碎性骨折，出血量最多能达5000 mL，剧烈疼痛、肿胀
  - 股骨干骨折，出血量可达500~1000 mL，肢体剧痛、活动障碍、患肢缩短

即刻护理措施
- 吸氧，开放2条以上18G静脉通路，早期控制损伤，止血、止痛、备血
- 对于低温积极复温；骨盆及下肢固定，遵医嘱做好术前准备

病情观察
- 动态监测血压、心率及血红蛋白的变化
- 大量快速输血输液下，患者出现不能解释的低血压，警惕腹膜后大出血
- 密切观察下肢皮温、动脉搏动等，警惕血管栓塞和破裂

本章扫码做题

呼吸困难是指患者主观上感觉"空气不足"或"呼吸费力",客观上表现为呼吸运动费力,严重时可出现张口呼吸、鼻翼扇动、端坐呼吸甚至发绀、辅助呼吸肌参与呼吸运动,并且可伴有呼吸频率、深度、节律的改变;常见于呼吸系统和循环系统疾病,如肺栓塞、哮喘、气胸、急性呼吸窘迫综合征、慢性阻塞性肺疾病急性发作、心力衰竭等 ── **概述**

血栓堵塞肺动脉,引发肺血管痉挛和气道阻力增加,引起通气/血流比例失调、肺不张和肺梗死 ── **急性肺栓塞(APE)**

气道炎症是哮喘发病的本质,气道高反应是哮喘的重要特征 ┐
常因接触变应原、刺激物或呼吸道感染诱发 ┘── **支气管哮喘**

肺毛细血管内皮细胞和肺泡上皮细胞损伤,造成肺毛细血管通透性增高、肺水肿及透明膜形成,引起肺容积减少、肺顺应性降低、严重的通气/血流比例失调 ── **急性呼吸窘迫综合征(ARDS)**

气流受限为特征,各级支气管壁炎性细胞浸润,基底部肉芽组织和机化纤维组织增生致管腔狭窄 ── **慢性阻塞性肺疾病(COPD)**

胸膜腔内压力增高,肺失去膨胀能力,通气功能严重受损 ── **气胸**

病因病机

询问既往病与咳、痰、喘类似发作史 ── 询问健康史 ┐

突然发作的呼吸困难多见于自发性气胸、肺水肿、肺栓塞等
夜间阵发性呼吸困难以急性左心衰所致心源性肺水肿为最常见 ── 起病缓急和时间
COPD患者夜间可因咳喘被迫端坐位;ARDS患者呼吸困难呈进行性加重或窘迫

有过敏原、运动、冷刺激、吸烟、上呼吸道感染等诱因常提示哮喘或COPD急性发作 ┐
有深静脉血栓的高危因素,排除其他原因的呼吸困难可考虑肺栓塞
在严重感染、创伤、休克等致肺损伤后12~48h出现呼吸困难可考虑ARDS ── 诱发因素
过度用力或屏气用力突发的呼吸困难可考虑自发性气胸 ┘

── **健康史**

增快常见于呼吸系统和心血管疾病、贫血、发热等 ┐
减慢多见于急性镇静催眠药中毒、CO中毒 ┘── 呼吸频率

加深见于糖尿病及尿毒症酸中毒 ┐
变浅见于肺气肿、呼吸肌麻痹及镇静剂过量等 ── 呼吸深度
呼吸浅快常见于癔病发作 ┘

潮式呼吸(Cheyne-Stokes)见于中枢神经系统疾病和脑部血循环障碍 ┐
间停呼吸(Biot)偶见于脑膜炎、中暑、颅脑外伤等 ┘── 呼吸节律

呼吸困难伴有其他症状的判断

伴随症状	常见疾病
胸痛	大叶性肺炎、胸膜炎、自发性气胸、肺梗死、急性心肌梗死等
哮鸣音	支气管哮喘、急性左心衰、急性喉头水肿、气管异物等
发热	肺炎、胸膜炎、肺脓肿、肺结核等
咳嗽、咳痰	COPD继发肺部感染、支气管扩张、肺脓肿等
休克	急性心肌梗死、肺梗死、大叶性肺炎、羊水栓塞等
咯血	肺梗死、大叶性肺炎、二尖瓣狭窄、空洞型肺结核等
意识障碍	急性中毒、脑出血、中枢神经系统病变、代谢性酸中毒、肺性脑病等

── 常见疾病与伴随症状

── **临床表现**

可有颈静脉充盈,肺部可闻及局部湿啰音及哮鸣音 ┐
肺动脉瓣区第二心音亢进或分裂 ┘── 肺栓塞

吸气性三凹征,双肺可闻及广泛的呼气相哮鸣音 ┐
非常严重的哮喘可无哮鸣音(静寂胸) ┘── 支气管哮喘

呼吸浅快、桶状胸、叩诊过清音,胸腹矛盾运动 ── COPD
患侧胸廓饱满、叩诊呈鼓音、听诊呼吸音减弱或消失 ── 气胸

── 体征

了解患者缺氧情况 ── 血氧饱和度监测 ┐
最常用的检查,了解氧分压、二氧化碳分压、pH值 ── 动脉血气分析
明确是否存在感染、占位性病变、气胸等情况 ── 胸部X线或CT检查
对诊断肺栓塞有参考意义 ── 心电图
了解是否存在感染、贫血以及严重程度 ── 血常规
确诊或排除肺血栓栓塞症 ── 肺动脉造影 ┐
明确呼吸困难类型 ── 肺功能检查 ┘── 特殊检查

── **辅助检查**

病情评估与判断

```
                         ┌ 轻度或无呼吸困难 —— 能说完整的语句
                 讲话方式 ┤ 中度呼吸困难 —— 说短语
                         └ 重度呼吸困难 —— 仅能说单词

                         ┌ 轻度或无呼吸困难 —— 可平卧
                 体位    ┤ 中度呼吸困难 —— 可平卧但愿取端坐位
                         └ 重度呼吸困难 —— 无法平卧

                 出现下列中任何一项即  ┌ 张力性气胸、急剧的呼吸困难
                 为气胸威胁生命的征象  └ 低血压、心动过速、气管移位
```

急性肺血栓栓塞症病情危险程度

	血流动力学	病死率
低危 PTE(非大面积)	稳定,无右心室功能不全和心肌损伤	<1%
中危 PTE(次大面积)	稳定,出现右心室功能不全及(或)心肌损伤	3%~5%
高危 PTE(大面积)	以休克和低血压为主,体循环动脉收缩压 <90mmHg, 或较基础值下降幅度 ≥40mmHg, 持续 15min 以上	>15%

急性肺血栓栓塞症病情危险程度

哮喘急性发作时病情严重程度的分级

临床特点	轻度	中度	重度	危重
气短	步行、上楼梯时	稍事活动	休息时	
体位	可平卧	喜坐位	端坐呼吸	
讲话方式	连续成句	常有中断	单字	不能讲话
精神状态	可有焦虑/尚安静	时有焦虑或烦躁	常有焦虑、烦躁	嗜睡、意识模糊
出汗	无	有	大汗淋漓	
呼吸频率	轻度增加	增加	常>30次/分	
辅助呼吸肌活动及三凹征	常无	可有	常有	胸腹矛盾运动
哮鸣音	散在,呼吸末期	响亮、弥漫	响亮、弥漫	减低乃至无
脉率	<100次/分	100~120次/分	>120次/分	脉率变慢或不规则
奇脉(深吸气时收缩压下降)	无,<10mmHg	可有 10~25mmHg	常有 >25mmHg	无
使用 β₂ 激动剂后 PEF 占预计值或个人最佳值	>80%	60%~80%	<60% 或绝对值 <100L/min 或作用持续时间<2h	
PaO₂(吸空气)	正常	≥60mmHg	<60mmHg	<60mmHg
PaCO₂(吸空气)	<45mmHg	≤45mmHg	>45mmHg	>45mmHg
SaO₂	>95%	91%~95%	≤90%	≤90%
pH 值			可降低	降低

哮喘急性发作时病情严重程度的分级

```
                ┌ 根据 ARDS 柏林定义,满足以下 4 项条件方可诊断 ARDS
                │
                │ 明确诱因下 1 周内出现的急性或进展性呼吸困难
                │
                │ 胸部 X 线/CT 显示双肺浸润影,不能完全用胸腔积液、肺叶不张和/肺不张/结节解释
    ARDS 的     ┤
    诊断标准     │ 呼吸衰竭不能完全用心衰或液体超负荷来解释;如无危险因素需用超声心动图等客
                │ 观检查来评价心源性肺水肿
                │
                │ 根据 PaO₂/FiO₂确立  ┌ 轻度,200<PaO₂/FiO₂≤300,且 PEEP 或 CPAP ≥ 0.49kPa
                │ ARDS 诊断,并将其分 ┤ 中度,100< PaO₂/FiO₂≤200,且 PEEP 或 CPAP≥ 0.49kPa
                └ 为轻度、中度、重度  └ 重度,PaO₂/FiO₂≤100,且 PEEP ≥ 0.49kPa
```

左侧主干：**(续)病情评估与判断** — **病情严重程度与判断**

心源性肺水肿与 ARDS 的鉴别要点

		急性心源性肺水肿	ARDS
健康史		年龄一般>60 岁,心血管疾病史	年龄一般 <60 岁,感染、创伤等病史
体征		颈静脉充盈、怒张	颈静脉塌陷
		左心增大,心尖抬举	脉搏洪大
		可闻及第三、四心音	心率增快
		下肢水肿	无水肿
		双下肺湿啰音多,实变体征不明显不能平卧	湿啰音、不固定,后期实变体征较明显能平卧
心电图		动态ST-T变化,心律失常,左室肥厚	窦性心动过速,非特异性ST-T改变
胸部X线		心脏增大	心脏大小正常
		向心性分布阴影,肺门增大	外周分布浸润阴影
		支气管周围血管充血间隔线,胸腔积液	支气管充气征象常见
治疗反应		对强心、利尿和扩血管等治疗反应明显	对强心、利尿和扩血管等治疗反应差
肺毛细血管楔压		>18mmHg	≤18mmHg

心源性肺水肿与 ADRS 的鉴别要点

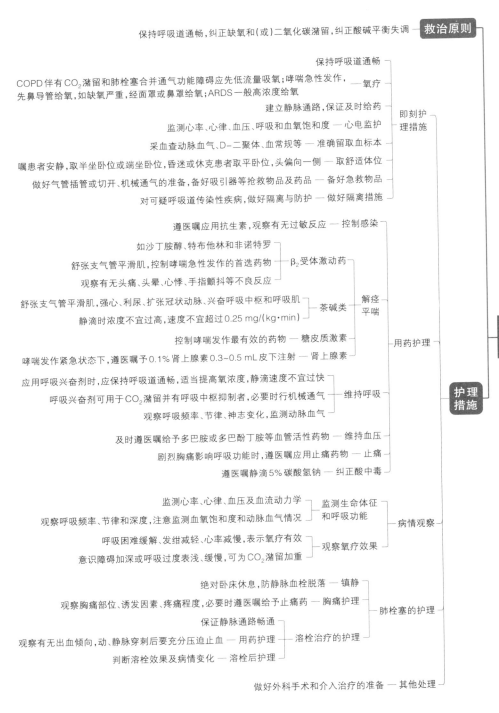

保持呼吸道通畅,纠正缺氧和(或)二氧化碳潴留,纠正酸碱平衡失调 —— **救治原则**

保持呼吸道通畅

COPD 伴有 CO_2 潴留和肺栓塞合并通气功能障碍应先低流量吸氧;哮喘急性发作, —— 氧疗
先鼻导管给氧,如缺氧严重,经面罩或鼻罩给氧;ARDS 一般高浓度给氧

建立静脉通路,保证及时给药

监测心率、心律、血压、呼吸和血氧饱和度 —— 心电监护　　即刻护
理措施

采血查动脉血气、D-二聚体、血常规等 —— 准确留取血标本

嘱患者安静,取半坐卧位或端坐卧位,昏迷或休克患者取平卧位,头偏向一侧 —— 取舒适体位

做好气管插管或切开、机械通气的准备,备好吸引器等抢救物品及药品 —— 备好急救物品

对可疑呼吸道传染性疾病,做好隔离与防护 —— 做好隔离措施

遵医嘱应用抗生素,观察有无过敏反应 —— 控制感染

如沙丁胺醇、特布他林和非诺特罗
舒张支气管平滑肌,控制哮喘急性发作的首选药物 —— β_2 受体激动药
观察有无头痛、头晕、心悸、手指颤抖等不良反应　　解痉
平喘

舒张支气管平滑肌,强心、利尿、扩张冠状动脉、兴奋呼吸中枢和呼吸肌 —— 茶碱类
静滴时浓度不宜过高,速度不宜超过 0.25 mg/(kg·min)

控制哮喘发作最有效的药物 —— 糖皮质激素　　用药护理　　　　救治与
护理

哮喘发作紧急状态下,遵医嘱予 0.1% 肾上腺素 0.3~0.5 mL皮下注射 —— 肾上腺素

应用呼吸兴奋剂时,应保持呼吸道通畅,适当提高氧浓度,静滴速度不宜过快
呼吸兴奋剂可用于 CO_2 潴留并有呼吸中枢抑制者,必要时行机械通气 —— 维持呼吸
观察呼吸频率、节律、神志变化,监测动脉血气　　护理
措施

及时遵医嘱给予多巴胺或多巴酚丁胺等血管活性药物 —— 维持血压

剧烈胸痛影响呼吸功能时,遵医嘱应用止痛药物 —— 止痛

遵医嘱静滴5% 碳酸氢钠 —— 纠正酸中毒

监测心率、心律、血压及血流动力学 —— 监测生命体征
和呼吸功能
观察呼吸频率、节律和深度,注意监测血氧饱和度和动脉血气情况　　病情观察

呼吸困难缓解、发绀减轻、心率减慢,表示氧疗有效 —— 观察氧疗效果
意识障碍加深或呼吸过度表浅、缓慢,可为 CO_2 潴留加重

绝对卧床休息,防静脉血栓脱落 —— 镇静

观察胸痛部位、诱发因素、疼痛程度,必要时遵医嘱给予止痛药 —— 胸痛护理　　肺栓塞的护理

保证静脉通路畅通
观察有无出血倾向,动、静脉穿刺后要充分压迫止血 —— 用药护理　　溶栓治疗的护理
判断溶栓效果及病情变化 —— 溶栓后护理

做好外科手术和介入治疗的准备 —— 其他处理

支气管哮喘急性发作的护理
├─ 遵医嘱给予 β_2 受体激动药、氨茶碱、抗胆碱药、糖皮质激素等解除支气管痉挛
├─ 维持水、电解质与酸碱平衡，注意补充液体，避免痰液黏稠导致气道堵塞
├─ 并发呼吸衰竭者，遵医嘱给予鼻(面)罩等无创伤性辅助通气
└─ 做好有创机械通气的准备，对黏液痰栓阻塞气道者，必要时可行支气管肺泡灌洗术

ARDS 的护理
├─ 氧疗护理
│　├─ 给氧浓度的原则是在保证 PaO_2 迅速提高到 60 mmHg 或 SpO_2 达 90% 以上的前提下，尽量降低给氧浓度
│　├─ ARDS 患者轻者可用面罩给氧，多数患者需使用机械通气
│　├─ 保护性机械通气是治疗 ARDS 的主要方法，最重要的是应用 PEEP 和小潮气量
│　├─ 血容量不足者，应补充足够的血容量，但又不能过量
│　├─ PEEP 一般从低水平开始，逐渐增加至合适水平，使 PaO_2 维持在 >60 mmHg 而 $FiO_2 < 0.6$，应注意观察避免气压伤的发生
│　└─ 有条件者采用密闭式吸痰，尽量避免中断 PEEP
├─ 控制液体量 — 控制 ARDS 患者液体摄入量，出入量宜维持负平衡(−500 mL 左右)
├─ 积极配合治疗原发病 — 控制感染、固定骨折、纠正休克等
├─ 营养支持 — ARDS 时机体常处于高代谢状态，遵医嘱补充足够的营养，应提倡全胃肠营养
└─ 防治并发症 — 观察感染等并发症，如发热、咳嗽、咯黄绿色痰液等，遵医嘱取各种痰液标本

慢性阻塞性肺疾病急性发作的护理 — 控制性氧疗、抗感染、祛痰、止咳、松弛支气管平滑肌等基础上，协助患者咳嗽、咳痰，必要时给予吸痰，保持呼吸道通畅

气胸的护理
├─ 胸腔穿刺抽气
│　├─ 张力性气胸患者如病情危重，做好紧急穿刺排气准备
│　└─ 在患侧锁骨中线第2或第3肋间用粗针头排气，每次抽气不宜超过 1000 mL
├─ 胸腔闭式引流
│　├─ 连接好胸腔闭式引流装置
│　├─ 搬动患者时夹闭引流管，妥善固定
│　├─ 更换引流装置时夹闭引流管，注意无菌操作
│　├─ 引流过程中注意观察引流是否通畅，穿刺口有无渗血
│　└─ 鼓励患者咳嗽、深呼吸，促进胸腔内气体的排出
├─ 手术的准备 — 若胸腔引流管内持续不断逸出大量气体，呼吸困难未改善，提示可能有肺和支气管的严重损伤，应做好手术探查修补裂口的准备
└─ 并发症的护理
　　├─ 复张后肺水肿
　　│　├─ 多发生于抽气过快或过多时
　　│　├─ 表现为胸闷、咳嗽、呼吸困难无缓解，严重者可有大量白色泡沫痰或泡沫血痰
　　│　└─ 处理包括停止抽气，取半卧位、吸氧、应用利尿药等
　　└─ 皮下气肿和纵隔气肿 — 吸入高浓度氧可促进皮下气肿吸收消散

心理护理 — 关注神情变化，给予恰当的病情告知、安慰与心理支持
转运护理 — 根据病情，准备氧气、监护仪、简易呼吸器、除颤仪等物品，保证转运途中安全

(续)救治与护理 — 护理措施

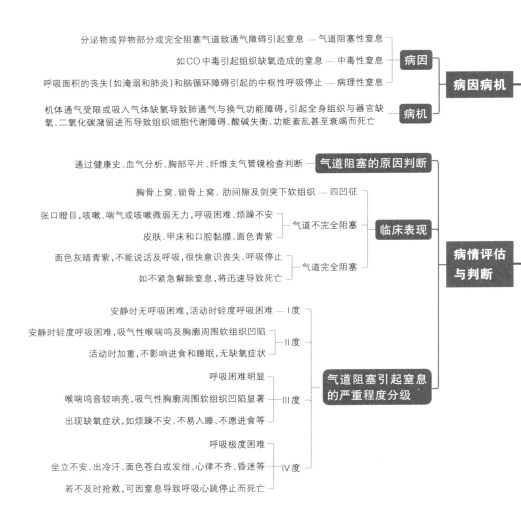

窒息是指气流进入肺脏受阻或吸入气体缺氧导致的衰竭或呼吸停止状态,一旦发生窒息,可迅速危及生命,应立即采取相应措施,查明原因,积极进行抢救 —— **概述**

分泌物或异物部分或完全阻塞气道致通气障碍引起窒息 —— 气道阻塞性窒息

如CO中毒引起组织缺氧造成的窒息 —— 中毒性窒息 —— 病因

呼吸面积的丧失(如淹溺和肺炎)和脑循环障碍引起的中枢性呼吸停止 —— 病理性窒息

病因病机

机体通气受限或吸入气体缺氧导致肺通气与换气功能障碍,引起全身组织与器官缺氧、二氧化碳潴留进而导致组织细胞代谢障碍、酸碱失衡、功能紊乱甚至衰竭而死亡 —— 病机

通过健康史、血气分析、胸部平片、纤维支气管镜检查判断 —— **气道阻塞的原因判断**

胸骨上窝、锁骨上窝、肋间隙及剑突下软组织 —— 四凹征

张口瞪目,咳嗽、喘气或咳嗽微弱无力,呼吸困难、烦躁不安

皮肤、甲床和口腔黏膜、面色青紫 —— 气道不完全阻塞 —— **临床表现**

面色灰暗青紫,不能说话及呼吸,很快意识丧失、呼吸停止

如不紧急解除窒息,将迅速导致死亡 —— 气道完全阻塞

病情评估与判断

安静时无呼吸困难,活动时轻度呼吸困难 —— Ⅰ度

安静时轻度呼吸困难,吸气性喉喘鸣及胸廓周围软组织凹陷

活动时加重,不影响进食和睡眠,无缺氧症状 —— Ⅱ度

呼吸困难明显

喉喘鸣音较响亮,吸气性胸廓周围软组织凹陷显著

出现缺氧症状,如烦躁不安、不易入睡、不愿进食等 —— Ⅲ度

气道阻塞引起窒息的严重程度分级

呼吸极度困难

坐立不安、出冷汗、面色苍白或发绀、心律不齐、昏迷等 —— Ⅳ度

若不及时抢救,可因窒息导致呼吸心跳停止而死亡

救治与护理

救治原则
- 保持呼吸道通畅是关键,其次是采取病因治疗
- 气道不完全阻塞 — 采取病因治疗和对症治疗,尽早解除气道阻塞
- 气道完全阻塞 — 立即解除窒息,或做好气管插管、气管切开或环甲膜穿刺的准备

护理措施
- 即刻护理措施
  - 迅速解除窒息因素,保持呼吸道通畅
  - 高流量吸氧,使氧饱和度恢复94%以上,必要时给予机械通气
  - 建立静脉通路,遵医嘱用药
  - 监测生命体征,遵医嘱做血气分析
  - 备好急救物品,如呼吸机、喉镜、吸引器等开放气道用物
- 根据窒息的严重程度配合给予相应的救治与护理
  - I度,查明病因,针对性治疗
  - II度,针对病因治疗,多可解除喉阻塞
  - III度,严密观察呼吸变化,遵医嘱对症及病因治疗,做好气管插管或气管切开的准备
  - IV度,需立即行气管插管、气管切开或环甲膜穿刺,及时做好吸痰、吸氧等工作
- 气道异物的护理 — 可用Heimlich手法排除异物或内镜取出异物,难以取出的可开胸、气管切开等
- 喉阻塞的护理 — 重点保持呼吸道通畅;对舌后坠及喉阻塞者可用口咽通气管开放气道,必要时行机械通气
- 淹溺的护理 — 参见第七章第二节"淹溺"
- 大咯血窒息时的紧急护理
  - 患者立即取头低足高45°的俯卧位,头偏向一侧,轻拍背部
  - 及时吸出口腔内的血块,畅通呼吸道
  - 解除气道阻塞后给予吸氧等措施
- 严密观察病情变化 — 随时注意呼吸、咳嗽及全身情况
- 必要时做好纤维支气管镜或喉镜取异物的准备
- 心理护理 — 安静休息、避免剧烈运动,做好解释和安慰工作

急性胸痛是指胸前区的不适感,包括胸部闷痛、刺痛、烧灼、紧缩或压榨感等,可放射至面颊、下颌部、咽颈部、肩部、后背部、上肢或上腹部,表现为酸胀、麻木或沉重感等,常伴有精神紧张、焦虑、恐惧感;急性胸痛是一些致命性疾病的主要临床表现,如急性冠状动脉综合征、主动脉夹层、急性肺栓塞等 —— 概述

以冠状动脉粥样硬化斑块破溃,继发完全或不完全闭塞性血栓形成为病理基础的一组临床综合征,可导致心搏骤停和死亡,早期识别和快速反应至关重要 —— 定义

不稳定型心绞痛(UA)、非ST段抬高型心肌梗死(NSTEMI)、ST段抬高型心肌梗死(STEMI) —— 分类 —— 急性冠脉综合征(ACS)

指主动脉内的血液经内膜撕裂口流入囊样变性的主动脉中层,形成夹层血肿,并随血流压力的驱动,沿主动脉壁纵轴延伸剥离导致的严重心血管急症 —— 定义 —— 主动脉夹层(AD)

半数由高血压引起,其他病因有遗传性血管病变、血管炎性疾病等

与低氧血症、冠状动脉灌注减少、肺动脉高压时的机械扩张和波及壁胸膜有关 —— 急性肺栓塞

病因病机

评估生命体征,判断是否有危及生命的表现,以决定是否需要立即实施抢救

然后详细询问疼痛及放射的部位、性质、持续时间、影响因素、伴发症状等

配合体格检查和辅助检查,进行综合分析与判断,需优先排查致命性胸痛 —— 评估与判断流程

ACS多在10min内胸痛发展到高峰;主动脉夹层是突然起病,发病时疼痛最严重 —— 起病

疼痛常位于胸骨后或心前区,向左肩和左臂内侧放射,也可向左颈或面颊部放射 —— 心绞痛或心肌梗死

随夹层血肿的扩展,疼痛可由近心端向远心端蔓延

升主动脉夹层疼痛可向前胸、颈、喉放射;降主动脉夹层疼痛可向肩胛间、背、腹、腰或下肢放射 —— 主动脉夹层 —— 部位及放射

呈剧烈的患侧胸痛 —— 急性肺栓塞、气胸

典型心绞痛和心肌梗死呈压榨样痛伴有窒息感;主动脉夹层为骤然发生的前后移行性撕裂样剧痛

急性肺栓塞有胸膜炎性胸痛或心绞痛样疼痛 —— 性质

心绞痛一般持续2~10min,休息或含服硝酸甘油3~5min内缓解

不稳定型心绞痛可在患者活动耐量下降或静息状态下发作,胸痛持续时间延长,程度加重,发作频率增加

心肌梗死胸痛持续常大于30min,硝酸甘油无法有效缓解 —— 持续时间及影响因素

呼吸时加重的胸痛多见于肺、心包或肌肉骨骼疾患;与进食关系密切的胸痛多见于食管疾病

胸痛伴血流动力学异常,如大汗、颈静脉怒张、血压下降或休克时,多见于致命性胸痛

胸痛伴有严重呼吸困难、发绀、烦躁不安提示呼吸系统疾病的可能性较大 —— 伴发症状

恶心、呕吐可为心源性或消化系统疾病所致胸痛者的伴发症状

临床表现

病情评估与判断

ACS患者可有面色苍白、皮肤湿冷、发绀、颈静脉怒张、低血压、心脏杂音、肺部啰音等

主动脉夹层累及主动脉根部,可闻及主动脉瓣杂音

夹层破入心包致心脏压塞可出现贝氏三联征,即颈静脉怒张、脉压差减小、心音低钝遥远

夹层压迫锁骨下动脉可造成脉搏短绌、双侧收缩压和(或)脉搏不对称 —— 主动脉夹层

最常见体征是呼吸频率增快,可伴有口唇发绀;血压下降、休克提示大面积肺栓塞

单侧或双侧不对称性下肢肿胀、腓肠肌压痛提示合并深静脉血栓形成 —— 急性肺栓塞

体格检查

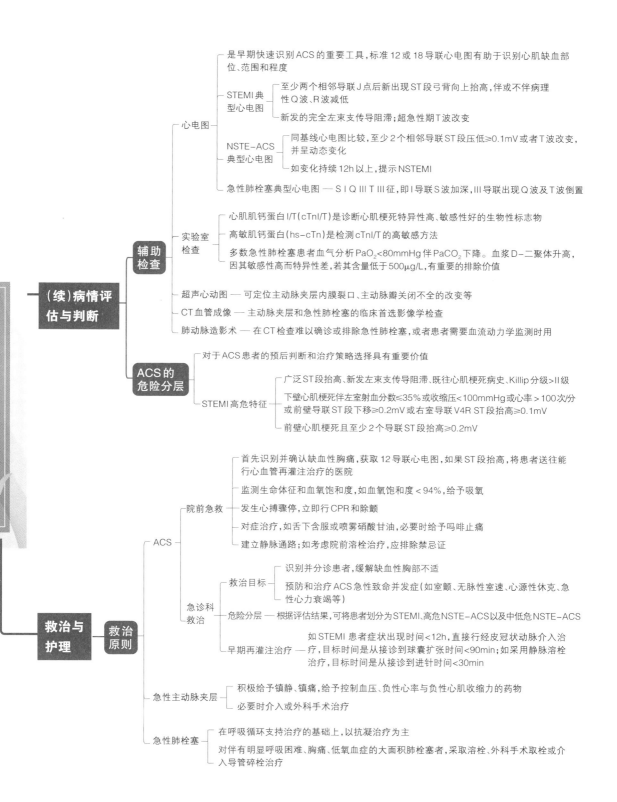

心电图
- 是早期快速识别ACS的重要工具,标准12或18导联心电图有助于识别心肌缺血部位、范围和程度
- STEMI典型心电图
  - 至少两个相邻导联J点后新出现ST段弓背向上抬高,伴或不伴病理性Q波、R波减低
  - 新发的完全左束支传导阻滞;超急性期T波改变
- NSTE-ACS典型心电图
  - 同基线心电图比较,至少2个相邻导联ST段压低≥0.1mV或者T波改变,并呈动态变化
  - 如变化持续12h以上,提示NSTEMI
- 急性肺栓塞典型心电图——SⅠQⅢTⅢ征,即Ⅰ导联S波加深,Ⅲ导联出现Q波及T波倒置

实验室检查
- 心肌肌钙蛋白I/T(cTnI/T)是诊断心肌梗死特异性高、敏感性好的生物性标志物
- 高敏肌钙蛋白(hs-cTn)是检测cTnI/T的高敏感方法
- 多数急性肺栓塞患者血气分析PaO_2<80mmHg伴$PaCO_2$下降。血浆D-二聚体升高,因其敏感性高而特异性差,若其含量低于500μg/L,有重要的排除价值

- 超声心动图——可定位主动脉夹层内膜裂口、主动脉瓣关闭不全的改变等
- CT血管成像——主动脉夹层和急性肺栓塞的临床首选影像学检查
- 肺动脉造影术——在CT检查难以确诊或排除急性肺栓塞,或者患者需要血流动力学监测时用

辅助检查　**(续)病情评估与判断**

ACS的危险分层
- 对于ACS患者的预后判断和治疗策略选择具有重要价值
- STEMI高危特征
  - 广泛ST段抬高、新发左束支传导阻滞、既往心肌梗死病史、Killip分级>Ⅱ级
  - 下壁心肌梗死伴左室射血分数≤35%或收缩压<100mmHg或心率>100次/分或前壁导联ST段下移≥0.2mV或右室导联V4R ST段抬高≥0.1mV
  - 前壁心肌梗死且至少2个导联ST段抬高≥0.2mV

救治与护理　**救治原则**

ACS
- 院前急救
  - 首先识别并确认缺血性胸痛,获取12导联心电图,如果ST段抬高,将患者送往能行心血管再灌注治疗的医院
  - 监测生命体征和血氧饱和度,如血氧饱和度<94%,给予吸氧
  - 发生心搏骤停,立即行CPR和除颤
  - 对症治疗,如舌下含服或喷雾硝酸甘油,必要时给予吗啡止痛
  - 建立静脉通路;如考虑院前溶栓治疗,应排除禁忌证
- 急诊科救治
  - 救治目标
    - 识别并分诊患者,缓解缺血性胸部不适
    - 预防和治疗ACS急性致命并发症(如室颤、无脉性室速、心源性休克、急性心力衰竭等)
  - 危险分层——根据评估结果,可将患者划分为STEMI、高危NSTE-ACS以及中低危NSTE-ACS
  - 早期再灌注治疗——如STEMI患者症状出现时间<12h,直接行经皮冠状动脉介入治疗,目标时间是从接诊到球囊扩张时间<90min;如采用静脉溶栓治疗,目标时间是从接诊到进针时间<30min

急性主动脉夹层
- 积极给予镇静、镇痛,给予控制血压、负性心率与负性心肌收缩力的药物
- 必要时介入或外科手术治疗

急性肺栓塞
- 在呼吸循环支持治疗的基础上,以抗凝治疗为主
- 对伴有明显呼吸困难、胸痛、低氧血症的大面积肺栓塞者,采取溶栓、外科手术取栓或介入导管碎栓治疗

安静卧床休息;连接心电、血压、呼吸和血氧饱和度监测仪

当有低氧血症时,给予吸氧,使血氧饱和度≥94%

描记12或18导联心电图,动态关注ST段变化

建立静脉通路,保持给药途径畅通

遵医嘱采取血标本,监测血常规、血气分析、心肌损伤标志物、凝血试验、肝肾功能等

对ACS的急性致命并发症,如室颤、无脉性室速等,准备好急救药物和抢救设备

对NSTE-ACS极高危缺血患者,做好紧急行冠状动脉造影(<2h)的准备

病情允许,协助患者按医嘱接受X线胸片、CT、磁共振成像等检查

— 即刻护理措施

观察胸痛的部位、性质、严重程度、有无放射、持续时间、伴随症状、缓解和加重因素

注意疼痛程度的变化,胸痛时表情有无面色苍白、大汗和血流动力学障碍

及时向医生报告患者疼痛变化,根据医嘱使用镇痛药,及时评估止痛效果

— 胸痛护理

明确用药剂量、途径、适应证、禁忌证以及简单药物原理

疑似STEMI者,若无阿司匹林过敏史和近期胃肠道出血,遵医嘱让其嚼服阿司匹林150~300mg

— 阿司匹林

包括硝酸甘油和硝酸异山梨酯

硝酸甘油舌下含服,确保舌下黏膜湿润,尽可能取坐位,以免加重低血压反应

监测血流动力学和临床反应,定期调整滴速,使血压正常患者平均动脉压下降10%,高血压患者下降20%~30%

告知并观察患者用药后可出现面色潮红、头晕、心动过速、心悸等不适

对心室前负荷不足者应慎用或不用硝酸甘油

— 静脉滴注硝酸甘油

— 硝酸酯类药物

对于经硝酸酯类药物治疗胸痛未缓解者,及时报告医生,准备给予吗啡治疗

吗啡有扩张血管作用,可能有前负荷依赖或UA/NSTEMI患者应慎用吗啡

— 吗啡

排除低血压、心动过缓、心衰的ACS患者按医嘱给药 — β-受体阻滞药

具有血小板抑制剂作用,起效快、使用安全,尤其适合对阿司匹林过敏的ACS高危人群 — 氯吡格雷

— 按医嘱用药

— ACS的护理

STEMI患者,包括发病12h内或伴有新出现左束支传导阻滞或伴严重急性心力衰竭或心源性休克(不受发病时间限制)

发病12至24h具有临床或心电图进行性缺血证据

— 直接经皮冠状动脉介入治疗(PCI)的适应证

溶栓成功后3至24h,或溶栓后出现心源性休克或急性严重心力衰竭时

溶栓治疗失败患者

溶栓成功后若出现再发缺血、血流动力学不稳定以及危及生命的室性心律失常或有再次闭塞证据的患者

— 溶栓后PIC治疗的适应证

协助医生向患者及家属介绍PCI目的、方法

按医嘱抽取血常规、凝血试验、心肌损伤标志物、肝肾功能等化验

备皮,备好便携式给氧设施及必要的抢救准备护送患者到介入导管室

— PCI术前护理

— 再灌注心肌的治疗与护理

评估溶栓适应证和禁忌证

按医嘱准确给药,如尿激酶、链激酶和重组组织型纤维蛋白溶酶原激活剂

监测血压的改变

遵医嘱随时做心电图,了解再灌注心律失常和ST段的改变

溶栓最严重的并发症为颅内出血,密切观察有无严重头痛、视觉和意识障碍等;动、静脉穿刺后要注意延长按压局部时间至不出血为止

按医嘱及时抽取和送检标本,了解化验和特殊检查结果

注意观察有无药物不良反应

— 溶栓治疗的护理

护理措施 — (续)救治与护理

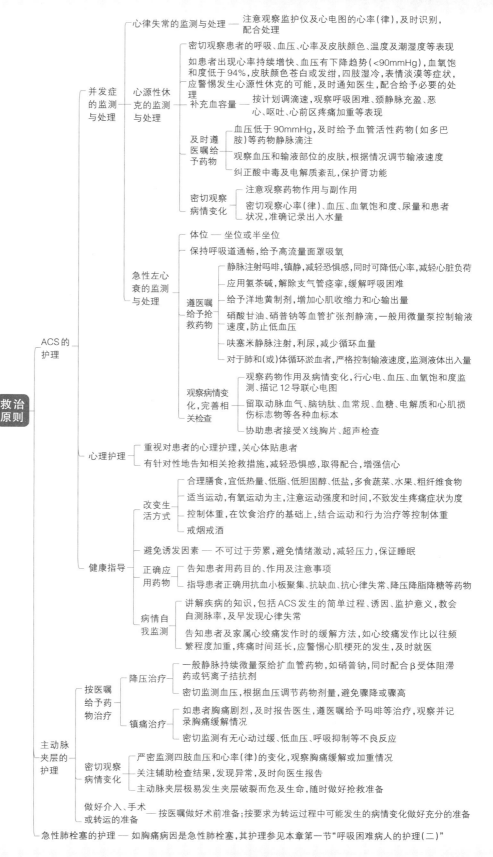

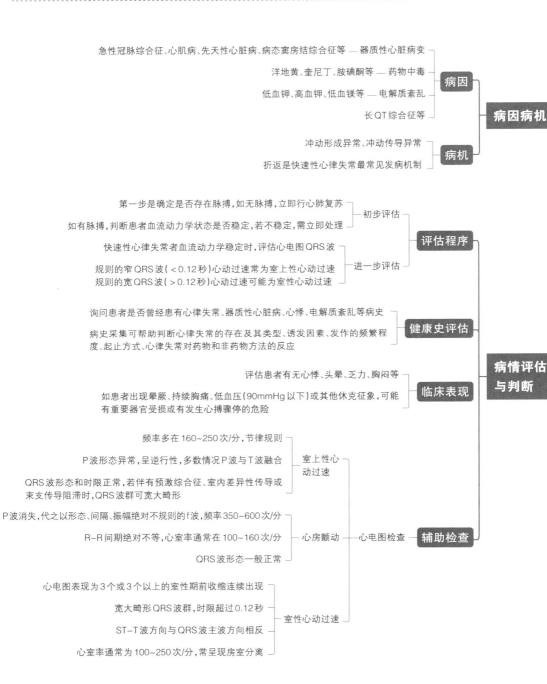

心律失常是指心脏冲动的频率、节律、起源部位、传导速度或激动次序的异常，可导致临床症状的快速性心律失常通常心率≥150次/分，缓慢性心律失常通常心率≤50次/分，心室率过快或过慢，均可使心脏有效射血功能不全，血流动力学不稳定而导致生命危险，可以迅速导致晕厥、心绞痛、心力衰竭、休克甚至心搏骤停的心律失常称为严重心律失常或危险性心律失常 —— **概述**

急性冠脉综合征、心肌病、先天性心脏病、病态窦房结综合征等 —— 器质性心脏病变
洋地黄、奎尼丁、胺碘酮等 —— 药物中毒 —— **病因**
低血钾、高血钾、低血镁等 —— 电解质紊乱
长QT综合征等
—— **病因病机**

冲动形成异常、冲动传导异常
折返是快速性心律失常最常见发病机制 —— **病机**

第一步是确定是否存在脉搏，如无脉搏，立即行心肺复苏
如有脉搏，判断患者血流动力学状态是否稳定，若不稳定，需立即处理 —— 初步评估
快速性心律失常者血流动力学稳定时，评估心电图QRS波
规则的窄QRS波（<0.12秒）心动过速常为室上性心动过速
规则的宽QRS波（>0.12秒）心动过速可能为室性心动过速 —— 进一步评估
—— **评估程序**

询问患者是否曾经患有心律失常、器质性心脏病、心悸、电解质紊乱等病史
病史采集可帮助判断心律失常的存在及其类型、诱发因素、发作的频繁程度、起止方式、心律失常对药物和非药物方法的反应 —— **健康史评估**

—— **病情评估与判断**

评估患者有无心悸、头晕、乏力、胸闷等
如患者出现晕厥、持续胸痛、低血压（90mmHg以下）或其他休克征象，可能有重要器官受损或有发生心搏骤停的危险 —— **临床表现**

频率多在160~250次/分，节律规则
P波形态异常，呈逆行性，多数情况P波与T波融合 —— 室上性心动过速
QRS波形态和时限正常，若伴有预激综合征、室内差异性传导或束支传导阻滞时，QRS波群可宽大畸形

P波消失，代之以形态、间隔、振幅绝对不规则的f波，频率350~600次/分
R-R间期绝对不等，心室率通常在100~160次/分 —— 心房颤动 —— 心电图检查 —— **辅助检查**
QRS波形态一般正常

心电图表现为3个或3个以上的室性期前收缩连续出现
宽大畸形QRS波群，时限超过0.12秒
ST-T波方向与QRS波主波方向相反 —— 室性心动过速
心室率通常为100~250次/分，常呈现房室分离

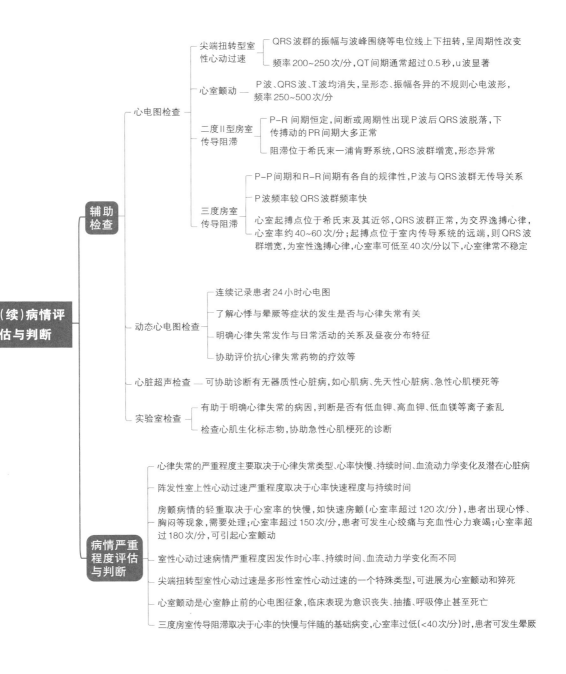

（续）病情评估与判断

- **辅助检查**
  - **心电图检查**
    - 尖端扭转型室性心动过速
      - QRS波群的振幅与波峰围绕等电位线上下扭转，呈周期性改变
      - 频率200~250次/分，QT间期通常超过0.5秒，u波显著
    - 心室颤动
      - P波、QRS波、T波均消失，呈形态、振幅各异的不规则心电波形，频率250~500次/分
    - 二度Ⅱ型房室传导阻滞
      - P-R间期恒定，间断或周期性出现P波后QRS波脱落，下传搏动的PR间期大多正常
      - 阻滞位于希氏束—浦肯野系统，QRS波群增宽，形态异常
    - 三度房室传导阻滞
      - P-P间期和R-R间期有各自的规律性，P波与QRS波群无传导关系
      - P波频率较QRS波群频率快
      - 心室起搏点位于希氏束及其近邻，QRS波群正常，为交界逸搏心律，心室率约40~60次/分；起搏点位于室内传导系统的远端，则QRS波群增宽，为室性逸搏心律，心室率可低至40次/分以下，心室律常不稳定
  - **动态心电图检查**
    - 连续记录患者24小时心电图
    - 了解心悸与晕厥等症状的发生是否与心律失常有关
    - 明确心律失常发作与日常活动的关系及昼夜分布特征
    - 协助评价抗心律失常药物的疗效等
  - **心脏超声检查** —— 可协助诊断有无器质性心脏病，如心肌病、先天性心脏病、急性心肌梗死等
  - **实验室检查**
    - 有助于明确心律失常的病因，判断是否有低血钾、高血钾、低血镁等离子紊乱
    - 检查心肌生化标志物，协助急性心肌梗死的诊断

- **病情严重程度评估与判断**
  - 心律失常的严重程度主要取决于心律失常类型、心率快慢、持续时间、血流动力学变化及潜在心脏病
  - 阵发性室上性心动过速严重程度取决于心率快速程度与持续时间
  - 房颤病情的轻重取决于心室率的快慢，如快速房颤（心室率超过120次/分），患者出现心悸、胸闷等现象，需要处理；心室率超过150次/分，患者可发生心绞痛与充血性心力衰竭；心室率超过180次/分，可引起心室颤动
  - 室性心动过速病情严重程度因发作时心率、持续时间、血流动力学变化而不同
  - 尖端扭转型室性心动过速是多形性室性心动过速的一个特殊类型，可进展为心室颤动和猝死
  - 心室颤动是心室静止前的心电图征象，临床表现为意识丧失、抽搐、呼吸停止甚至死亡
  - 三度房室传导阻滞取决于心率的快慢与伴随的基础病变，心室率过低(<40次/分)时，患者可发生晕厥

尽快终止心律失常、改善血流动力学状态、积极治疗原发病 — 救治原则

立即协助患者采取舒适、安静卧位休息

保持气道通畅,低氧血症时,给予氧气吸入,保证血氧饱和度≥94%

立即描记12导联心电图,协助心律失常的诊断 — 即刻护理措施

予心电监护,注意电极应避开电复律的电极板放置区域和心电图胸导联位置

除颤器置于患者床旁,呈完好备用状态

多为室上性心动过速,可先尝试刺激患者迷走神经的方法

如按摩颈动脉窦(患者取仰卧位,先行右侧按摩,每次5~10秒,注意不要双侧同时按摩),采取Valsalva动作(即深吸气后屏气再用力做呼气动作),刺激恶心反射或咽反射,压迫眼球,冷水面部浸浴等 — 规则的窄QRS波心动过速

腺苷可终止约90%的折返性心律失常,但合并心绞痛、支气管哮喘、室性心律失常、年龄大于60岁者应该慎用或禁用;可遵医嘱给予普罗帕酮、维拉帕米、胺碘酮等药物

很可能为房颤,主要处理心律失常及预防发生血栓栓塞

阵发性心房颤动伴快速心室率,应减慢心室率,可遵医嘱静脉注射β受体阻滞药、钙通道阻滞药或地高辛

将房颤转复为窦性心律的方法,包括药物转复、电转复及导管消融治疗 — 不规则的窄QRS波心动过速

药物转复目前常用胺碘酮,因其致心律失常发生率最低

遵医嘱给予肝素或华法林进行抗凝治疗,预防血栓栓塞

— 血流动力学稳定的快速性心律失常

多为室性心动过速,可遵医嘱静脉注射抗心律失常药物或同步电复律,首选药物为胺碘酮 — 规则的宽QRS心动过速

出现尖端扭转型室速,立即遵医嘱给予硫酸镁,随时做好进行心肺复苏准备 — 不规则的宽QRS心动过速

— 快速心律失常的处理 — 护理措施 — 救治与护理

快速性心律失常伴有晕厥、持续的胸部不适或疼痛、低血压或其他休克征象,立即行同步电复律

对于规则的窄波,给予初始能量为50~100J双相波同步电复律

对于不规则的窄波,给予初始能量为120~200J双相波同步电复律

对于规则的宽波,给予初始能量为100J双相波同步电复律,如首次电击无效,可采用逐级提高模式增加电击能量 — 血流动力学不稳定的快速性心律失常

对清醒的患者,按医嘱给予镇静剂,但不要延误对血流动力学不稳定患者进行电复律

房颤给予紧急复律治疗可选用静脉肝素或皮下注射低分子肝素抗凝

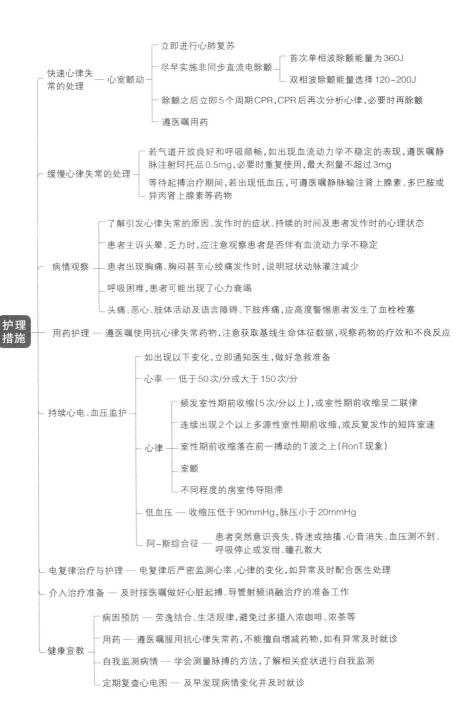

（续）救治与护理 — 护理措施

- 快速心律失常的处理
  - 心室颤动
    - 立即进行心肺复苏
    - 尽早实施非同步直流电除颤
      - 首次单相波除颤能量为360J
      - 双相波除颤能量选择120~200J
    - 除颤之后立即5个周期CPR，CPR后再次分析心律，必要时再除颤
    - 遵医嘱用药
- 缓慢心律失常的处理
  - 若气道开放良好和呼吸顺畅，如出现血流动力学不稳定的表现，遵医嘱静脉注射阿托品0.5mg，必要时重复使用，最大剂量不超过3mg
  - 等待起搏治疗期间，若出现低血压，可遵医嘱静脉输注肾上腺素、多巴胺或异丙肾上腺素等药物
- 病情观察
  - 了解引发心律失常的原因、发作时的症状、持续的时间及患者发作时的心理状态
  - 患者主诉头晕、乏力时，应注意观察患者是否伴有血流动力学不稳定
  - 患者出现胸痛、胸闷甚至心绞痛发作时，说明冠状动脉灌注减少
  - 呼吸困难，患者可能出现了心力衰竭
  - 头痛、恶心、肢体活动及语言障碍、下肢疼痛，应高度警惕患者发生了血栓栓塞
- 用药护理 — 遵医嘱使用抗心律失常药物，注意获取基线生命体征数据，观察药物的疗效和不良反应
- 持续心电、血压监护
  - 如出现以下变化，立即通知医生，做好急救准备
  - 心率 — 低于50次/分或大于150次/分
  - 心律
    - 频发室性期前收缩（5次/分以上），或室性期前收缩呈二联律
    - 连续出现2个以上多源性室性期前收缩，或反复发作的短阵室速
    - 室性期前收缩落在前一搏动的T波之上（RonT现象）
    - 室颤
    - 不同程度的房室传导阻滞
  - 低血压 — 收缩压低于90mmHg，脉压小于20mmHg
  - 阿-斯综合征 — 患者突然意识丧失、昏迷或抽搐、心音消失、血压测不到、呼吸停止或发绀、瞳孔散大
- 电复律治疗与护理 — 电复律后严密监测心率、心律的变化，如异常及时配合医生处理
- 介入治疗准备 — 及时按医嘱做好心脏起搏、导管射频消融治疗的准备工作
- 健康宣教
  - 病因预防 — 劳逸结合、生活规律，避免过多摄入浓咖啡、浓茶等
  - 用药 — 遵医嘱服用抗心律失常药，不能擅自增减药物，如有异常及时就诊
  - 自我监测病情 — 学会测量脉搏的方法，了解相关症状进行自我监测
  - 定期复查心电图 — 及早发现病情变化并及时就诊

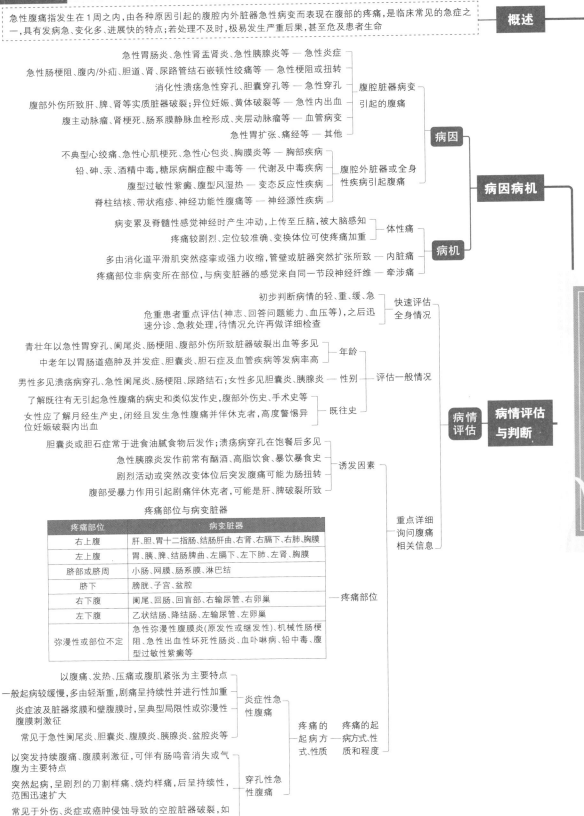

概述

急性腹痛指发生在1周之内,由各种原因引起的腹腔内外脏器急性病变而表现在腹部的疼痛,是临床常见的急症之一,具有发病急、变化多、进展快的特点;若处理不及时,极易发生严重后果,甚至危及患者生命

病因病机

病因

腹腔脏器病变引起的腹痛
- 急性胃肠炎、急性肾盂肾炎、急性胰腺炎等 — 急性炎症
- 急性肠梗阻、腹内/外疝、胆道、肾、尿路管结石嵌顿性绞痛等 — 急性梗阻或扭转
- 消化性溃疡急性穿孔、胆囊穿孔等 — 急性穿孔
- 腹部外伤所致肝、脾、肾等实质脏器破裂;异位妊娠、黄体破裂等 — 急性内出血
- 腹主动脉瘤、肾梗死、肠系膜静脉血栓形成、夹层动脉瘤等 — 血管病变
- 急性胃扩张、痛经等 — 其他

腹腔外脏器或全身性疾病引起腹痛
- 不典型心绞痛、急性心肌梗死、急性心包炎、胸膜炎等 — 胸部疾病
- 铅、砷、汞、酒精中毒,糖尿病酮症酸中毒等 — 代谢及中毒疾病
- 腹型过敏性紫癜、腹型风湿热 — 变态反应性疾病
- 脊柱结核、带状疱疹、神经功能性腹痛等 — 神经源性疾病

病机
- 病变累及脊髓性感觉神经时产生冲动,上传至丘脑,被大脑感知 / 疼痛较剧烈、定位较准确、变换体位可使疼痛加重 — 体性痛
- 多由消化道平滑肌突然痉挛或强力收缩,管壁或脏器突然扩张所致 — 内脏痛
- 疼痛部位非病变所在部位,与病变脏器的感觉来同一节段神经纤维 — 牵涉痛

病情评估与判断

病情评估

快速评估全身情况
- 初步判断病情的轻、重、缓、急
- 危重患者重点评估(神志、回答问题能力、血压等),之后迅速分诊、急救处理,待情况允许再做详细检查

评估一般情况
- 青壮年以急性胃穿孔、阑尾炎、肠梗阻、腹部外伤所致脏器破裂出血等多见 / 中老年以胃肠道癌肿及并发症、胆囊炎、胆石症及血管疾病等发病率高 — 年龄
- 男性多见溃疡病穿孔、急性阑尾炎、肠梗阻、尿路结石;女性多见胆囊炎、胰腺炎 — 性别
- 了解既往有无引起急性腹痛的病史和类似发作史,腹部外伤史、手术史等 / 女性应了解月经生产史,闭经且发生急性腹痛并伴休克者,高度警惕异位妊娠破裂内出血 — 既往史

重点详细询问腹痛相关信息

诱发因素
- 胆囊炎或胆石症常于进食油腻食物后发作;溃疡病穿孔在饱餐后多见
- 急性胰腺炎发作前常有酗酒、高脂饮食、暴饮暴食史
- 剧烈活动或突然改变体位后突发腹痛可能为肠扭转
- 腹部受暴力作用引起剧痛伴休克者,可能是肝、脾破裂所致

疼痛部位

疼痛部位与病变脏器

疼痛部位	病变脏器
右上腹	肝、胆、胃十二指肠、结肠肝曲、右肾、右膈下、右肺、胸膜
左上腹	胃、胰、脾、结肠脾曲、左膈下、左下肺、左肾、胸膜
脐部或脐周	小肠、网膜、肠系膜、淋巴结
脐下	膀胱、子宫、盆腔
右下腹	阑尾、回肠、回盲部、右输尿管、右卵巢
左下腹	乙状结肠、降结肠、左输尿管、左卵巢
弥漫性或部位不定	急性弥漫性腹膜炎(原发性或继发性)、机械性肠梗阻、急性出血性坏死性肠炎、血卟啉病、铅中毒、腹型过敏性紫癜等

疼痛的起病方式、性质和程度

疼痛的起病方式、性质

炎症性急性腹痛
- 以腹痛、发热、压痛或腹肌紧张为主要特点
- 一般起病较缓慢,多由轻渐重,剧痛呈持续性并进行性加重
- 炎症波及脏器浆膜和壁腹膜时,呈典型局限性或弥漫性腹膜刺激征
- 常见于急性阑尾炎、胆囊炎、腹膜炎、胰腺炎、盆腔炎等

穿孔性急性腹痛
- 以突发持续腹痛、腹膜刺激征,可伴有肠鸣音消失或气腹为主要特点
- 突然起病,呈剧烈的刀割样痛、烧灼样痛,后呈持续性,范围迅速扩大
- 常见于外伤、炎症或癌肿侵蚀导致的空腔脏器破裂,如溃疡穿孔等

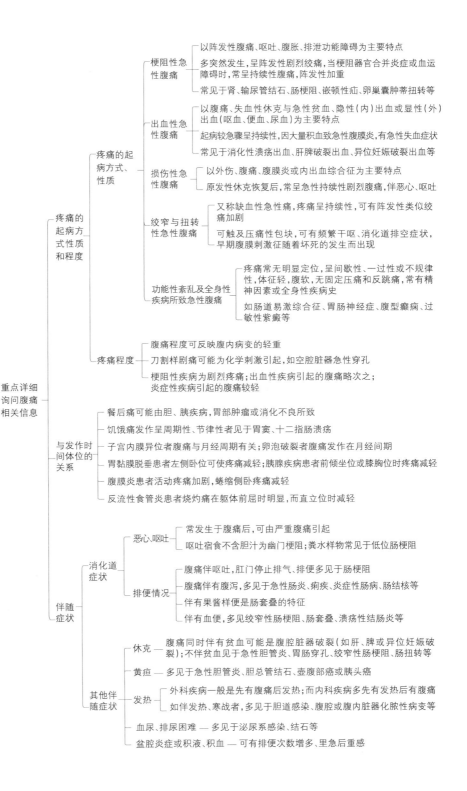

(续)病情评估与判断

病情评估 — 重点详细询问腹痛相关信息

- **疼痛的起病方式性质和程度**
  - **疼痛的起病方式、性质**
    - **梗阻性急性腹痛**
      - 以阵发性腹痛、呕吐、腹胀、排泄功能障碍为主要特点
      - 多突然发生,呈阵发性剧烈绞痛,当梗阻器官合并炎症或血运障碍时,常呈持续性腹痛,阵发性加重
      - 常见于肾、输尿管结石、肠梗阻、嵌顿性疝、卵巢囊肿蒂扭转等
    - **出血性急性腹痛**
      - 以腹痛、失血性休克与急性贫血、隐性(内)出血或显性(外)出血(呕血、便血、尿血)为主要特点
      - 起病较急骤呈持续性,因大量积血致急性腹膜炎,有急性失血症状
      - 常见于消化性溃疡出血、肝脾破裂出血、异位妊娠破裂出血等
    - **损伤性急性腹痛**
      - 以外伤、腹痛、腹膜炎或内出血综合征为主要特点
      - 原发性休克恢复后,常呈急性持续性剧烈腹痛,伴恶心、呕吐
    - **绞窄与扭转性急性腹痛**
      - 又称缺血性急性痛,疼痛呈持续性,可有阵发性类似绞痛加剧
      - 可触及压痛性包块,可有频繁干呕、消化道排空症状,早期腹膜刺激征随着坏死的发生而出现
    - **功能性紊乱及全身性疾病所致急性腹痛**
      - 疼痛常无明显定位,呈间歇性、一过性或不规律性,体征轻,腹软,无固定压痛和反跳痛,常有精神因素或全身性疾病史
      - 如肠道易激综合征、胃肠神经症、腹型癫痫、过敏性紫癜等
  - **疼痛程度**
    - 腹痛程度可反映腹内病变的轻重
    - 刀割样剧痛可能为化学刺激引起,如空腔脏器急性穿孔
    - 梗阻性疾病为剧烈疼痛;出血性疾病引起的腹痛略次之;炎症性疾病引起的腹痛较轻

- **与发作时间体位的关系**
  - 餐后痛可能由胆、胰疾病,胃部肿瘤或消化不良所致
  - 饥饿痛发作呈周期性、节律性者见于胃窦、十二指肠溃疡
  - 子宫内膜异位者腹痛与月经周期有关;卵泡破裂者腹痛发作在月经间期
  - 胃黏膜脱垂患者左侧卧位可使疼痛减轻;胰腺疾病患者前倾坐位或膝胸位时疼痛减轻
  - 腹膜炎患者活动疼痛加剧,蜷缩侧卧疼痛减轻
  - 反流性食管炎患者烧灼痛在躯体前屈时明显,而直立位时减轻

- **伴随症状**
  - **消化道症状**
    - **恶心、呕吐**
      - 常发生于腹痛后,可由严重腹痛引起
      - 呕吐宿食不含胆汁为幽门梗阻;粪水样物常见于低位肠梗阻
    - **排便情况**
      - 腹痛伴呕吐,肛门停止排气、排便多见于肠梗阻
      - 腹痛伴有腹泻,多见于急性肠炎、痢疾、炎症性肠病、肠结核等
      - 伴有果酱样便是肠套叠的特征
      - 伴有血便,多见绞窄性肠梗阻、肠套叠、溃疡性结肠炎等
  - **其他伴随症状**
    - **休克** — 腹痛同时伴有贫血可能是腹腔脏器破裂(如肝、脾或异位妊娠破裂);不伴贫血见于急性胆管炎、胃肠穿孔、绞窄性肠梗阻、肠扭转等
    - **黄疸** — 多见于急性胆管炎、胆总管结石、壶腹部癌或胰头癌
    - **发热**
      - 外科疾病一般是先有腹痛后发热;而内科疾病多先有发热后有腹痛
      - 如伴发热、寒战者,多见于胆道感染、腹腔或腹内脏器化脓性病变等
    - **血尿、排尿困难** — 多见于泌尿系感染、结石等
    - **盆腔炎症或积液、积血** — 可有排便次数增多、里急后重感

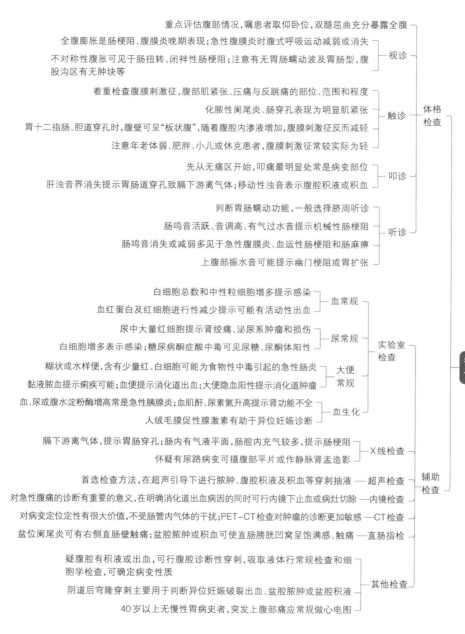

重点评估腹部情况,嘱患者取仰卧位,双腿屈曲充分暴露全腹

全腹膨胀是肠梗阻、腹膜炎晚期表现;急性腹膜炎时腹式呼吸运动减弱或消失

不对称性腹胀可见于肠扭转、闭袢性肠梗阻;注意有无胃肠蠕动波及胃肠型,腹股沟区有无肿块等

视诊

着重检查腹膜刺激征,腹部肌紧张、压痛与反跳痛的部位、范围和程度

化脓性阑尾炎、肠穿孔表现为明显肌紧张

胃十二指肠、胆道穿孔时,腹壁可呈"板状腹",随着腹腔内渗液增加,腹膜刺激征反而减轻

注意年老体弱、肥胖、小儿或休克患者,腹膜刺激征常较实际为轻

触诊

体格检查

先从无痛区开始,叩痛最明显处常是病变部位

肝浊音界消失提示胃肠道穿孔致膈下游离气体;移动性浊音表示腹腔积液或积血

叩诊

判断胃肠蠕动功能,一般选择脐周听诊

肠鸣音活跃、音调高、有气过水音提示机械性肠梗阻

肠鸣音消失或减弱多见于急性腹膜炎、血运性肠梗阻和肠麻痹

上腹部振水音可能提示幽门梗阻或胃扩张

听诊

白细胞总数和中性粒细胞增多提示感染

血红蛋白及红细胞进行性减少提示可能有活动性出血

血常规

尿中大量红细胞提示肾绞痛、泌尿系肿瘤和损伤

白细胞增多表示感染;糖尿病酮酸中毒可见尿糖、尿酮体阳性

尿常规

糊状或水样便,含有少量红、白细胞可能为食物性中毒引起的急性肠炎

黏液脓血提示痢疾可能;血便提示消化道出血;大便隐血阳性提示消化道肿瘤

大便常规

实验室检查

血、尿或腹水淀粉酶增高常是急性胰腺炎;血肌酐、尿素氮升高提示肾功能不全

人绒毛膜促性腺激素有助于异位妊娠诊断

血生化

病情评估

（续）病情评估与判断

膈下游离气体,提示胃肠穿孔;肠内有气液平面,肠腔内充气较多,提示肠梗阻

怀疑有尿路病变可摄腹部平片或作静脉肾盂造影

X线检查

首选检查方法,在超声引导下进行脓肿、腹腔积液及积血等穿刺抽液　——　超声检查

对急性腹痛的诊断有重要的意义,在明确消化道出血病因的同时可行内镜下止血或病灶切除　——　内镜检查

对病变定位定性有很大价值,不受肠管内气体的干扰;PET-CT检查对肿瘤的诊断更加敏感　——　CT检查

盆位阑尾炎可有右侧直肠壁触痛;盆腔脓肿或积血可使直肠膀胱凹窝呈饱满感、触痛　——　直肠指检

辅助检查

疑腹腔有积液或出血,可行腹腔诊断性穿刺,吸取液体行常规检查和细胞学检查,可确定病变性质

阴道后穹隆穿刺主要用于判断异位妊娠破裂出血、盆腔脓肿或盆腔积液

40岁以上无慢性胃病史者,突发上腹部痛应常规做心电图

其他检查

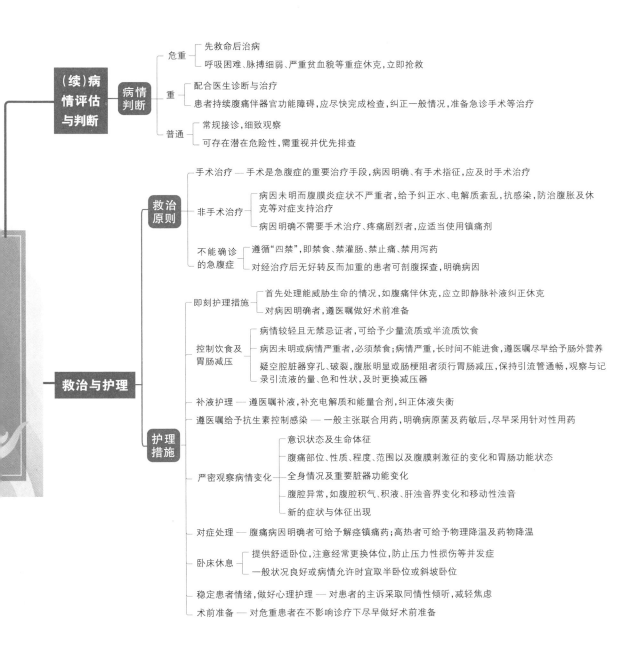

低血糖症是由多种原因引起的以静脉血浆葡萄糖(简称血糖)浓度低于正常值状态,临床上以交感神经兴奋和脑细胞缺糖为主要特点的综合征,一般以静脉血浆葡萄糖浓度低于 2.8mmol/L 作为低血糖症的标准 ── **概述**

功能性低血糖、器质性低血糖 ┐

常见于使用胰岛素治疗、口服磺脲类药物、高胰岛素血症、胰岛素瘤、重症疾病、升糖激素缺乏等 ── 空腹低血糖 ┘── **病因**

常见于 2 型糖尿病患者初期餐后胰岛素分泌高峰延迟、碳水化合物代谢酶的先天性缺乏、倾倒综合征、肠外营养治疗等 ── 餐后低血糖 ── **病因病机**

人体通过神经–体液调节机制来维持血糖的稳定,当血糖降到 2.8~3.0mmol/L 时,体内胰岛素分泌减少,升糖激素分泌增加,肝糖原产生增加,糖利用减少,引起交感神经兴奋,大量儿茶酚胺释放 ┐── **病机**

当血糖降至 2.5~2.8mmol/L 时,大脑皮质功能抑制,皮质下功能异常 ┘

评估有无糖尿病史及诱发低血糖的原因,如进食和应用降糖药等 ── **健康史**

心悸、面色苍白、出汗、颤抖、饥饿、软弱无力、震颤等 ┐── 交感神经过度兴奋症状

糖尿病患者血糖快速下降,即使血糖高于 2.8mmol/L 也可出现明显的交感神经兴奋症状 ── 低血糖反应 ┘

脑功能障碍症状,如注意力不集中、思维语言迟钝、头晕、视物不清等 ┐

大脑皮层下受抑制时出现骚动不安,甚至强直性惊厥、锥体束征阳性。波及延髓时进入昏迷,各种反射消失 ── 中枢神经系统症状 ── **临床表现** ── **病情评估与判断**

低血糖无明显症状,进展成严重低血糖症,陷于昏迷或惊厥 ── 未察觉低血糖症 ┘

低血糖程度;低血糖发生的速度及持续时间 ┐

机体对低血糖的反应性;年龄等 ── 临床表现严重程度取决于

血糖测定多低于 2.8mmol/L ── **辅助检查**

低血糖症状;发作时血糖低于正常值(如 2.8mmol/L) ┐

供糖后低血糖症状迅速缓解 ── Whipple 三联征(Whipple triad) ── **病情判断**

血糖＜2.8mmol/L ── 轻度 ┐

血糖＜2.2mmol/L ── 中度 ── 低血糖症分级

血糖＜1.11mmol/L ── 重度 ┘

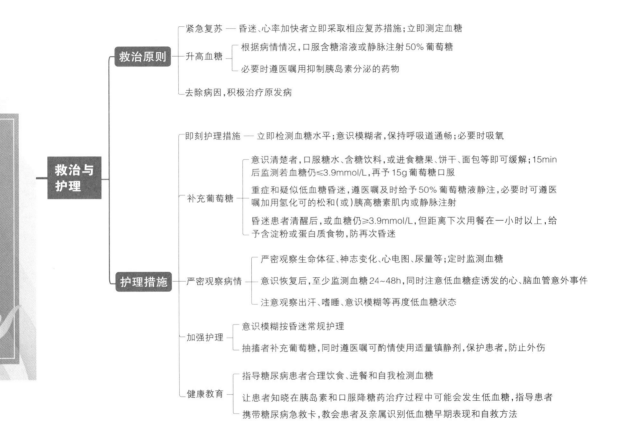

救治与护理
├─ 救治原则
│   ├─ 紧急复苏 ── 昏迷、心率加快者立即采取相应复苏措施;立即测定血糖
│   ├─ 升高血糖
│   │   ├─ 根据病情情况,口服含糖溶液或静脉注射50%葡萄糖
│   │   └─ 必要时遵医嘱用抑制胰岛素分泌的药物
│   └─ 去除病因,积极治疗原发病
└─ 护理措施
    ├─ 即刻护理措施 ── 立即检测血糖水平;意识模糊者,保持呼吸道通畅;必要时吸氧
    ├─ 补充葡萄糖
    │   ├─ 意识清楚者,口服糖水、含糖饮料,或进食糖果、饼干、面包等即可缓解;15min后监测若血糖仍≤3.9mmol/L,再予15g葡萄糖口服
    │   ├─ 重症和疑似低血糖昏迷,遵医嘱及时给予50%葡萄糖液静注,必要时可遵医嘱加用氢化可的松和(或)胰高糖素肌内或静脉注射
    │   └─ 昏迷患者清醒后,或血糖仍≥3.9mmol/L,但距离下次用餐在一小时以上,给予含淀粉或蛋白质食物,防再次昏迷
    ├─ 严密观察病情
    │   ├─ 严密观察生命体征、神志变化、心电图、尿量等;定时监测血糖
    │   ├─ 意识恢复后,至少监测血糖24~48h,同时注意低血糖症诱发的心、脑血管意外事件
    │   └─ 注意观察出汗、嗜睡、意识模糊等再度低血糖状态
    ├─ 加强护理
    │   ├─ 意识模糊按昏迷常规护理
    │   └─ 抽搐者补充葡萄糖,同时遵医嘱可酌情使用适量镇静剂,保护患者,防止外伤
    └─ 健康教育
        ├─ 指导糖尿病患者合理饮食、进餐和自我检测血糖
        ├─ 让患者知晓在胰岛素和口服降糖药治疗过程中可能会发生低血糖,指导患者
        └─ 携带糖尿病急救卡,教会患者及亲属识别低血糖早期表现和自救方法

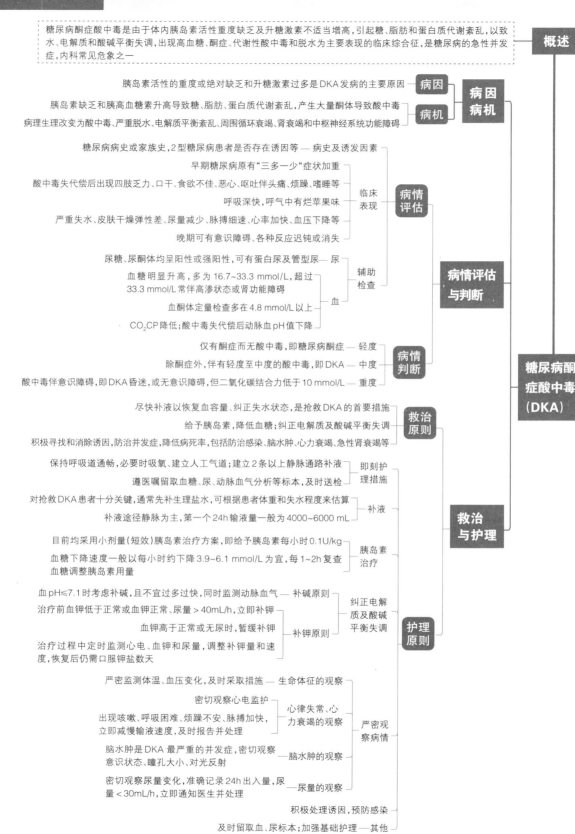

概述

糖尿病酮症酸中毒是由于体内胰岛素活性重度缺乏及升糖激素不适当增高,引起糖、脂肪和蛋白质代谢紊乱,以致水、电解质和酸碱平衡失调,出现高血糖、酮症、代谢性酸中毒和脱水为主要表现的临床综合征,是糖尿病的急性并发症,内科常见危象之一

病因病机
- 病因 —— 胰岛素活性的重度或绝对缺乏和升糖激素过多是DKA发病的主要原因
- 病机
  - 胰岛素缺乏和胰高血糖素升高导致糖、脂肪、蛋白质代谢紊乱,产生大量酮体导致酸中毒
  - 病理生理改变为酸中毒、严重脱水、电解质平衡紊乱、周围循环衰竭、肾衰竭和中枢神经系统功能障碍

病情评估与判断
- 病情评估
  - 临床表现
    - 病史及诱发因素 —— 糖尿病病史或家族史,2型糖尿病患者是否存在诱因等
    - 早期糖尿病原有"三多一少"症状加重
    - 酸中毒失代偿后出现四肢乏力、口干、食欲不佳、恶心、呕吐伴头痛、烦躁、嗜睡等
    - 呼吸深快,呼气中有烂苹果味
    - 严重失水、皮肤干燥弹性差、尿量减少、脉搏细速、心率加快、血压下降等
    - 晚期可有意识障碍、各种反应迟钝或消失
  - 辅助检查
    - 尿 —— 尿糖、尿酮体均呈阳性或强阳性,可有蛋白尿及管型尿
    - 血
      - 血糖明显升高,多为16.7~33.3 mmol/L,超过33.3 mmol/L常伴高渗状态或肾功能障碍
      - 血酮体定量检查多在4.8 mmol/L以上
      - CO_2CP降低;酸中毒失代偿后动脉血pH值下降
- 病情判断
  - 仅有酮症而无酸中毒,即糖尿病酮症 —— 轻度
  - 除酮症外,伴有轻度至中度的酸中毒,即DKA —— 中度
  - 酸中毒伴意识障碍,即DKA昏迷,或无意识障碍,但二氧化碳结合力低于10 mmol/L —— 重度

救治与护理
- 救治原则
  - 尽快补液以恢复血容量、纠正失水状态,是抢救DKA的首要措施
  - 给予胰岛素,降低血糖;纠正电解质及酸碱平衡失调
  - 积极寻找和消除诱因,防治并发症,降低病死率,包括防治感染、脑水肿、心力衰竭、急性肾衰竭等
- 护理原则
  - 即刻护理措施
    - 保持呼吸道通畅,必要时吸氧、建立人工气道;建立2条以上静脉通路补液
    - 遵医嘱留取血糖、尿、动脉血气分析等标本,及时送检
  - 补液
    - 对抢救DKA患者十分关键,通常先补生理盐水,可根据患者体重和失水程度来估算
    - 补液途径静脉为主,第一个24h输液量一般为4000~6000 mL
  - 胰岛素治疗
    - 目前均采用小剂量(短效)胰岛素治疗方案,即给予胰岛素每小时0.1U/kg
    - 血糖下降速度一般以每小时约下降3.9~6.1 mmol/L为宜,每1~2h复查血糖调整胰岛素用量
  - 纠正电解质及酸碱平衡失调
    - 补碱原则 —— 血pH≤7.1时考虑补碱,且不宜过多过快,同时监测动脉血气
    - 补钾原则
      - 治疗前血钾低于正常或血钾正常、尿量>40mL/h,立即补钾
      - 血钾高于正常或无尿时,暂缓补钾
    - 治疗过程中定时监测心电、血钾和尿量,调整补钾量和速度,恢复后仍需口服钾盐数天
  - 严密观察病情
    - 生命体征的观察 —— 严密监测体温、血压变化,及时采取措施
    - 心律失常、心力衰竭的观察
      - 密切观察心电监护
      - 出现咳嗽、呼吸困难、烦躁不安、脉搏加快,立即减慢输液速度,及时报告并处理
    - 脑水肿的观察 —— 脑水肿是DKA最严重的并发症,密切观察意识状态、瞳孔大小、对光反射
    - 尿量的观察 —— 密切观察尿量变化,准确记录24h出入量,尿量<30mL/h,立即通知医生并处理
    - 积极处理诱因,预防感染
    - 其他 —— 及时留取血、尿标本;加强基础护理

糖尿病酮症酸中毒(DKA)

概述：高血糖高渗状态也称糖尿病高渗性非酮症酸中毒昏迷，临床上以严重高血糖、无明显酮症酸中毒、血浆渗透压明显升高、不同程度的意识障碍和脱水为特点，多见于老年2型糖尿病患者

高血糖高渗状态(HHS)

- **病因病机**
  - **病因**：诱因为引起血糖增高和脱水的因素，如急性感染、外伤、手术、脑血管意外、失水、透析及使用糖皮质激素、免疫抑制剂、利尿药、甘露醇等
  - **病机**：各种诱因下，升糖激素分泌增加，抑制胰岛素分泌，加重胰岛素抵抗，糖代谢紊乱加重等引起血糖升高，导致细胞内脱水和电解质紊乱、脑细胞功能减退，引起意识障碍、昏迷

- **病情评估与判断**
  - **健康史**：评估有无糖尿病史及HHS诱因，如应激、摄水不足、失水过多等
  - **临床表现**
    - 多尿、多饮、食欲减退或不明显的多食
    - 脱水表现——皮肤干燥和弹性减退，眼球凹陷，卧位时颈静脉充盈不良，立位时血压下降等
    - 神经系统表现为反应迟钝、烦躁或淡漠、抽搐、嗜睡、昏迷
    - 晚期尿少甚至尿闭
  - **病情判断**——以下提示预后不良
    - 昏迷持续48h尚未恢复
    - 血浆高渗状态于48h内未能纠正
    - 昏迷伴癫痫样抽搐和病理反射征阳性
    - 血肌酐和尿素氮持续增高不降低
    - 合并革兰氏阴性菌感染
    - 出现横纹肌溶解或肌酸激酶升高

- **救治与护理**
  - **救治原则**
    - 尽快补液恢复血容量、纠正失水状态及高渗状态
    - 降低血糖，同时积极寻找和消除诱因，防治并发症
  - **护理措施**
    - 即刻护理措施
      - 吸氧，保持呼吸道通畅；建立2~3条静脉通路予以补液
      - 遵医嘱采取血、尿标本进行急诊相关检查
    - 补液
      - 多主张先静脉输入等渗盐水(0.9%氯化钠)，若血容量恢复，血压上升而渗透压和血钠仍不下降时，改低渗氯化钠(0.45%氯化钠)
      - 速度先快后慢，最初12h补失液总量的1/2，其余在24~36h内补入，并加上当日尿量
      - 视病情可予胃肠道补液
    - 胰岛素治疗与护理
      - 宜用小剂量短效胰岛素
      - 监测血糖
        - 当血糖降至16.7 mmol/L时，开始输入5%葡萄糖液并在每2~4g糖加入1U胰岛素
        - 当血糖降至13.9 mmol/L，血浆渗透压≤330 mmol/L时及时报告医生，遵医嘱停用或减少胰岛素
    - 严密观察病情
      - 与糖尿病酮症酸中毒的病情观察基本相同
      - 补液过快、过多时，可发生肺水肿等并发症
      - 补充大量低渗溶液，随时注意观察神志、生命体征、尿量和尿色等
      - 尿液呈粉红色，为发生溶血，应立即停止输低渗液体，报告医生，遵医嘱对症处理
    - 基础护理
      - 绝对卧床休息，注意保暖
      - 昏迷者保持气道通畅，保持皮肤清洁，预防压力性损伤和继发性感染

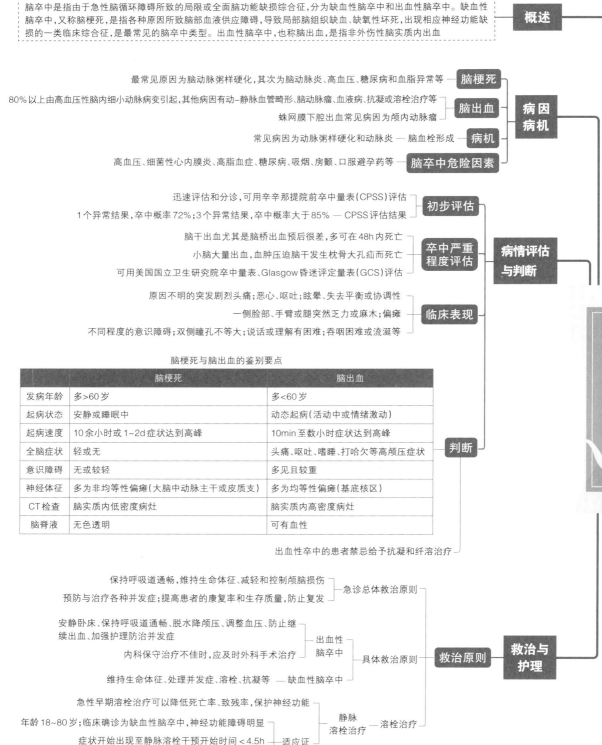

脑卒中是指由于急性脑循环障碍所致的局限或全面脑功能缺损综合征，分为缺血性脑卒中和出血性脑卒中。缺血性脑卒中，又称脑梗死，是指各种原因所致脑部血液供应障碍，导致局部脑组织缺血、缺氧性坏死，出现相应神经功能缺损的一类临床综合征，是最常见的脑卒中类型。出血性脑卒中，也称脑出血，是指非外伤性脑实质内出血 —— **概述**

最常见原因为脑动脉粥样硬化，其次为脑动脉炎、高血压、糖尿病和血脂异常等 —— **脑梗死**

80%以上由高血压性脑内细小动脉病变引起，其他病因有动-静脉血管畸形、脑动脉瘤、血液病、抗凝或溶栓治疗等 —— **脑出血**
蛛网膜下腔出血常见病因为颅内动脉瘤

常见病因为动脉粥样硬化和动脉炎 —— 脑血栓形成 —— **病机**

高血压、细菌性心内膜炎、高脂血症、糖尿病、吸烟、房颤、口服避孕药等 —— **脑卒中危险因素**

病因病机

迅速评估和分诊，可用辛辛那提院前卒中量表(CPSS)评估 —— **初步评估**
1个异常结果，卒中概率72%；3个异常结果，卒中概率大于85% —— CPSS评估结果

脑干出血尤其是脑桥出血预后很差，多可在48h内死亡 —— **卒中严重程度评估**
小脑大量出血，血肿压迫脑干发生枕骨大孔疝而死亡
可用美国国立卫生研究院卒中量表、Glasgow昏迷评定量表(GCS)评估

原因不明的突发剧烈头痛；恶心、呕吐；眩晕、失去平衡或协调性 —— **临床表现**
一侧脸部、手臂或腿突然乏力或麻木；偏瘫
不同程度的意识障碍；双侧瞳孔不等大；说话或理解有困难；吞咽困难或流涎等

病情评估与判断

脑梗死与脑出血的鉴别要点

	脑梗死	脑出血
发病年龄	多>60岁	多<60岁
起病状态	安静或睡眠中	动态起病(活动中或情绪激动)
起病速度	10余小时或1~2d症状达到高峰	10min至数小时症状达到高峰
全脑症状	轻或无	头痛、呕吐、嗜睡、打哈欠等高颅压症状
意识障碍	无或较轻	多见且较重
神经体征	多为非均等性偏瘫(大脑中动脉主干或皮质支)	多为均等性偏瘫(基底核区)
CT检查	脑实质内低密度病灶	脑实质内高密度病灶
脑脊液	无色透明	可有血性

判断

出血性卒中的患者禁忌给予抗凝和纤溶治疗

保持呼吸道通畅，维持生命体征、减轻和控制颅脑损伤 —— 急诊总体救治原则
预防与治疗各种并发症；提高患者的康复率和生存质量，防止复发

安静卧床、保持呼吸道通畅、脱水降颅压、调整血压、防止继续出血、加强护理防治并发症 —— 出血性脑卒中
内科保守治疗不佳时，应及时外科手术治疗

维持生命体征、处理并发症、溶栓、抗凝等 —— 缺血性脑卒中

具体救治原则 —— **救治原则**

急性早期溶栓治疗可以降低死亡率、致残率，保护神经功能
年龄18~80岁；临床确诊为缺血性脑卒中，神经功能障碍明显 —— 静脉溶栓治疗 —— 溶栓治疗
症状开始出现至静脉溶栓干预开始时间<4.5h —— 适应证
脑CT等影像学检查已排除脑出血；患者或家属已签署知情同意书

救治与护理

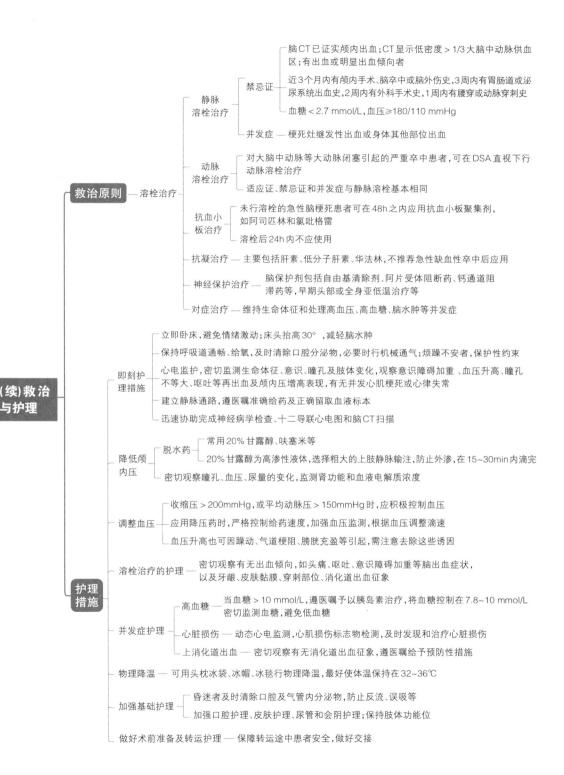

(续)救治与护理
├─ 救治原则
│ └─ 溶栓治疗
│   ├─ 静脉溶栓治疗
│   │ ├─ 禁忌证
│   │ │ ├─ 脑CT已证实颅内出血;CT显示低密度 > 1/3大脑中动脉供血区;有出血或明显出血倾向者
│   │ │ ├─ 近3个月内有颅内手术、脑卒中或脑外伤史,3周内有胃肠道或泌尿系统出血史,2周内有外科手术史,1周内有腰穿或动脉穿刺史
│   │ │ └─ 血糖 < 2.7 mmol/L,血压≥180/110 mmHg
│   │ └─ 并发症 — 梗死灶继发性出血或身体其他部位出血
│   ├─ 动脉溶栓治疗
│   │ ├─ 对大脑中动脉等大动脉闭塞引起的严重卒中患者,可在DSA直视下行动脉溶栓治疗
│   │ └─ 适应证、禁忌证和并发症与静脉溶栓基本相同
│   ├─ 抗血小板治疗
│   │ ├─ 未行溶栓的急性脑梗死患者可在48h之内应用抗血小板聚集剂,如阿司匹林和氯吡格雷
│   │ └─ 溶栓后24h内不应使用
│   ├─ 抗凝治疗 — 主要包括肝素、低分子肝素、华法林,不推荐急性缺血性卒中后应用
│   ├─ 神经保护治疗 — 脑保护剂包括自由基清除剂、阿片受体阻断药、钙通道阻滞药等,早期头部或全身亚低温治疗等
│   └─ 对症治疗 — 维持生命体征和处理高血压、高血糖、脑水肿等并发症
└─ 护理措施
   ├─ 即刻护理措施
   │ ├─ 立即卧床,避免情绪激动;床头抬高30°,减轻脑水肿
   │ ├─ 保持呼吸道通畅、给氧,及时清除口腔分泌物,必要时行机械通气;烦躁不安者,保护性约束
   │ ├─ 心电监护,密切监测生命体征、意识、瞳孔及肢体变化,观察意识障碍加重、血压升高、瞳孔不等大、呕吐等再出血及颅内压增高表现,有无并发心肌梗死或心律失常
   │ ├─ 建立静脉通路,遵医嘱准确给药及正确留取血液标本
   │ └─ 迅速协助完成神经病学检查、十二导联心电图和脑CT扫描
   ├─ 降低颅内压
   │ ├─ 脱水药
   │ │ ├─ 常用20%甘露醇、呋塞米等
   │ │ └─ 20%甘露醇为高渗性液体,选择粗大的上肢静脉输注,防止外渗,在15~30min内滴完
   │ └─ 密切观察瞳孔、血压、尿量的变化,监测肾功能和血液电解质浓度
   ├─ 调整血压
   │ ├─ 收缩压 > 200mmHg,或平均动脉压 > 150mmHg时,应积极控制血压
   │ ├─ 应用降压药时,严格控制给药速度,加强血压监测,根据血压调整滴速
   │ └─ 血压升高也可因躁动、气道梗阻、膀胱充盈等引起,需注意去除这些诱因
   ├─ 溶栓治疗的护理 — 密切观察有无出血倾向,如头痛、呕吐、意识障碍加重等脑出血症状,以及牙龈、皮肤黏膜、穿刺部位、消化道出血征象
   ├─ 并发症护理
   │ ├─ 高血糖
   │ │ ├─ 当血糖 > 10 mmol/L,遵医嘱予以胰岛素治疗,将血糖控制在7.8~10 mmol/L
   │ │ └─ 密切监测血糖,避免低血糖
   │ ├─ 心脏损伤 — 动态心电监测,心肌损伤标志物检测,及时发现和治疗心脏损伤
   │ └─ 上消化道出血 — 密切观察有无消化道出血征象,遵医嘱给予预防性措施
   ├─ 物理降温 — 可用头枕冰袋、冰帽、冰毯行物理降温,最好使体温保持在32~36℃
   ├─ 加强基础护理
   │ ├─ 昏迷者及时清除口腔及气管内分泌物,防止反流、误吸等
   │ └─ 加强口腔护理、皮肤护理、尿管和会阴护理;保持肢体功能位
   └─ 做好术前准备及转运护理 — 保障转运途中患者安全,做好交接

本章扫码做题

概述
中暑是人体在高温环境下,由于水和电解质丢失过多、散热功能障碍,所引起的以中枢神经系统和心血管功能障碍为主要表现的热损伤性疾病;它是一种威胁生命的急症,可因中枢神经系统和循环功能障碍导致死亡、永久性脑损害或肾衰竭

病因病机
- **病因**
  - 在高温或在强热辐射下从事长时间劳动,无足够的防暑降温措施,容易中暑 —— 机体产热增加
  - 在湿度较高和通风不良的环境下从事重体力劳动 —— 机体散热减少
  - 热负荷增加时,机体对热的适应能力下降,易发生代谢紊乱而发生中暑 —— 机体热适应能力下降
- **病机**
  - 当机体产热大于散热或散热受阻,产生高热,引起组织损害和器官功能障碍

病情评估与判断
- **病情评估**
  - **健康史**:重点询问患者有无引起机体产热增加、散热减少或热适应不良的原因存在
  - **临床表现**
    - **先兆中暑**:体温正常或略升高,不超过38℃,出现大汗、口渴、头晕、头痛、胸闷、恶心、眼花、耳鸣等症状
    - **轻症中暑**:先兆中暑症状加重,体温38℃以上,出现面色潮红、大量出汗、皮肤灼热或虚脱表现等症状
    - **重症中暑**
      - **热痉挛**
        - 短暂、间歇发作的肌肉痉挛,最常见于腓肠肌;可能与钠盐丢失有关,或大量出汗且仅补水者
        - 无明显体温升高;可为热射病早期表现
      - **热衰竭**
        - 热应激后血容量不足为特征的一组临床综合征,因体液和体钠丢失过多、补充不足所致
        - 表现为多汗、疲乏、无力、眩晕、恶心、呕吐、头痛等
        - 可有明显脱水征、呼吸增快、肌痉挛等,体温可轻度升高
      - **热射病**
        - 又称中暑高热,属于高温综合征,一种致命性急症,是中暑中最严重的类型
        - 典型临床表现为高热(直肠温度≥41℃)、无汗和神志障碍
  - **辅助检查**
    - **血常规**:早期血红蛋白、血细胞比容升高;白细胞、中性粒细胞升高
    - **血生化检查**:高钾、低氯、低钠,血尿素氮、血肌酐可升高
    - **尿常规**:蛋白尿、血尿、管型尿改变,严重病例常出现肝、肾、胰和横纹肌损害的实验室改变
- **病情判断**:根据健康史和临床表现判断

救治与护理
- **急救原则**:使患者尽快脱离高温环境、迅速降温、保护重要脏器功能
- **现场救护**
  - **脱离高温环境**:迅速将患者移到通风良好的阴凉处或20~25℃房间内平卧休息
  - **降温**
    - 轻症者反复用冷水擦拭全身,直至体温低于38℃
    - 口服含盐清凉饮料或淡盐水;静脉补充5%葡萄糖盐水,滴速不宜快,并密切观察
  - **后送指征**:体温>40℃;行降温措施15min后体温仍>40℃;意识障碍无改善;缺乏必要的救治条件
- **医院内救护**
  - **热痉挛**:轻者口服补液盐,脱水者静脉输注生理盐水溶液
  - **热衰竭**:迅速降温;当血容量严重减少、电解质紊乱时需静脉输液
  - **热射病**
    - 有效治疗的关键点为迅速降低核心温度、血液净化、防治DIC
    - 救治措施为"九早一禁"
      - 早降温、早扩容、早血液净化、早镇静、早气管插管
      - 早纠正凝血功能紊乱、早抗感染、早肠内营养、早免疫调理
      - 在凝血功能紊乱期禁止手术
  - **降温**
    - 快速降温是治疗的首要措施,患者脱离高温环境后立即降温,并持续监测体温
    - 使核心体温10~40min内迅速降至39℃以下,2h降至38.5℃以下

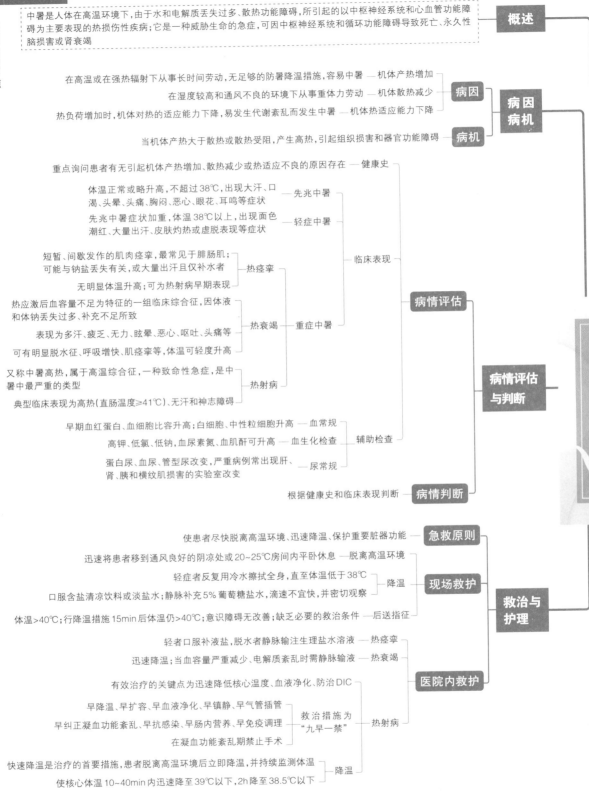

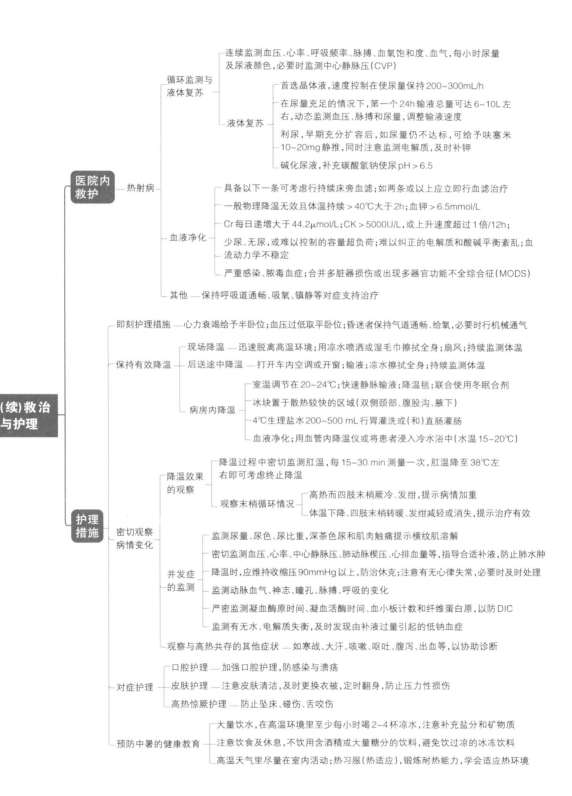

连续监测血压、心率、呼吸频率、脉搏、血氧饱和度、血气,每小时尿量及尿液颜色,必要时监测中心静脉压(CVP)

循环监测与液体复苏

首选晶体液,速度控制在使尿量保持200~300mL/h

在尿量充足的情况下,第一个24h输液总量可达6~10L左右,动态监测血压、脉搏和尿量,调整输液速度

液体复苏

利尿,早期充分扩容后,如尿量仍不达标,可给予呋塞米10~20mg静推,同时注意监测电解质,及时补钾

碱化尿液,补充碳酸氢钠使尿pH>6.5

热射病

具备以下一条可考虑行持续床旁血滤治疗;如两条或以上应立即行血滤治疗

一般物理降温无效且体温持续>40℃大于2h;血钾>6.5mmol/L

血液净化

Cr每日递增大于44.2μmol/L;CK>5000U/L,或上升速度超过1倍/12h;

少尿、无尿,或难以控制的容量超负荷;难以纠正的电解质和酸碱平衡紊乱;血流动力学不稳定

严重感染、脓毒血症;合并多脏器损伤或出现多器官功能不全综合征(MODS)

其他 — 保持呼吸道通畅、吸氧、镇静等对症支持治疗

医院内救护

即刻护理措施 — 心力衰竭给予半卧位;血压过低取平卧位;昏迷者保持气道通畅、给氧,必要时行机械通气

现场降温 — 迅速脱离高温环境;用凉水喷洒或湿毛巾擦拭全身;扇风;持续监测体温

保持有效降温

后送途中降温 — 打开车内空调或开窗;输液;凉水擦拭全身;持续监测体温

室温调节在20~24℃;快速静脉输液;降温毯;联合使用冬眠合剂

冰块置于散热较快的区域(双侧颈部、腹股沟、腋下)

病房内降温

4℃生理盐水200~500 mL行胃灌洗或(和)直肠灌肠

血液净化;用血管内降温仪或将患者浸入冷水浴中(水温15~20℃)

降温过程中密切监测肛温,每15~30 min测量一次,肛温降至38℃左右即可考虑终止降温

降温效果的观察

高热而四肢末梢厥冷、发绀,提示病情加重

观察末梢循环情况

体温下降、四肢末梢转暖、发绀减轻或消失,提示治疗有效

密切观察病情变化

监测尿量、尿色、尿比重,深茶色尿和肌肉触痛提示横纹肌溶解

密切监测血压、心率、中心静脉压、肺动脉楔压、心排血量等,指导合适补液,防止肺水肿

并发症的监测

降温时,应维持收缩压90mmHg以上,防治休克;注意有无心律失常,必要时及时处理

监测动脉血气、神志、瞳孔、脉搏、呼吸的变化

严密监测凝血酶原时间、凝血活酶时间、血小板计数和纤维蛋白原,以防DIC

监测有无水、电解质失衡,及时发现由补液过量引起的低钠血症

观察与高热共存的其他症状 — 如寒战、大汗、咳嗽、呕吐、腹泻、出血等,以协助诊断

护理措施

对症护理

口腔护理 — 加强口腔护理,防感染与溃疡

皮肤护理 — 注意皮肤清洁,及时更换衣被,定时翻身,防止压力性损伤

高热惊厥护理 — 防止坠床、碰伤、舌咬伤

大量饮水,在高温环境里至少每小时喝2~4杯凉水,注意补充盐分和矿物质

预防中暑的健康教育

注意饮食及休息,不饮用含酒精或大量糖分的饮料,避免饮过凉的冰冻饮料

高温天气里尽量在室内活动;热习服(热适应),锻炼耐热能力,学会适应热环境

(续)救治与护理

概述：淹溺又称溺水,指人淹没于水或其他液体中,由于液体、污泥、杂草等物堵塞呼吸道和肺泡,或因咽喉、气管发生反射性痉挛,引起窒息和缺氧,肺泡失去通气、换气功能,使机体所处于的一种危急状态,是儿童伤害死亡的首位原因

病因病机

- **病因**：误落水、意外事故、投水自杀者
- **病机**：大量水进入呼吸道和肺泡,阻滞气体交换,加重缺氧和二氧化碳潴留,造成严重缺氧、高碳酸血症和代谢性酸中毒

海水淹溺与淡水淹溺的病理改变特点比较

	海水淹溺	淡水淹溺
血容量	减少	增加
血液性状	血液浓缩	血液稀释
红细胞损害	很少	大量
血浆电解质变化	高血钠、高血钙、高血镁	低钠血症、低氯血症和低蛋白血症、高钾血症
心室颤动	极少发生	常见
主要致死原因	急性肺水肿、急性脑水肿、心力衰竭	急性肺水肿、急性脑水肿、心力衰竭、心室颤动

病情评估与判断

- **健康史**：详细了解淹溺发生的时间、地点、水源性质以及现场施救情况

- **临床表现**
  - **症状**
    - 缺氧是淹溺者最重要的表现
    - 窒息、神志丧失、呼吸、心跳微弱或停止,在复苏过程中可出现各种心律失常、肺水肿表现等
    - 肺部感染较为常见
    - 如淹溺在冰冷的水中,可发生低温综合征
  - **体征**
    - 皮肤发绀,颜面肿胀,球结膜充血,口鼻充满泡沫或污泥
    - 常出现精神状态改变,烦躁不安、抽搐、昏迷和肌张力增加
    - 呼吸表浅、急促或停止;肺部可闻及干湿性啰音,偶尔有喘鸣音
    - 心律失常、心音微弱或消失
    - 腹部膨隆,四肢厥冷;有时可伴头、颈部损伤

- **辅助检查**
  - **血、尿常规**
    - 常有白细胞轻度增高,重者出现DIC的实验室检测指标
    - 淡水与海水淹溺者出现不同结果,见上表
  - **心电图检查**：常有窦性心动过速、非特异性ST段和T波改变,病情严重时出现室性心律失常、完全性心脏传导阻滞
  - **动脉血气分析**：几乎都有低氧血症,75%有明显混合型酸中毒
  - **X线检查**：胸片常显示斑片状浸润,有时出现典型肺水肿征象

救治与护理

- **现场救护**
  - 尽快对淹溺者进行通气和供氧是最重要的紧急抢救措施
  - **淹溺生存链**：预防淹溺;识别与求救;提供漂浮救援物;救离水中;提供医疗救护
  - **水中营救**：除非非常必要,不要妄自下水;可将木棍和衣服等让其尽量抓住;脱去衣裤鞋靴,从背后接近淹溺者,防被其紧紧抱住
  - **水中复苏**：受训的施教员在漂浮救援设施的支持下可实施水上人工呼吸
  - **移离水中**：立即将淹溺者移离水中;在没有颈髓损伤的情况下不进行颈椎制动,以免干扰气道开放

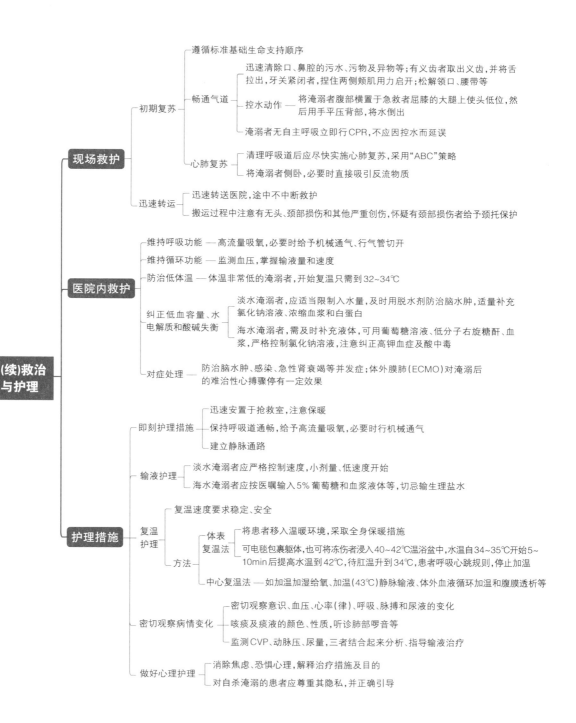

(续)救治与护理

现场救护
- 初期复苏
  - 遵循标准基础生命支持顺序
  - 畅通气道
    - 迅速清除口、鼻腔的污水、污物及异物等;有义齿者取出义齿,并将舌拉出,牙关紧闭者,捏住两侧颊肌用力启开;松解领口、腰带等
    - 控水动作——将淹溺者腹部横置于急救者屈膝的大腿上使头低位,然后用手平压背部,将水倒出
    - 淹溺者无自主呼吸立即行CPR,不应因控水而延误
  - 心肺复苏
    - 清理呼吸道后应尽快实施心肺复苏,采用"ABC"策略
    - 将淹溺者侧卧,必要时直接吸引反流物质
- 迅速转运
  - 迅速转送医院,途中不中断救护
  - 搬运过程中注意有无头、颈部损伤和其他严重创伤,怀疑有颈部损伤者给予颈托保护

医院内救护
- 维持呼吸功能——高流量吸氧,必要时给予机械通气、行气管切开
- 维持循环功能——监测血压,掌握输液量和速度
- 防治低体温——体温非常低的淹溺者,开始复温只需到32~34℃
- 纠正低血容量、水电解质和酸碱失衡
  - 淡水淹溺者,应适当限制入水量,及时用脱水剂防治脑水肿,适量补充氯化钠溶液、浓缩血浆和白蛋白
  - 海水淹溺者,需及时补充液体,可用葡萄糖溶液、低分子右旋糖酐、血浆,严格控制氯化钠溶液,注意纠正高钾血症及酸中毒
- 对症处理——防治脑水肿、感染、急性肾衰竭等并发症;体外膜肺(ECMO)对淹溺后的难治性心搏骤停有一定效果

护理措施
- 即刻护理措施
  - 迅速安置于抢救室,注意保暖
  - 保持呼吸道通畅,给予高流量吸氧,必要时行机械通气
  - 建立静脉通路
- 输液护理
  - 淡水淹溺者应严格控制速度,小剂量、低速度开始
  - 海水淹溺者应按医嘱输入5%葡萄糖和血浆液体等,切忌输生理盐水
- 复温护理
  - 复温速度要求稳定、安全
  - 方法
    - 体表复温法
      - 将患者移入温暖环境,采取全身保暖措施
      - 可电毯包裹躯体,也可将冻伤者浸入40~42℃温浴盆中,水温自34~35℃开始5~10min后提高水温到42℃,待肛温升到34℃,患者呼吸心跳规则,停止加温
    - 中心复温法——如加温加湿给氧、加温(43℃)静脉输液、体外血液循环加温和腹膜透析等
- 密切观察病情变化
  - 密切观察意识、血压、心率(律)、呼吸、脉搏和尿液的变化
  - 咳痰及痰液的颜色、性质,听诊肺部啰音等
  - 监测CVP、动脉压、尿量,三者结合起来分析,指导输液治疗
- 做好心理护理
  - 消除焦虑、恐惧心理,解释治疗措施及目的
  - 对自杀淹溺的患者应尊重其隐私,并正确引导

概述

电击伤俗称触电,是指一定量的电流通过人体引起全身或局部的组织损伤和功能障碍,甚至发生呼吸、心搏骤停;电击伤可分为超高压电击伤或雷击、高压电击伤和低压电击伤三种类型

病因病机

病因
- 人体直接接触电源
- 在高压电和超高压电场中,电流或静电电荷经空气或其他介质电击人体
- 电击通过产热和电化学作用引起器官生理功能障碍和组织损伤

病机

电击伤对人体危害的相关因素
- 交流电能使肌肉持续抽搐,能"牵引住"接触者,使其脱不开电流,危害性较直流电大 —— 电流类型
- 通过人体的电流越强,对人体造成的损害越重 —— 电流强度
- 电压越高,流经人体的电流量越大,机体受到的损害越重,电压在220V可造成心室颤动 —— 电压高低
- 在一定电压下,皮肤电阻越低,通过的电流越大,造成的损伤越大 —— 电阻
- 通电时间越长,机体造成的损害也越重 —— 通电时间
- 电流从头顶或上肢流入体内,或由一手进入,另一手流出,可致室颤或心搏骤停,危险性较大;电流从一侧下肢进入,由另一侧下肢流出,则危险性较小 —— 通电途径

病情评估与判断

健康史
- 评估是否有直接或间接接触带电物体的病史

临床表现

全身表现
- 轻者有痛性肌肉收缩、面色苍白、四肢软弱、表情呆滞、呼吸心跳加速,头痛、头晕等
- 高压电击时,常发现神志丧失、呼吸、心搏骤停等
- 心室颤动是低压电电击后常见的表现,致死的主要原因
- 可出现低血容量性休克和急性肾衰竭
- 可致关节脱位和骨折

局部表现

高压电电击伤
- 烧伤面积不大,但可深达肌肉、血管、神经和骨骼,有"口小底大,外浅内深"的特征
- 有一处进口和多处出口、肌肉组织常呈夹心性坏死
- 电流可造成血管壁变性、坏死或血管栓塞

低电压电击伤
- 伤口小、焦黄或灰白色、干燥、边缘整齐,与正常皮肤分界清楚
- 一般不损伤内脏

并发症
- 短期精神异常、心律失常、肢体瘫痪、继发性出血或血供障碍、局部组织坏死并继发感染、弥散性血管内凝血、急性肾功能障碍、内脏破裂或穿孔、永久性失明或耳聋等;孕妇电击后常发生死胎、流产

辅助检查
- 早期肌酸磷酸激酶及其同工酶、乳酸脱氢酶、丙氨酸转氨酶的活性增高 —— 心肌酶谱
- 可见血红蛋白和肌红蛋白尿 —— 尿常规
- 可出现传导阻滞或房性、室性期前收缩等心律失常 —— 心电图

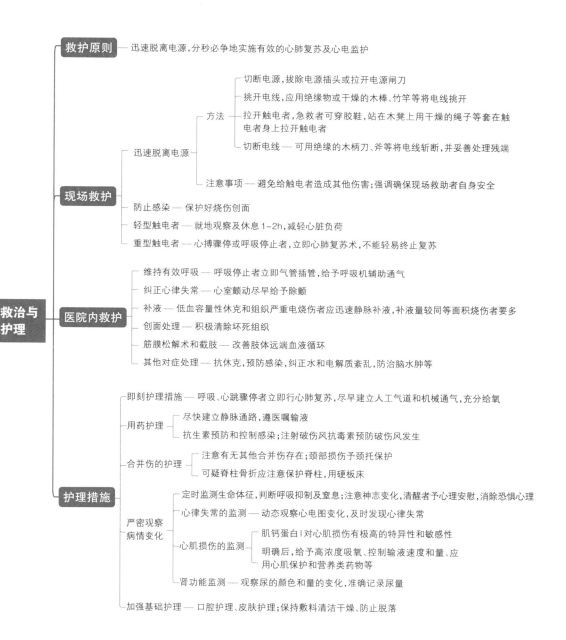

救治与护理
├─ 救护原则 ── 迅速脱离电源,分秒必争地实施有效的心肺复苏及心电监护
├─ 现场救护
│   ├─ 迅速脱离电源
│   │   ├─ 方法
│   │   │   ├─ 切断电源,拔除电源插头或拉开电源闸刀
│   │   │   ├─ 挑开电线,应用绝缘物或干燥的木棒、竹竿等将电线挑开
│   │   │   ├─ 拉开触电者,急救者可穿胶鞋,站在木凳上用干燥的绳子等套在触电者身上拉开触电者
│   │   │   └─ 切断电线 ── 可用绝缘的木柄刀、斧等将电线斩断,并妥善处理残端
│   │   └─ 注意事项 ── 避免给触电者造成其他伤害;强调确保现场救助者自身安全
│   ├─ 防止感染 ── 保护好烧伤创面
│   ├─ 轻型触电者 ── 就地观察及休息1~2h,减轻心脏负荷
│   └─ 重型触电者 ── 心搏骤停或呼吸停止者,立即心肺复苏术,不能轻易终止复苏
├─ 医院内救护
│   ├─ 维持有效呼吸 ── 呼吸停止者立即气管插管,给予呼吸机辅助通气
│   ├─ 纠正心律失常 ── 心室颤动尽早给予除颤
│   ├─ 补液 ── 低血容量性休克和组织严重电烧伤者应迅速静脉补液,补液量较同等面积烧伤者要多
│   ├─ 创面处理 ── 积极清除坏死组织
│   ├─ 筋膜松解术和截肢 ── 改善肢体远端血液循环
│   └─ 其他对症处理 ── 抗休克,预防感染,纠正水和电解质紊乱,防治脑水肿等
└─ 护理措施
    ├─ 即刻护理措施 ── 呼吸、心跳骤停者立即行心肺复苏,尽早建立人工气道和机械通气,充分给氧
    ├─ 用药护理
    │   ├─ 尽快建立静脉通路,遵医嘱输液
    │   └─ 抗生素预防和控制感染;注射破伤风抗毒素预防破伤风发生
    ├─ 合并伤的护理
    │   ├─ 注意有无其他合并伤存在;颈部损伤予颈托保护
    │   └─ 可疑脊柱骨折应注意保护脊柱,用硬板床
    ├─ 严密观察病情变化
    │   ├─ 定时监测生命体征,判断呼吸抑制及窒息;注意神志变化,清醒者予心理安慰,消除恐惧心理
    │   ├─ 心律失常的监测 ── 动态观察心电图变化,及时发现心律失常
    │   ├─ 心肌损伤的监测
    │   │   ├─ 肌钙蛋白I对心肌损伤有极高的特异性和敏感性
    │   │   └─ 明确后,给予高浓度吸氧、控制输液速度和量、应用心肌保护和营养类药物等
    │   └─ 肾功能监测 ── 观察尿的颜色和量的变化,准确记录尿量
    └─ 加强基础护理 ── 口腔护理、皮肤护理;保持敷料清洁干燥、防止脱落

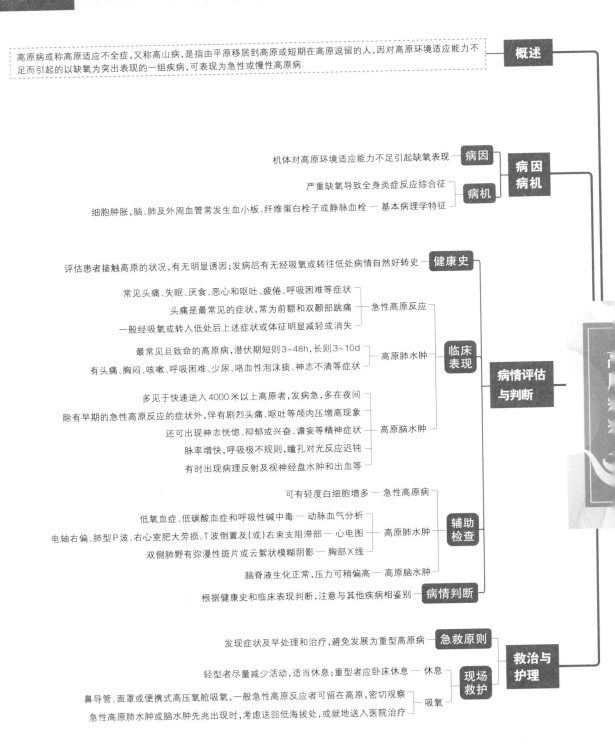

概述

高原病或称高原适应不全症,又称高山病,是指由平原移居到高原或短期在高原逗留的人,因对高原环境适应能力不足而引起的以缺氧为突出表现的一组疾病,可表现为急性或慢性高原病

病因病机

机体对高原环境适应能力不足引起缺氧表现 — 病因

严重缺氧导致全身炎症反应综合征 — 病机

细胞肿胀,脑、肺及外周血管常发生血小板、纤维蛋白栓子或静脉血栓 — 基本病理学特征

病情评估与判断

健康史

评估患者接触高原的状况,有无明显诱因;发病后有无经吸氧或转往低处病情自然好转史 — 健康史

临床表现

常见头痛、失眠、厌食、恶心和呕吐、疲倦、呼吸困难等症状
头痛是最常见的症状,常为前额和双颞部跳痛 — 急性高原反应
一般经吸氧或转入低处后上述症状或体征明显减轻或消失

最常见且致命的高原病,潜伏期短则3~48h,长则3~10d
有头痛、胸闷、咳嗽、呼吸困难、少尿、咯血性泡沫痰、神志不清等症状 — 高原肺水肿

多见于快速进入4000米以上高原者,发病急,多在夜间
除有早期的急性高原反应的症状外,伴有剧烈头痛、呕吐等颅内压增高现象
还可出现神志恍惚、抑郁或兴奋、谵妄等精神症状 — 高原脑水肿
脉率增快,呼吸极不规则,瞳孔对光反应迟钝
有时出现病理反射及视神经盘水肿和出血等

辅助检查

可有轻度白细胞增多 — 急性高原病
低氧血症、低碳酸血症和呼吸性碱中毒 — 动脉血气分析
电轴右偏、肺型P波、右心室肥大劳损、T波倒置及(或)右束支阻滞部 — 心电图 — 高原肺水肿
双侧肺野有弥漫性斑片或云絮状模糊阴影 — 胸部X线
脑脊液生化正常,压力可稍偏高 — 高原脑水肿

病情判断

根据健康史和临床表现判断,注意与其他疾病相鉴别 — 病情判断

救治与护理

急救原则

发现症状及早处理和治疗,避免发展为重型高原病 — 急救原则

现场救护

轻型者尽量减少活动,适当休息;重型者应卧床休息 — 休息
鼻导管、面罩或便携式高压氧舱吸氧,一般急性高原反应者可留在高原,密切观察 — 吸氧
急性高原肺水肿或脑水肿先兆出现时,考虑送回低海拔处,或就地送入医院治疗

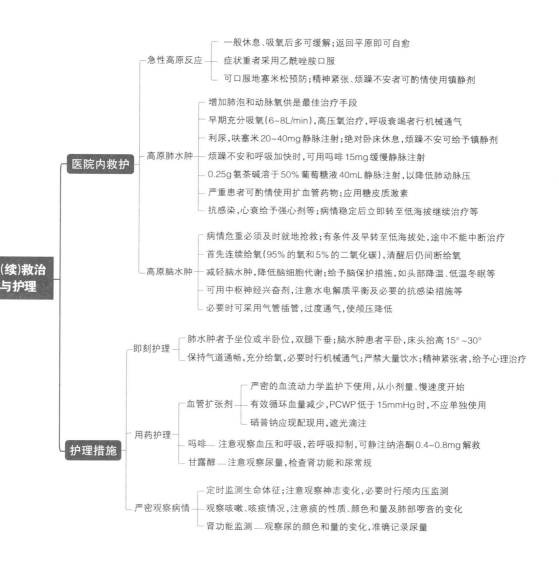

急性高原反应
- 一般休息、吸氧后多可缓解;返回平原即可自愈
- 症状重者采用乙酰唑胺口服
- 可口服地塞米松预防;精神紧张、烦躁不安者可酌情使用镇静剂

高原肺水肿
- 增加肺泡和动脉氧供是最佳治疗手段
- 早期充分吸氧(6~8L/min),高压氧治疗,呼吸衰竭者行机械通气
- 利尿,呋塞米 20~40mg 静脉注射;绝对卧床休息,烦躁不安可给予镇静剂
- 烦躁不安和呼吸加快时,可用吗啡 15mg 缓慢静脉注射
- 0.25g 氨茶碱溶于 50% 葡萄糖液 40mL 静脉注射,以降低肺动脉压
- 严重患者可酌情使用扩血管药物;应用糖皮质激素
- 抗感染,心衰给予强心剂等;病情稳定后立即转至低海拔继续治疗等

高原脑水肿
- 病情危重必须及时就地抢救;有条件及早转至低海拔处,途中不能中断治疗
- 首先连续给氧(95% 的氧和 5% 的二氧化碳),清醒后仍间断给氧
- 减轻脑水肿,降低脑细胞代谢;给予脑保护措施,如头部降温、低温冬眠等
- 可用中枢神经兴奋剂,注意水电解质平衡及必要的抗感染措施等
- 必要时可采用气管插管,过度通气,使颅压降低

医院内救护

(续)救治与护理

即刻护理
- 肺水肿者予坐位或半卧位,双腿下垂;脑水肿患者平卧,床头抬高 15°~30°
- 保持气道通畅,充分给氧,必要时行机械通气;严禁大量饮水;精神紧张者,给予心理治疗

用药护理
- 血管扩张剂
  - 严密的血流动力学监护下使用,从小剂量、慢速度开始
  - 有效循环血量减少,PCWP 低于 15mmHg 时,不应单独使用
  - 硝普钠应现配现用,遮光滴注
- 吗啡 —— 注意观察血压和呼吸,若呼吸抑制,可静注纳洛酮 0.4~0.8mg 解救
- 甘露醇 —— 注意观察尿量,检查肾功能和尿常规

严密观察病情
- 定时监测生命体征;注意观察神志变化,必要时行颅内压监测
- 观察咳嗽、咳痰情况,注意痰的性质、颜色和量及肺部啰音的变化
- 肾功能监测 —— 观察尿的颜色和量的变化,准确记录尿量

护理措施

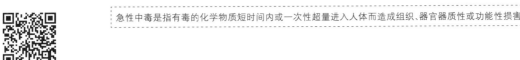

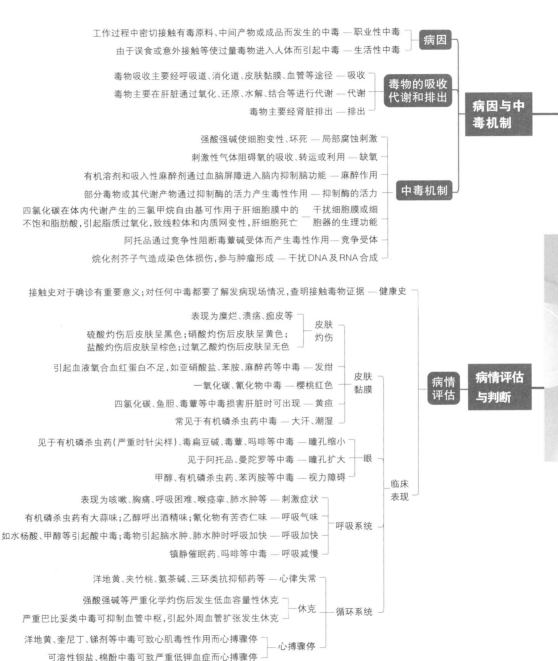

概述

急性中毒是指有毒的化学物质短时间内或一次性超量进入人体而造成组织、器官器质性或功能性损害

病因与中毒机制

病因
- 工作过程中密切接触有毒原料、中间产物或成品而发生的中毒 — 职业性中毒
- 由于误食或意外接触等使过量毒物进入人体而引起中毒 — 生活性中毒

毒物的吸收代谢和排出
- 毒物吸收主要经呼吸道、消化道、皮肤黏膜、血管等途径 — 吸收
- 毒物主要在肝脏通过氧化、还原、水解、结合等进行代谢 — 代谢
- 毒物主要经肾脏排出 — 排出

中毒机制
- 强酸强碱使细胞变性、坏死 — 局部腐蚀刺激
- 刺激性气体阻碍氧的吸收、转运或利用 — 缺氧
- 有机溶剂和吸入性麻醉剂通过血脑屏障进入脑内抑制脑功能 — 麻醉作用
- 部分毒物或其代谢产物通过抑制酶的活力产生毒性作用 — 抑制酶的活力
- 四氯化碳在体内代谢产生的三氯甲烷自由基可作用于肝细胞膜中的不饱和脂肪酸,引起脂质过氧化,致线粒体和内质网变性,肝细胞死亡 — 干扰细胞膜或细胞器的生理功能
- 阿托品通过竞争性阻断毒蕈碱受体而产生毒性作用 — 竞争受体
- 烷化剂芥子气造成染色体损伤,参与肿瘤形成 — 干扰 DNA 及 RNA 合成

病情评估与判断

病情评估

健康史
- 接触史对于确诊有重要意义;对任何中毒都要了解发病现场情况,查明接触毒物证据 — 健康史

临床表现

皮肤黏膜
- 皮肤灼伤
  - 表现为糜烂、溃疡、痂皮等
  - 硫酸灼伤后皮肤呈黑色;硝酸灼伤后皮肤呈黄色;盐酸灼伤后皮肤呈棕色;过氧乙酸灼伤后皮肤呈无色
- 发绀 — 引起血液氧合血红蛋白不足,如亚硝酸盐、苯胺、麻醉药等中毒
- 樱桃红色 — 一氧化碳、氰化物中毒
- 黄疸 — 四氯化碳、鱼胆、毒蕈等中毒损害肝脏时可出现
- 大汗、潮湿 — 常见于有机磷杀虫药中毒

眼
- 瞳孔缩小 — 见于有机磷杀虫药(严重时针尖样)、毒扁豆碱、毒蕈、吗啡等中毒
- 瞳孔扩大 — 见于阿托品、曼陀罗等中毒
- 视力障碍 — 甲醇、有机磷杀虫药、苯丙胺等中毒

呼吸系统
- 刺激症状 — 表现为咳嗽、胸痛、呼吸困难、喉痉挛、肺水肿等
- 呼吸气味 — 有机磷杀虫药有大蒜味;乙醇呼出酒精味;氰化物有苦杏仁味
- 呼吸加快 — 如水杨酸、甲醇等引起酸中毒;毒物引起脑水肿、肺水肿时呼吸加快
- 呼吸减慢 — 镇静催眠药、吗啡等中毒

循环系统
- 心律失常 — 洋地黄、夹竹桃、氨茶碱、三环类抗抑郁药等
- 休克
  - 强酸强碱等严重化学灼伤后发生低血容量性休克
  - 严重巴比妥类中毒可抑制血管中枢,引起外周血管扩张发生休克
- 心搏骤停
  - 洋地黄、奎尼丁、锑剂等中毒可致心肌毒性作用而心搏骤停
  - 可溶性钡盐、棉酚中毒可致严重低钾血症而心搏骤停

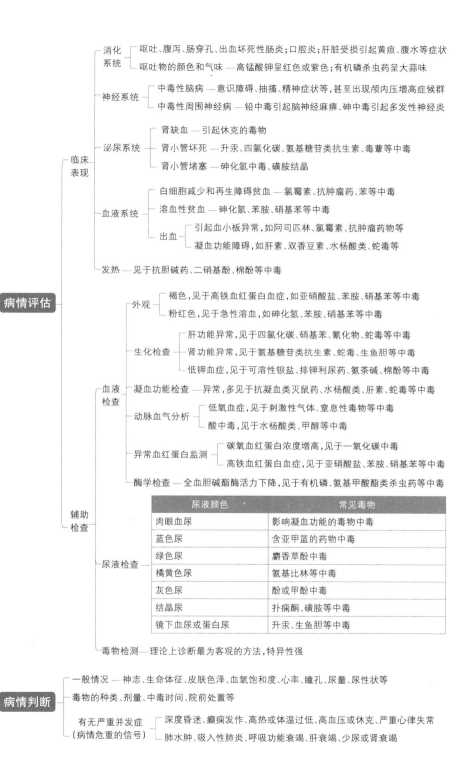

消化系统 ┬ 呕吐、腹泻、肠穿孔、出血坏死性肠炎；口腔炎；肝脏受损引起黄疸、腹水等症状
　　　　 └ 呕吐物的颜色和气味 —— 高锰酸钾呈红色或紫色；有机磷杀虫药呈大蒜味

神经系统 ┬ 中毒性脑病 —— 意识障碍、抽搐、精神症状等，甚至出现颅内压增高症候群
　　　　 └ 中毒性周围神经病 —— 铅中毒引起脑神经麻痹、砷中毒引起多发性神经炎

泌尿系统 ┬ 肾缺血 —— 引起休克的毒物
　　　　 ├ 肾小管坏死 —— 升汞、四氯化碳、氨基糖苷类抗生素、毒蕈等中毒
　　　　 └ 肾小管堵塞 —— 砷化氢中毒、磺胺结晶

血液系统 ┬ 白细胞减少和再生障碍贫血 —— 氯霉素、抗肿瘤药、苯等中毒
　　　　 ├ 溶血性贫血 —— 砷化氢、苯胺、硝基苯等中毒
　　　　 └ 出血 ┬ 引起血小板异常，如阿司匹林、氯霉素、抗肿瘤药物等
　　　　　　　　└ 凝血功能障碍，如肝素、双香豆素、水杨酸类、蛇毒等

发热 —— 见于抗胆碱药、二硝基酚、棉酚等中毒

临床表现（上方汇总）

外观 ┬ 褐色，见于高铁血红蛋白血症，如亚硝酸盐、苯胺、硝基苯等中毒
　　 └ 粉红色，见于急性溶血，如砷化氢、苯胺、硝基苯等中毒

生化检查 ┬ 肝功能异常，见于四氯化碳、硝基苯、氰化物、蛇毒等中毒
　　　　 ├ 肾功能异常，见于氨基糖苷类抗生素、蛇毒、生鱼胆等中毒
　　　　 └ 低钾血症，见于可溶性钡盐、排钾利尿药、氨茶碱、棉酚等中毒

凝血功能检查 —— 异常，多见于抗凝血类灭鼠药、水杨酸类、肝素、蛇毒等中毒

动脉血气分析 ┬ 低氧血症，见于刺激性气体、窒息性毒物等中毒
　　　　　　 └ 酸中毒，见于水杨酸类、甲醇等中毒

异常血红蛋白监测 ┬ 碳氧血红蛋白浓度增高，见于一氧化碳中毒
　　　　　　　　 └ 高铁血红蛋白血症，见于亚硝酸盐、苯胺、硝基苯等中毒

酶学检查 —— 全血胆碱酯酶活力下降，见于有机磷、氨基甲酸酯类杀虫药等中毒

尿液颜色	常见毒物
肉眼血尿	影响凝血功能的毒物中毒
蓝色尿	含亚甲蓝的药物中毒
绿色尿	麝香草酚中毒
橘黄色尿	氨基比林等中毒
灰色尿	酚或甲酚中毒
结晶尿	扑痫酮、磺胺等中毒
镜下血尿或蛋白尿	升汞、生鱼胆等中毒

毒物检测 —— 理论上诊断最为客观的方法，特异性强

病情评估

(续)病情评估与判断

辅助检查

病情判断 ┬ 一般情况 —— 神志、生命体征、皮肤色泽、血氧饱和度、心率、瞳孔、尿量、尿性状等
　　　　 ├ 毒物的种类、剂量、中毒时间、院前处置等
　　　　 └ 有无严重并发症 ┬ 深度昏迷、癫痫发作、高热或体温过低、高血压或休克、严重心律失常
　　　　　（病情危重的信号）└ 肺水肿、吸入性肺炎、呼吸功能衰竭、肝衰竭、少尿或肾衰竭

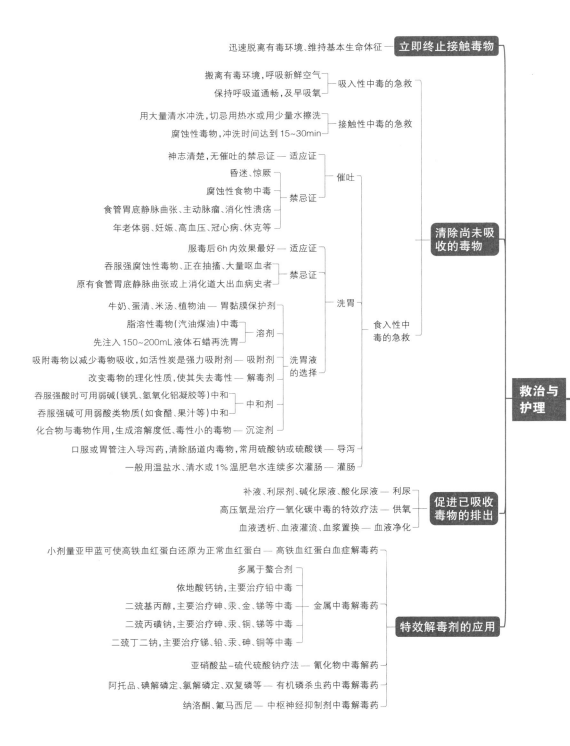

迅速脱离有毒环境、维持基本生命体征 —— 立即终止接触毒物

搬离有毒环境,呼吸新鲜空气 ┐
保持呼吸道通畅,及早吸氧 ┘—— 吸入性中毒的急救

用大量清水冲洗,切忌用热水或用少量水擦洗 ┐
腐蚀性毒物,冲洗时间达到15~30min ┘—— 接触性中毒的急救

神志清楚,无催吐的禁忌证 —— 适应证 ┐
昏迷、惊厥 ┐   ├ 催吐
腐蚀性食物中毒 ┤—— 禁忌证
食管胃底静脉曲张、主动脉瘤、消化性溃疡 ┤
年老体弱、妊娠、高血压、冠心病、休克等 ┘

服毒后6h内效果最好 —— 适应证 ┐
吞服强腐蚀性毒物、正在抽搐、大量呕血者 ┐├ 洗胃
原有食管胃底静脉曲张或上消化道大出血病史者 ┘—— 禁忌证

牛奶、蛋清、米汤、植物油 —— 胃黏膜保护剂 ┐
脂溶性毒物(汽油煤油)中毒 ┐   │
先注入150~200mL液体石蜡再洗胃 ┘—— 溶剂   │
吸附毒物以减少毒物吸收,如活性炭是强力吸附剂 —— 吸附剂 ├ 洗胃液的选择
改变毒物的理化性质,使其失去毒性 —— 解毒剂   │
吞服强酸时可用弱碱(镁乳、氢氧化铝凝胶等)中和 ┐│
吞服强碱可用弱酸类物质(如食醋、果汁等)中和 ┤—— 中和剂
化合物与毒物作用,生成溶解度低、毒性小的毒物 —— 沉淀剂 ┘

口服或胃管注入导泻药,清除肠道内毒物,常用硫酸钠或硫酸镁 —— 导泻
一般用温盐水、清水或1%温肥皂水连续多次灌肠 —— 灌肠

清除尚未吸收的毒物

食入性中毒的急救

补液、利尿剂、碱化尿液、酸化尿液 —— 利尿 ┐
高压氧是治疗一氧化碳中毒的特效疗法 —— 供氧 ├ 促进已吸收毒物的排出
血液透析、血液灌流、血浆置换 —— 血液净化 ┘

小剂量亚甲蓝可使高铁血红蛋白还原为正常血红蛋白 —— 高铁血红蛋白血症解毒药

多属于螯合剂 ┐
依地酸钙钠,主要治疗铅中毒 ┤
二巯基丙醇,主要治疗砷、汞、金、锑等中毒 ┤—— 金属中毒解毒药
二巯丙磺钠,主要治疗砷、汞、铜、锑等中毒 ┤
二巯丁二钠,主要治疗锑、铅、汞、砷、铜等中毒 ┘

亚硝酸盐-硫代硫酸钠疗法 —— 氰化物中毒解药
阿托品、碘解磷定、氯解磷定、双复磷等 —— 有机磷杀虫药中毒解毒药
纳洛酮、氟马西尼 —— 中枢神经抑制剂中毒解毒药

特效解毒剂的应用

救治与护理

对症治疗
- 高压氧治疗 — 主要适应证为急性一氧化碳中毒,急性硫化氢、氰化物中毒,急性中毒性脑病,急性刺激性气体中毒所致肺水肿
- 保持呼吸道通畅并给予必要的营养支持
- 预防感染
- 应用巴比妥类、地西泮等药物抗惊厥治疗

(续)救治与护理

护理措施
- 即刻护理措施 — 保持呼吸道通畅、吸氧、必要时气管插管
- 洗胃
  - 严格掌握适应证、禁忌证
  - 洗胃前做好各项准备工作
    - 规范操作,动作轻柔、快捷
    - 严密观察病情,首次抽吸物留取标本做毒物鉴定
  - 拔管时先夹住胃管尾部,防止拔管时管内液体反流入气管,拔管后立即用力咳嗽或吸出口咽部或气管内分泌物、胃内容物
  - 洗胃后整理用物,观察并记录洗胃液的颜色、量及患者的反应,同时记录生命体征;严格清洗、消毒洗胃机
  - 防治洗胃并发症
    - 心搏骤停、窒息、胃穿孔、上消化道出血、吸入性肺炎
    - 急性胰腺炎、急性胃扩张、咽喉食道黏膜损伤及水肿
    - 低钾血症、急性水中毒、胃肠道感染、虚脱及寒冷反应、中毒加剧等
- 病情观察
  - 及时发现是否新出现烦躁、惊厥、昏迷等神志改变以及昏迷程度有无变化;及时发现瞳孔大小及对光反应的变化
  - 密切观察生命体征的变化,及时发现并处理各种心律失常
  - 密切观察皮肤色泽、湿润度、弹性的变化,如有破损,及时处理
  - 详细记录出入量,注意血压与尿量关系,及时给予适量补液
  - 严重呕吐腹泻者应详细记录呕吐物及排泄物的颜色和量,必要时留标本送检
  - 注意追查血电解质、血糖、肝肾功能、血气分析等结果
- 一般护理
  - 休息及饮食
    - 急性中毒者应卧床休息、保暖;病情允许,可鼓励进食高蛋白、高碳水化合物、高维生素无渣饮食
    - 腐蚀性中毒应早期给予乳类等流质饮食
  - 口腔护理 — 密切观察口腔黏膜变化,吞服腐蚀性毒物者特别要加强口腔护理
  - 对症护理
    - 昏迷患者须注意保持呼吸道通畅,维持循环呼吸功能,做好皮肤护理
    - 惊厥时应保护患者避免受伤;高热者给予降温;尿潴留给予导尿
  - 心理护理 — 对服毒自杀者,做好心理护理,防止再次自杀
- 健康教育
  - 加强防毒宣传、毒物管理
  - 不吃有毒或变质的食品 — 如无法辨别有无毒性的蕈类、怀疑为杀虫药毒死的家禽、河豚鱼、棉子油、新鲜腌制咸菜或变质韭菜、菠菜等

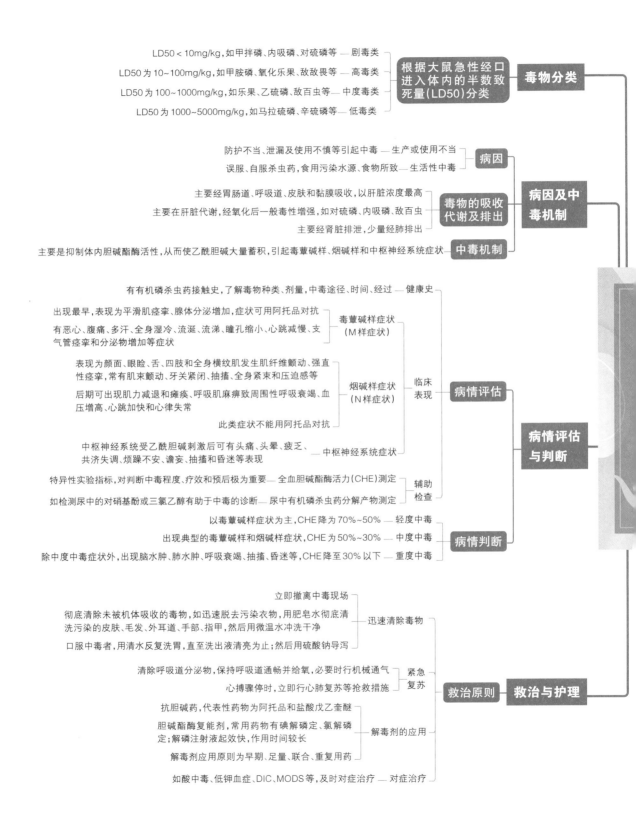

LD50 < 10mg/kg,如甲拌磷、内吸磷、对硫磷等 —— 剧毒类
LD50 为 10~100mg/kg,如甲胺磷、氧化乐果、敌敌畏等 —— 高毒类
LD50 为 100~1000mg/kg,如乐果、乙硫磷、敌百虫等 —— 中度毒类
LD50 为 1000~5000mg/kg,如马拉硫磷、辛硫磷等 —— 低毒类

根据大鼠急性经口进入体内的半数致死量(LD50)分类 —— **毒物分类**

防护不当、泄漏及使用不慎等引起中毒 —— 生产或使用不当
误服、自服杀虫药,食用污染水源、食物所致 —— 生活性中毒 —— 病因

主要经胃肠道、呼吸道、皮肤和黏膜吸收,以肝脏浓度最高
主要在肝脏代谢,经氧化后一般毒性增强,如对硫磷、内吸磷、敌百虫
主要经肾脏排泄,少量经肺排出 —— 毒物的吸收代谢及排出

病因及中毒机制

主要是抑制体内胆碱酯酶活性,从而使乙酰胆碱大量蓄积,引起毒蕈碱样、烟碱样和中枢神经系统症状 —— **中毒机制**

有有机磷杀虫药接触史,了解毒物种类、剂量,中毒途径、时间、经过 —— 健康史

出现最早,表现为平滑肌痉挛、腺体分泌增加,症状可用阿托品对抗
有恶心、腹痛、多汗、全身湿冷、流涎、流涕、瞳孔缩小、心跳减慢、支气管痉挛和分泌物增加等症状 —— 毒蕈碱样症状(M样症状)

表现为颜面、眼睑、舌、四肢和全身横纹肌发生肌纤维颤动、强直性痉挛,常有肌束颤动、牙关紧闭、抽搐、全身紧束和压迫感等
后期可出现肌力减退和瘫痪、呼吸肌麻痹致周围性呼吸衰竭、血压增高、心跳加快和心律失常
此类症状不能用阿托品对抗 —— 烟碱样症状(N样症状) —— 临床表现

中枢神经系统受乙酰胆碱刺激后可有头痛、头晕、疲乏、共济失调、烦躁不安、谵妄、抽搐和昏迷等表现 —— 中枢神经系统症状

特异性实验指标,对判断中毒程度、疗效和预后极为重要 —— 全血胆碱酯酶活力(CHE)测定
如检测尿中的对硝基酚或三氯乙醇有助于中毒的诊断 —— 尿中有机磷杀虫药分解产物测定 —— 辅助检查

病情评估

以毒蕈碱样症状为主,CHE降为70%~50% —— 轻度中毒
出现典型的毒蕈碱样和烟碱样症状,CHE为50%~30% —— 中度中毒
除中度中毒症状外,出现脑水肿、肺水肿、呼吸衰竭、抽搐、昏迷等,CHE降至30%以下 —— 重度中毒 —— 病情判断

病情评估与判断

立即撤离中毒现场
彻底清除未被机体吸收的毒物,如迅速脱去污染衣物,用肥皂水彻底清洗污染的皮肤、毛发、外耳道、手部、指甲,然后用微温水冲洗干净
口服中毒者,用清水反复洗胃,直至洗出液清亮为止;然后用硫酸钠导泻 —— 迅速清除毒物

清除呼吸道分泌物,保持呼吸道通畅并给氧,必要时行机械通气
心搏骤停时,立即行心肺复苏等抢救措施 —— 紧急复苏

抗胆碱药,代表性药物为阿托品和盐酸戊乙奎醚
胆碱酯酶复能剂,常用药物有碘解磷定、氯解磷定;解磷注射液起效快,作用时间较长
解毒剂应用原则为早期、足量、联合、重复用药 —— 解毒剂的应用
如酸中毒、低钾血症、DIC、MODS等,及时对症治疗 —— 对症治疗

—— 救治原则 —— **救治与护理**

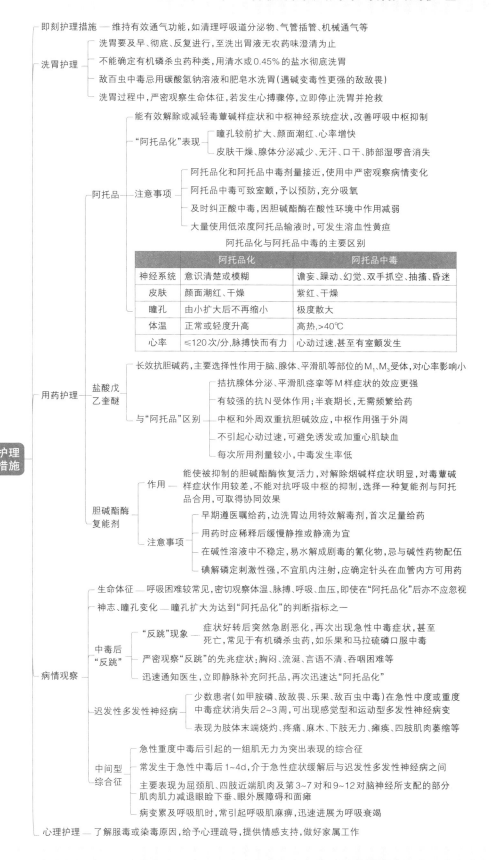

(续)救治与护理 — **护理措施**

- 即刻护理措施 — 维持有效通气功能,如清理呼吸道分泌物、气管插管、机械通气等
- 洗胃护理
  - 洗胃要早、彻底、反复进行,至洗出胃液无农药味澄清为止
  - 不能确定有机磷杀虫药种类,用清水或0.45%的盐水彻底洗胃
  - 敌百虫中毒忌用碳酸氢钠溶液和肥皂水洗胃(遇碱变毒性更强的敌敌畏)
  - 洗胃过程中,严密观察生命体征,若发生心搏骤停,立即停止洗胃并抢救
- 用药护理
  - 阿托品
    - 能有效解除或减轻毒蕈碱样症状和中枢神经系统症状,改善呼吸中枢抑制
    - "阿托品化"表现
      - 瞳孔较前扩大、颜面潮红、心率增快
      - 皮肤干燥、腺体分泌减少、无汗、口干、肺部湿啰音消失
    - 注意事项
      - 阿托品化和阿托品中毒剂量接近,使用中严密观察病情变化
      - 阿托品中毒可致室颤,予以预防,充分吸氧
      - 及时纠正酸中毒,因胆碱酯酶在酸性环境中作用减弱
      - 大量使用低浓度阿托品输液时,可发生溶血性黄疸

阿托品化与阿托品中毒的主要区别

	阿托品化	阿托品中毒
神经系统	意识清楚或模糊	谵妄、躁动、幻觉、双手抓空、抽搐、昏迷
皮肤	颜面潮红、干燥	紫红、干燥
瞳孔	由小扩大后不再缩小	极度散大
体温	正常或轻度升高	高热,>40℃
心率	≤120次/分,脉搏快而有力	心动过速,甚至有室颤发生

  - 盐酸戊乙奎醚
    - 长效抗胆碱药,主要选择性作用于脑、腺体、平滑肌等部位的M₁、M₃受体,对心率影响小
    - 与"阿托品"区别
      - 拮抗腺体分泌、平滑肌痉挛等M样症状的效应更强
      - 有较强的抗N受体作用;半衰期长,无需频繁给药
      - 中枢和外周双重抗胆碱效应,中枢作用强于外周
      - 不引起心动过速,可避免诱发或加重心肌缺血
      - 每次所用剂量较小,中毒发生率低
  - 胆碱酯酶复能剂
    - 作用 — 能使被抑制的胆碱酯酶恢复活力,对解除烟碱样症状明显,对毒蕈碱样症状作用较差,不能对抗呼吸中枢的抑制,选择一种复能剂与阿托品合用,可取得协同效果
    - 注意事项
      - 早期遵医嘱给药,边洗胃边用特效解毒剂,首次足量给药
      - 用药时应稀释后缓慢静推或静滴为宜
      - 在碱性溶液中不稳定,易水解成剧毒的氰化物,忌与碱性药物配伍
      - 碘解磷定刺激性强,不宜肌内注射,应确定针头在血管内方可用药
- 病情观察
  - 生命体征 — 呼吸困难较常见,密切观察体温、脉搏、呼吸、血压,即使在"阿托品化"后亦不应忽视
  - 神志、瞳孔变化 — 瞳孔扩大为达到"阿托品化"的判断指标之一
  - 中毒后"反跳"
    - "反跳"现象 — 症状好转后突然急剧恶化,再次出现急性中毒症状,甚至死亡,常见于有机磷杀虫药,如乐果和马拉硫磷口服中毒
    - 严密观察"反跳"的先兆症状:胸闷、流涎、言语不清、吞咽困难等
    - 迅速通知医生,立即静脉补充阿托品,再次迅速达"阿托品化"
  - 迟发性多发性神经病
    - 少数患者(如甲胺磷、敌敌畏、乐果、敌百虫中毒)在急性中度或重度中毒症状消失后2~3周,可出现感觉型和运动型多发性神经病变
    - 表现为肢体末端烧灼、疼痛、麻木、下肢无力、瘫痪、四肢肌肉萎缩等
  - 中间型综合征
    - 急性重度中毒后引起的一组肌无力为突出表现的综合征
    - 常发生于急性中毒后1~4d,介于急性症状缓解后与迟发性多发性神经病之间
    - 主要表现为屈颈肌、四肢近端肌肉及第3~7对和9~12对脑神经所支配的部分肌肉肌力减退眼睑下垂、眼外展障碍和面瘫
    - 病变及呼吸肌时,常引起呼吸肌麻痹,迅速进展为呼吸衰竭
- 心理护理 — 了解服毒或染毒原因,给予心理疏导,提供情感支持,做好家属工作

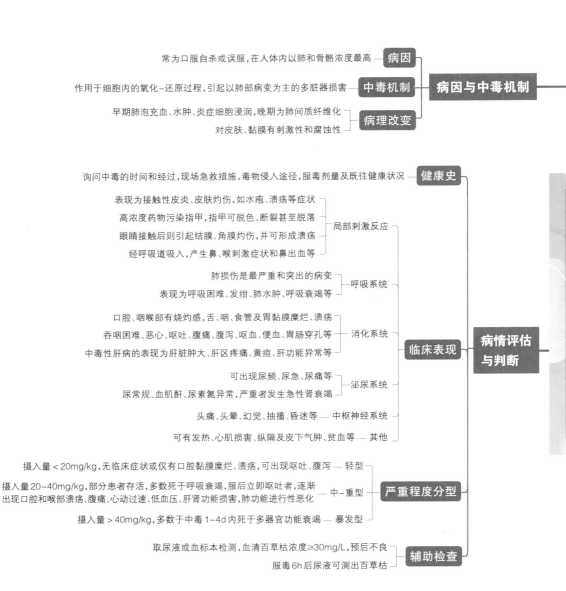

百草枯又名克芜踪、对草快,是目前应用的除草剂之一,对人、牲畜有很强的毒性作用,在酸或中性溶液中稳定,接触土壤后迅速失活,百草枯可经胃肠道、皮肤和呼吸道吸收,我国报道以口服中毒多见 —— **概述**

常为口服自杀或误服,在人体内以肺和骨骼浓度最高 —— 病因

作用于细胞内的氧化-还原过程,引起以肺部病变为主的多脏器损害 —— 中毒机制　　**病因与中毒机制**

早期肺泡充血、水肿、炎症细胞浸润,晚期为肺间质纤维化 —— 病理改变
对皮肤、黏膜有刺激性和腐蚀性

询问中毒的时间和经过,现场急救措施,毒物侵入途径,服毒剂量及既往健康状况 —— 健康史

表现为接触性皮炎、皮肤灼伤,如水疱、溃疡等症状
高浓度药物污染指甲,指甲可脱色、断裂甚至脱落
眼睛接触后则引起结膜、角膜灼伤,并可形成溃疡 —— 局部刺激反应
经呼吸道吸入,产生鼻、喉刺激症状和鼻出血等

肺损伤是最严重和突出的病变
表现为呼吸困难、发绀、肺水肿、呼吸衰竭等 —— 呼吸系统

口腔、咽喉部有烧灼感,舌、咽、食管及胃黏膜糜烂、溃疡
吞咽困难、恶心、呕吐、腹痛、腹泻、呕血、便血、胃肠穿孔等 —— 消化系统　　临床表现　　**病情评估与判断**
中毒性肝病的表现为肝脏肿大、肝区疼痛、黄疸、肝功能异常等

可出现尿频、尿急、尿痛等
尿常规、血肌酐、尿素氮异常,严重者发生急性肾衰竭 —— 泌尿系统

头痛、头晕、幻觉、抽搐、昏迷等 —— 中枢神经系统

可有发热、心肌损害、纵隔及皮下气肿、贫血等 —— 其他

摄入量＜20mg/kg,无临床症状或仅有口腔黏膜糜烂、溃疡,可出现呕吐、腹泻 —— 轻型

摄入量20~40mg/kg,部分患者存活,多数死于呼吸衰竭,服后立即呕吐者,逐渐出现口腔和喉部溃疡、腹痛、心动过速、低血压、肝肾功能损害,肺功能进行性恶化 —— 中-重型　　**严重程度分型**

摄入量＞40mg/kg,多数于中毒1~4d内死于多器官功能衰竭 —— 暴发型

取尿液或血标本检测,血清百草枯浓度≥30mg/L,预后不良 —— **辅助检查**
服毒6h后尿液可测出百草枯

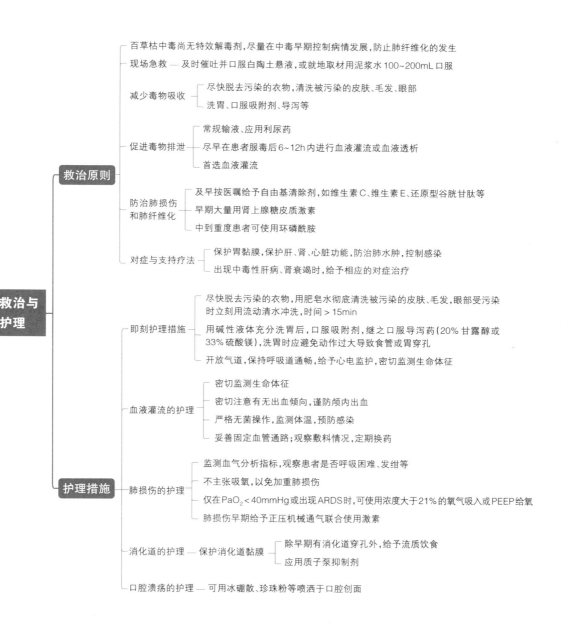

救治与护理

救治原则
- 百草枯中毒尚无特效解毒剂,尽量在中毒早期控制病情发展,防止肺纤维化的发生
- 现场急救 —— 及时催吐并口服白陶土悬液,或就地取材用泥浆水100~200mL口服
- 减少毒物吸收
  - 尽快脱去污染的衣物,清洗被污染的皮肤、毛发、眼部
  - 洗胃、口服吸附剂、导泻等
- 促进毒物排泄
  - 常规输液、应用利尿药
  - 尽早在患者服毒后6~12h内进行血液灌流或血液透析
  - 首选血液灌流
- 防治肺损伤和肺纤维化
  - 及早按医嘱给予自由基清除剂,如维生素C、维生素E、还原型谷胱甘肽等
  - 早期大量用肾上腺糖皮质激素
  - 中到重度患者可使用环磷酰胺
- 对症与支持疗法
  - 保护胃黏膜,保护肝、肾、心脏功能,防治肺水肿,控制感染
  - 出现中毒性肝病、肾衰竭时,给予相应的对症治疗

护理措施
- 即刻护理措施
  - 尽快脱去污染的衣物,用肥皂水彻底清洗被污染的皮肤、毛发,眼部受污染时立刻用流动清水冲洗,时间>15min
  - 用碱性液体充分洗胃后,口服吸附剂,继之口服导泻药(20%甘露醇或33%硫酸镁),洗胃时应避免动作过大导致食管或胃穿孔
  - 开放气道,保持呼吸道通畅,给予心电监护,密切监测生命体征
- 血液灌流的护理
  - 密切监测生命体征
  - 密切注意有无出血倾向,谨防颅内出血
  - 严格无菌操作,监测体温,预防感染
  - 妥善固定血管通路;观察敷料情况,定期换药
- 肺损伤的护理
  - 监测血气分析指标,观察患者是否呼吸困难、发绀等
  - 不主张吸氧,以免加重肺损伤
  - 仅在PaO$_2$<40mmHg或出现ARDS时,可使用浓度大于21%的氧气吸入或PEEP给氧
  - 肺损伤早期给予正压机械通气联合使用激素
- 消化道的护理 —— 保护消化道黏膜
  - 除早期有消化道穿孔外,给予流质饮食
  - 应用质子泵抑制剂
- 口腔溃疡的护理 —— 可用冰硼散、珍珠粉等喷洒于口腔创面

一氧化碳(CO)为含碳物质不完全燃烧所产生的一种无色、无臭、无味和无刺激性的气体,吸入过量一氧化碳引起的中毒称一氧化碳中毒,俗称煤气中毒 —— **概述**

病因与中毒机制

病因
- 通风不良时,煤炉、煤气泄漏,火灾现场等可引起CO中毒 —— 生活中毒
- 炼钢、烧窑、瓦斯爆炸等过程中可产生大量CO,可引起中毒 —— 工业中毒

中毒机制
- CO与血红蛋白形成稳定的碳氧血红蛋白(COHb),影响氧合血红蛋白的解离、阻碍氧的释放与传递,还可影响细胞内氧的弥散,抑制细胞呼吸
- CO中毒致脑血管麻痹扩张,细胞内、细胞间质水肿;血栓形成、缺血性坏死或广泛脱髓鞘病变

病情评估与判断

健康史
- 有CO接触史;注意了解中毒时所处的环境、停留时间以及突发昏迷情况 —— 健康史

临床表现

神经系统
- 表现为意识障碍、精神症状、抽搐、癫痫、偏瘫、震颤等 —— 中毒性脑病
- 意识障碍、呕吐、颈抵抗、视神经盘水肿等 —— 脑水肿
- 昏迷加深、呼吸不规则、瞳孔不等圆、光反应消失 —— 脑疝
- 少数重症患者在四肢、躯干出现红肿或水泡并可连成片 —— 皮肤自主神经营养障碍

- 可出现急性肺水肿和急性呼吸窘迫综合征的表现 —— 呼吸系统
- 少数可发生休克、心律失常、急性左心衰竭 —— 循环系统
- 可引起急性肾小管坏死和急性肾衰竭 —— 泌尿系统
- 血压降低,脉搏细速,四肢末梢湿冷,皮肤苍白,少尿或无尿等 —— 休克

急性CO中毒迟发性脑病
- 神志清醒后,出现假愈期后发生的神经系统疾病
- 呈痴呆、谵妄、木僵或去大脑皮质状态 —— 精神异常或意识障碍
- 出现震颤麻痹综合征,表现为表情淡漠、四肢肌张力增强、静止性震颤、前冲步态等 —— 锥体外系神经障碍
- 偏瘫、病理征阳性或大小便失禁 —— 锥体系神经损害
- 失明、失语、不能站立或继发性癫痫 —— 大脑皮质局灶性功能损害
- 视神经萎缩、听神经损害及周围神经病变等 —— 脑神经及周围神经损害

辅助检查

实验室检查
- 定量检测血COHb浓度可信度高 —— 血液COHb定性法和定量法
- 血清酶学检查,磷酸肌酸酶、乳酸脱氢酶、天门冬氨酸转氨酶、丙氨酸转氨酶的含量可达到正常值的10~100倍
- 血清酶学异常增高与血气分析结合分析是诊断CO中毒的重要实验室指标

病情严重程度评估与判断

病情严重度
- 轻度中毒
  - 血液COHb浓度为10%~20%
  - 患者有不同程度头痛、头晕、乏力、恶心呕吐、心悸等
- 中度中毒
  - 血液COHb浓度为30%~40%
  - 轻度中毒症状持续加重,口唇黏膜可呈现樱桃红色
  - 可出现胸闷、呼吸困难、烦躁、幻觉、判断力降低、运动失调等
  - 嗜睡、浅昏迷,瞳孔对光反射、角膜反射可迟钝
- 重度中毒
  - 血液COHb浓度可达40%~60%
  - 迅速出现昏迷、呼吸抑制、肺水肿、心律失常和心力衰竭,各种反射消失
  - 还可发生脑水肿伴惊厥、上消化道出血、急性肾小管坏死和肾衰竭

出现以下情况提示病情危重
- 持续抽搐、昏迷达8h以上
- $PaO_2 < 36mmHg, PaCO_2 > 50mmHg$
- 昏迷,伴严重的心律失常或心力衰竭;并发肺水肿

救治原则
- **现场急救**
  - 迅速将患者移至空气新鲜处,保持呼吸道通畅
  - 昏迷患者侧卧位;高流量、高浓度的现场氧疗
- **急诊科救治**
  - 首先高流量、高浓度氧疗和积极的支持治疗,必要时行气管插管

护理措施
- **即刻护理措施**
  - 保持呼吸道通畅,给予吸氧;开放静脉通路,遵医嘱输液和药物治疗
  - 昏迷并高热和抽搐患者,降温、解痉的同时注意保暖,防止自伤和坠伤
- **氧疗**
  - 是治疗CO中毒最有效的方法;脱离中毒现场后立即给予高流量、高浓度的吸氧
  - 症状缓解和血液中COHb浓度降至5%时可停止吸氧
- **高压氧护理**
  - 重症患者应及早采用高压氧治疗
  - 进舱前护理
    - 观察生命体征,了解中毒情况及健康史
    - 更换全棉衣服,注意保暖,严禁火种、易燃、易爆物品进入氧舱
    - 轻度患者,教会在加压阶段的吞咽、咀嚼等动作
    - 介绍进舱须知、治疗过程中可能出现的不良反应及预防方法、注意事项等
  - 陪舱护理
    - 开始加压时,输液液体平面调低,注意输液速度
    - 保持呼吸道通畅,平卧头偏向一侧;注意翻身,防止压力性损伤,防止烦躁者受伤
    - 观察神志及生命体征,有无氧中毒
    - 减压时,注意保暖,调高输液的液平面
- **选择性脑部亚低温治疗**
  - 使脑温迅速下降并维持在亚低温水平(33~35℃),肛温37.5℃左右
  - 昏迷未清醒者亚低温持续3~5d,注意复温过程不宜过快
- **用药护理**
  - 给予20%甘露醇或呋塞米等脱水疗法,特别注意观察过度脱水表现
- **病情观察**
  - 基本生命体征,尤其呼吸和体温
  - 瞳孔大小、液体出入量、静脉滴速
  - 观察神经系统的表现及皮肤受压情况
- **一般护理**
  - 向家属交代可能发生的病情变化,防止走失等意外情况
  - 重症患者予半卧位,避免引起吸入性肺炎和反复感染;做好皮肤护理
  - 肢体摆放恰当,避免肢体痉挛、挛缩和足下垂,在康复医师指导下进行肢体被动性功能锻炼
  - 进食困难者给予鼻饲饮食,计算出入量和热量
- **健康教育**
  - 加强预防CO中毒的宣传
    - 居室内火炉要安装管道、烟囱,室内结构要严密,室外结构要通风良好
    - 不要在密闭空调车里滞留时间过长
    - 车间、厂房加强通风,配置CO浓度监测、报警设施,必要时戴CO防毒面具
  - 出院宣教
    - 有后遗症者鼓励继续治疗
    - 痴呆或智力障碍患者,教会家属进行语言和肢体锻炼的方法

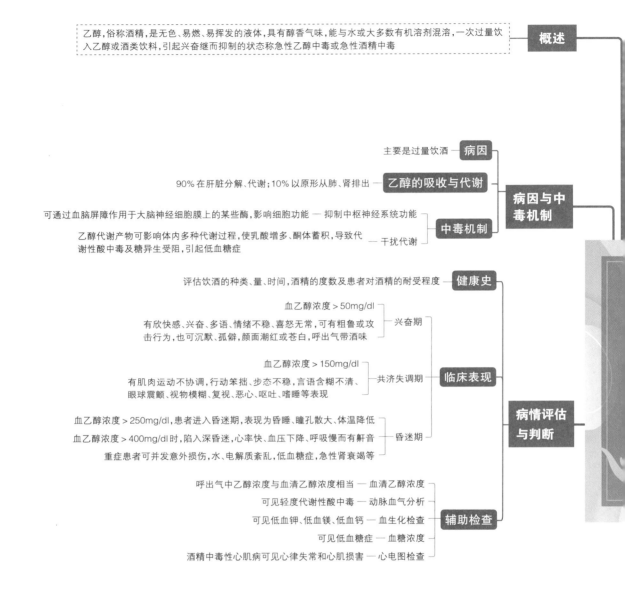

乙醇,俗称酒精,是无色、易燃、易挥发的液体,具有醇香气味,能与水或大多数有机溶剂混溶,一次过量饮入乙醇或酒类饮料,引起兴奋继而抑制的状态称急性乙醇中毒或急性酒精中毒 —— 概述

主要是过量饮酒 — 病因

90% 在肝脏分解、代谢;10% 以原形从肺、肾排出 — 乙醇的吸收与代谢 ┐ 病因与中毒机制

可通过血脑屏障作用于大脑神经细胞膜上的某些酶,影响细胞功能 — 抑制中枢神经系统功能 ┐ 中毒机制

乙醇代谢产物可影响体内多种代谢过程,使乳酸增多、酮体蓄积,导致代谢性酸中毒及糖异生受阻,引起低血糖症 — 干扰代谢

评估饮酒的种类、量、时间,酒精的度数及患者对酒精的耐受程度 — 健康史

血乙醇浓度 > 50mg/dl ┐
有欣快感、兴奋、多语、情绪不稳、喜怒无常,可有粗鲁或攻击行为,也可沉默、孤僻,颜面潮红或苍白,呼出气带酒味 ┘ 兴奋期

血乙醇浓度 > 150mg/dl ┐
有肌肉运动不协调,行动笨拙、步态不稳,言语含糊不清、眼球震颤、视物模糊、复视、恶心、呕吐、嗜睡等表现 ┘ 共济失调期 ── 临床表现 ┐ 病情评估与判断

血乙醇浓度 > 250mg/dl,患者进入昏迷期,表现为昏睡、瞳孔散大、体温降低 ┐
血乙醇浓度 > 400mg/dl 时,陷入深昏迷,心率快、血压下降、呼吸慢而有鼾音 ┤ 昏迷期
重症患者可并发意外损伤,水、电解质紊乱,低血糖症,急性肾衰竭等 ┘

呼出气中乙醇浓度与血清乙醇浓度相当 — 血清乙醇浓度 ┐
可见轻度代谢性酸中毒 — 动脉血气分析 ┤
可见低血钾、低血镁、低血钙 — 血生化检查 ┤ 辅助检查
可见低血糖症 — 血糖浓度 ┤
酒精中毒性心肌病可见心律失常和心肌损害 — 心电图检查 ┘

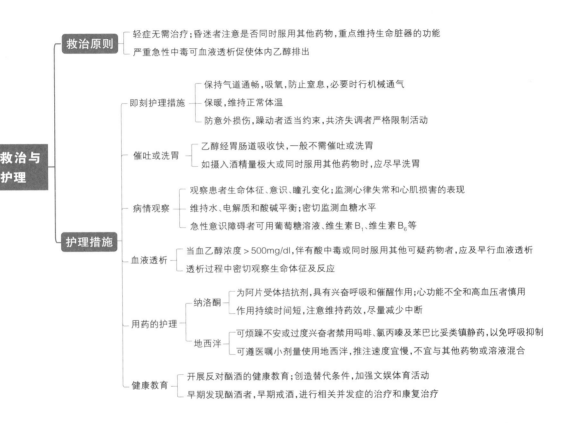

救治与护理

- 救治原则
  - 轻症无需治疗;昏迷者注意是否同时服用其他药物,重点维持生命脏器的功能
  - 严重急性中毒可血液透析促使体内乙醇排出

- 护理措施
  - 即刻护理措施
    - 保持气道通畅,吸氧,防止窒息,必要时行机械通气
    - 保暖,维持正常体温
    - 防意外损伤,躁动者适当约束,共济失调者严格限制活动
  - 催吐或洗胃
    - 乙醇经胃肠道吸收快,一般不需催吐或洗胃
    - 如摄入酒精量极大或同时服用其他药物时,应尽早洗胃
  - 病情观察
    - 观察患者生命体征、意识、瞳孔变化;监测心律失常和心肌损害的表现
    - 维持水、电解质和酸碱平衡;密切监测血糖水平
    - 急性意识障碍者可用葡萄糖溶液、维生素 B_1、维生素 B_6 等
  - 血液透析
    - 当血乙醇浓度 >500mg/dl,伴有酸中毒或同时服用其他可疑药物者,应及早行血液透析
    - 透析过程中密切观察生命体征及反应
  - 用药的护理
    - 纳洛酮
      - 为阿片受体拮抗剂,具有兴奋呼吸和催醒作用;心功能不全和高血压者慎用
      - 作用持续时间短,注意维持药效,尽量减少中断
    - 地西泮
      - 可烦躁不安或过度兴奋者禁用吗啡、氯丙嗪及苯巴比妥类镇静药,以免呼吸抑制
      - 可遵医嘱小剂量使用地西泮,推注速度宜慢,不宜与其他药物或溶液混合
  - 健康教育
    - 开展反对酗酒的健康教育;创造替代条件,加强文娱体育活动
    - 早期发现酗酒者,早期戒酒,进行相关并发症的治疗和康复治疗

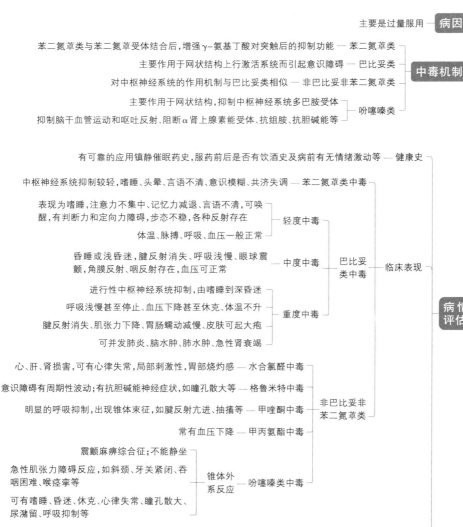

概述

镇静催眠药是中枢神经系统抑制药,具有镇静和催眠作用,小剂量可使人处于安静或嗜睡状态,大剂量可麻醉全身,包括延髓中枢,一次大剂量服用可引起急性镇静催眠药中毒

病因与中毒机制

病因 ── 主要是过量服用

中毒机制

苯二氮䓬类 ── 苯二氮䓬类与苯二氮䓬受体结合后,增强γ-氨基丁酸对突触后的抑制功能

巴比妥类 ── 主要作用于网状结构上行激活系统而引起意识障碍

非巴比妥非苯二氮䓬类 ── 对中枢神经系统的作用机制与巴比妥类相似

吩噻嗪类 ── 主要作用于网状结构,抑制中枢神经系统多巴胺受体；抑制脑干血管运动和呕吐反射、阻断α肾上腺素能受体、抗组胺、抗胆碱能等

病情评估与判断

病情评估

健康史 ── 有可靠的应用镇静催眠药史,服药前后是否有饮酒史及病前有无情绪激动等

临床表现

苯二氮䓬类中毒 ── 中枢神经系统抑制较轻,嗜睡、头晕、言语不清、意识模糊、共济失调

巴比妥类中毒

轻度中毒 ── 表现为嗜睡,注意力不集中、记忆力减退、言语不清,可唤醒,有判断力和定向力障碍,步态不稳,各种反射存在；体温、脉搏、呼吸、血压一般正常

中度中毒 ── 昏睡或浅昏迷,腱反射消失、呼吸浅慢、眼球震颤,角膜反射、咽反射存在,血压可正常

重度中毒 ── 进行性中枢神经系统抑制,由嗜睡到深昏迷；呼吸浅慢甚至停止、血压下降甚至休克、体温不升；腱反射消失、肌张力下降、胃肠蠕动减慢、皮肤可起大疱；可并发肺炎、脑水肿、肺水肿、急性肾衰竭

非巴比妥非苯二氮䓬类

水合氯醛中毒 ── 心、肝、肾损害,可有心律失常,局部刺激性,胃部烧灼感

格鲁米特中毒 ── 意识障碍有周期性波动；有抗胆碱能神经症状,如瞳孔散大等

甲喹酮中毒 ── 明显的呼吸抑制,出现锥体束征,如腱反射亢进、抽搐等

甲丙氨酯中毒 ── 常有血压下降

吩噻嗪类中毒 ── 锥体外系反应：震颤麻痹综合征；不能静坐；急性肌张力障碍反应,如斜颈、牙关紧闭、吞咽困难、喉痉挛等；可有嗜睡、昏迷、休克、心律失常、瞳孔散大、尿潴留、呼吸抑制等

病情判断 ── 病情危重指标 ── 昏迷；休克；急性肾衰竭；气道阻塞；呼吸衰竭；合并感染

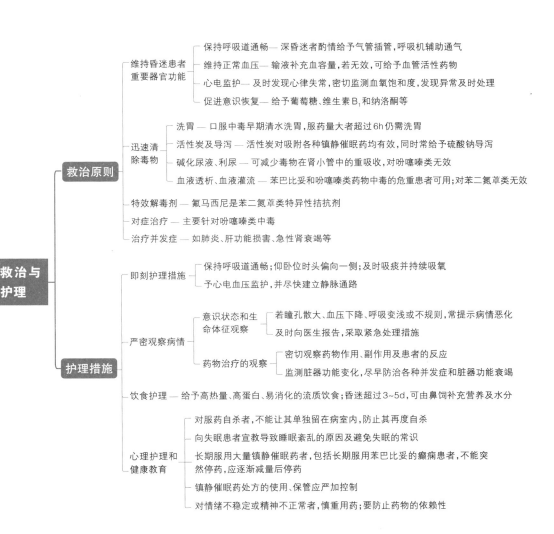

救治与护理

救治原则

维持昏迷患者重要器官功能
- 保持呼吸道通畅——深昏迷者酌情给予气管插管,呼吸机辅助通气
- 维持正常血压——输液补充血容量,若无效,可给予血管活性药物
- 心电监护——及时发现心律失常,密切监测血氧饱和度,发现异常及时处理
- 促进意识恢复——给予葡萄糖、维生素 B_1 和纳洛酮等

迅速清除毒物
- 洗胃——口服中毒早期清水洗胃,服药量大者超过 6h 仍需洗胃
- 活性炭及导泻——活性炭对吸附各种镇静催眠药均有效,同时常给予硫酸钠导泻
- 碱化尿液、利尿——可减少毒物在肾小管中的重吸收,对吩噻嗪类无效
- 血液透析、血液灌流——苯巴比妥和吩噻嗪类药物中毒的危重患者可用;对苯二氮䓬类无效

- 特效解毒剂——氟马西尼是苯二氮䓬类特异性拮抗剂
- 对症治疗——主要针对吩噻嗪类中毒
- 治疗并发症——如肺炎、肝功能损害、急性肾衰竭等

护理措施

即刻护理措施
- 保持呼吸道通畅;仰卧位时头偏向一侧;及时吸痰并持续吸氧
- 予心电血压监护,并尽快建立静脉通路

严密观察病情
- 意识状态和生命体征观察
  - 若瞳孔散大、血压下降、呼吸变浅或不规则,常提示病情恶化
  - 及时向医生报告,采取紧急处理措施
- 药物治疗的观察
  - 密切观察药物作用、副作用及患者的反应
  - 监测脏器功能变化,尽早防治各种并发症和脏器功能衰竭

饮食护理——给予高热量、高蛋白、易消化的流质饮食;昏迷超过 3~5d,可由鼻饲补充营养及水分

心理护理和健康教育
- 对服药自杀者,不能让其单独留在病室内,防止其再度自杀
- 向失眠患者宣教导致睡眠紊乱的原因及避免失眠的常识
- 长期服用大量镇静催眠药者,包括长期服用苯巴比妥的癫痫患者,不能突然停药,应逐渐减量后停药
- 镇静催眠药处方的使用、保管应严加控制
- 对情绪不稳定或精神不正常者,慎重用药;要防止药物的依赖性

危急值是指危及生命的极度异常的检验、检查结果 ── **定义**

可引发严重、反复致命性感染,甚至是败血症 ── <2X10⁹/L

可能为白血病或其他血液系统恶性疾病 ── >30X10⁹/L ── **临床意义**

给予保护性隔离,即刻停用或禁用有骨髓抑制作用药物,预防和控制
感染,并按不同发病机制给予免疫抑制剂、促进骨髓造血药物等 ── <2X10⁹/L

保护性隔离,防治感染和出血,外周血和骨髓穿刺等检查进一步诊断 ── >30X10⁹/L ── **即刻护理措施**

**白细胞
(WBC)**

见于急性大量失血或严重贫血,随时有休克、多脏器功能障碍可能 ── <50g/L

见于真性或继发性红细胞增多症 ── **临床意义**

可有血栓形成和梗死以及有出血倾向,血栓最常见于四
肢、肠系膜、脑及冠状动脉,严重时出现瘫痪症状 ── >200g/L

严密监测生命体征,记录出入量,密切观察活动性出血、溶血、心力衰竭等,
急性失血时应予输血,但溶血性贫血及充血性心力衰竭患者,输血须慎重 ── <50g/L

立即做好放血治疗准备,严密监测生命体征 ── >200g/L ── **即刻护理措施**

**血红蛋
白(Hb)**

严重的自发性出血倾向,可致颅内出血、消化道大出血等危及生命的并发症 ── <31X10⁹/L

极易出现血栓并有生命危险,见于原发性血小板增多症、慢性粒细胞
白血病、感染、创伤及脾切除术后等 ── >999X10⁹/L ── **临床意义**

卧床休息,避免劳累,创伤及情绪激动,严密监测生命体征及控制血压

若出血时间≥15min,和(或)已有出血,应立即给予增加血小板的治
疗,同时查明原因,并进行治疗 ── <31X10⁹/L

心电血压氧饱和度监护,针对不同的血栓性并发症采取相应护理措施

若血小板增多属于非一过性的,应给予抗血小板药物治疗,并针对病因进行治疗 ── >999X10⁹/L ── **即刻护理措施**

**血小板
(PLT)**

出现全身性痉挛的危险性极高,如喉痉挛、腕足痉挛、支气
管痉挛、癫痫发作甚至呼吸暂停 ── 神经肌肉系统

出现传导阻滞心律失常,甚至室颤 ── 心血管系统 ── <1.6mmol/L

慢性低钙可引起病理性骨折 ── 骨骼

出现高血钙危象的可能性极大,若未及时有效治疗可导致患者死亡

抑郁、神志不清甚至昏迷 ── 神经肌肉系统

易出现心律失常及洋地黄中毒 ── 心血管系统 ── >3.5mmol/L

甲状旁腺功能亢进,可有病理性骨折 ── 骨骼系统 ── **临床意义**

手足搐搦、抽搐、低血压、心电图示Q-T间期和ST段延长时,应立即处理

立即安排患者卧床,防坠床、咬伤,保持呼吸道通畅,必要时辅助通气,除
颤仪备用,开通静脉通路,补充钙剂等 ── <1.6mmol/L

纠正原发疾病

卧床休息,防坠床,避免病理性骨折,昏迷患者保持呼吸道通畅

增加尿钙排泄,抑制骨吸收,减少胃肠道钙吸收,应用钙敏感受
体激动药,血液透析治疗 ── >3.5mmol/L

对于维生素D摄入过多导致的高钙血症应立即停药

处理原发疾病,如甲状旁腺功能亢进、骨转移癌等 ── **即刻护理措施**

**血清钙
(Ca)**

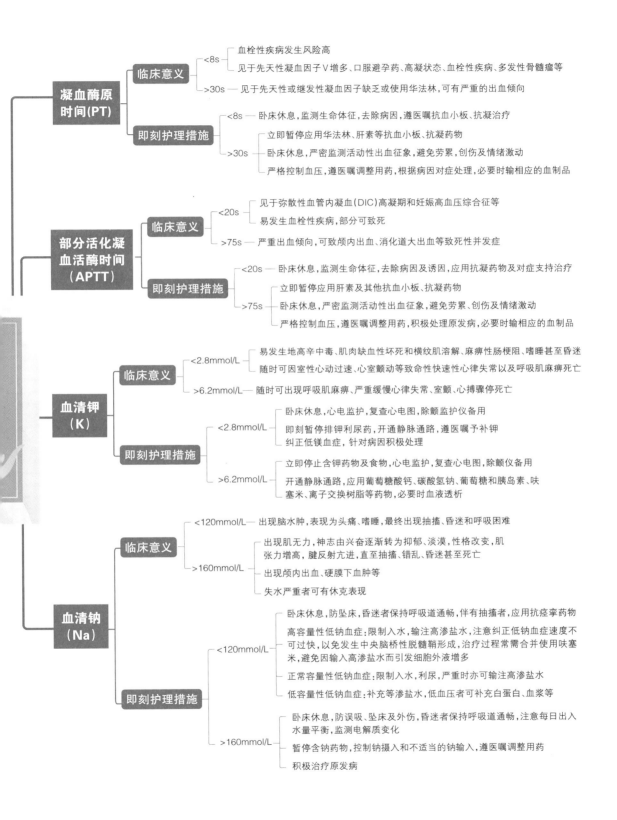

凝血酶原时间(PT)

临床意义
<8s
- 血栓性疾病发生风险高
- 见于先天性凝血因子Ⅴ增多、口服避孕药、高凝状态、血栓性疾病、多发性骨髓瘤等
>30s — 见于先天性或继发性凝血因子缺乏或使用华法林,可有严重的出血倾向

即刻护理措施
<8s — 卧床休息,监测生命体征,去除病因,遵医嘱抗血小板、抗凝治疗
>30s
- 立即暂停应用华法林、肝素等抗血小板、抗凝药物
- 卧床休息,严密监测活动性出血征象,避免劳累,创伤及情绪激动
- 严格控制血压,遵医嘱调整用药,根据病因对症处理,必要时输相应的血制品

部分活化凝血活酶时间(APTT)

临床意义
<20s
- 见于弥散性血管内凝血(DIC)高凝期和妊娠高血压综合征等
- 易发生血栓性疾病,部分可致死
>75s — 严重出血倾向,可致颅内出血、消化道大出血等致死性并发症

即刻护理措施
<20s — 卧床休息,监测生命体征,去除病因及诱因,应用抗凝药物及对症支持治疗
>75s
- 立即暂停应用肝素及其他抗血小板、抗凝药物
- 卧床休息,严密监测活动性出血征象,避免劳累,创伤及情绪激动
- 严格控制血压,遵医嘱调整用药,积极处理原发病,必要时输相应的血制品

血清钾(K)

临床意义
<2.8mmol/L
- 易发生地高辛中毒、肌肉缺血性坏死和横纹肌溶解、麻痹性肠梗阻、嗜睡甚至昏迷
- 随时可因室性心动过速、心室颤动等致命性快速性心律失常以及呼吸肌麻痹死亡
>6.2mmol/L — 随时可出现呼吸肌麻痹、严重缓慢心律失常、室颤、心搏骤停死亡

即刻护理措施
<2.8mmol/L
- 卧床休息,心电监护,复查心电图,除颤监护仪备用
- 即刻暂停排钾利尿药,开通静脉通路,遵医嘱予补钾
- 纠正低镁血症,针对病因积极处理
>6.2mmol/L
- 立即停止含钾药物及食物,心电监护,复查心电图,除颤仪备用
- 开通静脉通路,应用葡萄糖酸钙、碳酸氢钠、葡萄糖和胰岛素、呋塞米、离子交换树脂等药物,必要时血液透析

血清钠(Na)

临床意义
<120mmol/L — 出现脑水肿,表现为头痛、嗜睡,最终出现抽搐、昏迷和呼吸困难
>160mmol/L
- 出现肌无力,神志由兴奋逐渐转为抑郁、淡漠,性格改变,肌张力增高,腱反射亢进,直至抽搐、错乱、昏迷甚至死亡
- 出现颅内出血、硬膜下血肿等
- 失水严重者可有休克表现

即刻护理措施
<120mmol/L
- 卧床休息,防坠床,昏迷者保持呼吸道通畅,伴有抽搐者,应用抗痉挛药物
- 高容量性低钠血症:限制入水,输注高渗盐水,注意纠正低钠血症速度不可过快,以免发生中央脑桥性脱髓鞘形成,治疗过程常需合并使用呋塞米,避免因输入高渗盐水而引发细胞外液增多
- 正常容量性低钠血症:限制入水,利尿,严重时亦可输注高渗盐水
- 低容量性低钠血症:补充等渗盐水,低血压者可补充白蛋白、血浆等
>160mmol/L
- 卧床休息,防误吸、坠床及外伤,昏迷者保持呼吸道通畅,注意每日出入水量平衡,监测电解质变化
- 暂停含钠药物,控制钠摄入和不适当的钠输入,遵医嘱调整用药
- 积极治疗原发病

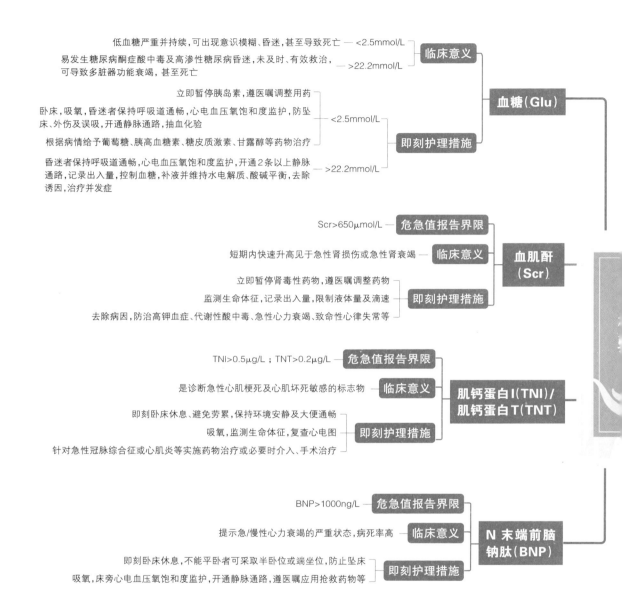

低血糖严重并持续,可出现意识模糊、昏迷,甚至导致死亡 — <2.5mmol/L

易发生糖尿病酮症酸中毒及高渗性糖尿病昏迷,未及时、有效救治,可导致多脏器功能衰竭,甚至死亡 — >22.2mmol/L

临床意义

立即暂停胰岛素,遵医嘱调整用药

卧床,吸氧,昏迷者保持呼吸道通畅,心电血压氧饱和度监护,防坠床、外伤及误吸,开通静脉通路,抽血化验 — <2.5mmol/L

根据病情给予葡萄糖、胰高血糖素、糖皮质激素、甘露醇等药物治疗

昏迷者保持呼吸道通畅,心电血压氧饱和度监护,开通2条以上静脉通路,记录出入量,控制血糖,补液并维持水电解质、酸碱平衡,去除诱因,治疗并发症 — >22.2mmol/L

即刻护理措施

血糖(Glu)

Scr>650μmol/L — **危急值报告界限**

短期内快速升高见于急性肾损伤或急性肾衰竭 — **临床意义**

立即暂停肾毒性药物,遵医嘱调整药物

监测生命体征,记录出入量,限制液体量及滴速

去除病因,防治高钾血症、代谢性酸中毒、急性心力衰竭、致命性心律失常等

即刻护理措施

血肌酐(Scr)

TNI>0.5μg/L;TNT>0.2μg/L — **危急值报告界限**

是诊断急性心肌梗死及心肌坏死敏感的标志物 — **临床意义**

即刻卧床休息、避免劳累,保持环境安静及大便通畅

吸氧,监测生命体征,复查心电图

针对急性冠脉综合征或心肌炎等实施药物治疗或必要时介入、手术治疗

即刻护理措施

肌钙蛋白I(TNI)/肌钙蛋白T(TNT)

BNP>1000ng/L — **危急值报告界限**

提示急/慢性心力衰竭的严重状态,病死率高 — **临床意义**

即刻卧床休息,不能平卧者可采取半卧位或端坐位,防止坠床

吸氧,床旁心电血压氧饱和度监护,开通静脉通路,遵医嘱应用抢救药物等

即刻护理措施

N末端前脑钠肽(BNP)

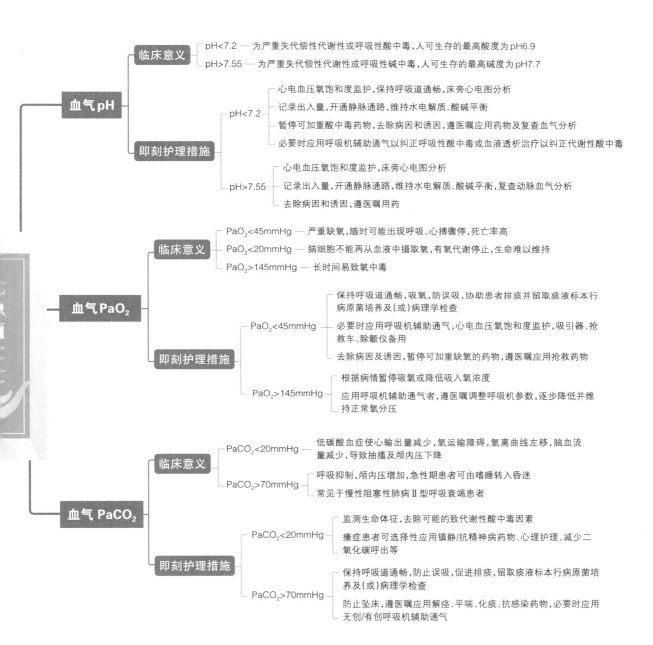

血气pH
- 临床意义
  - pH<7.2 —— 为严重失代偿性代谢性或呼吸性酸中毒,人可生存的最高酸度为pH6.9
  - pH>7.55 —— 为严重失代偿性代谢性或呼吸性碱中毒,人可生存的最高碱度为pH7.7
- 即刻护理措施
  - pH<7.2
    - 心电血压氧饱和度监护,保持呼吸道通畅,床旁心电图分析
    - 记录出入量,开通静脉通路,维持水电解质、酸碱平衡
    - 暂停可加重酸中毒药物,去除病因和诱因,遵医嘱应用药物及复查血气分析
    - 必要时应用呼吸机辅助通气以纠正呼吸性酸中毒或血液透析治疗以纠正代谢性酸中毒
  - pH>7.55
    - 心电血压氧饱和度监护,床旁心电图分析
    - 记录出入量,开通静脉通路,维持水电解质、酸碱平衡,复查动脉血气分析
    - 去除病因和诱因,遵医嘱用药

血气PaO_2
- 临床意义
  - PaO_2<45mmHg —— 严重缺氧,随时可能出现呼吸、心搏骤停,死亡率高
  - PaO_2<20mmHg —— 脑细胞不能再从血液中摄取氧,有氧代谢停止,生命难以维持
  - PaO_2>145mmHg —— 长时间易致氧中毒
- 即刻护理措施
  - PaO_2<45mmHg
    - 保持呼吸道通畅,吸氧,防误吸,协助患者排痰并留取痰液标本行病原菌培养及(或)病理学检查
    - 必要时应用呼吸机辅助通气,心电血压氧饱和度监护,吸引器、抢救车、除颤仪备用
    - 去除病因及诱因,暂停可加重缺氧的药物,遵医嘱应用抢救药物
  - PaO_2>145mmHg
    - 根据病情暂停吸氧或降低吸入氧浓度
    - 应用呼吸机辅助通气者,遵医嘱调整呼吸机参数,逐步降低并维持正常氧分压

血气$PaCO_2$
- 临床意义
  - $PaCO_2$<20mmHg —— 低碳酸血症使心输出量减少,氧运输障碍,氧离曲线左移,脑血流量减少,导致抽搐及颅内压下降
  - $PaCO_2$>70mmHg
    - 呼吸抑制,颅内压增加,急性期患者可由嗜睡转入昏迷
    - 常见于慢性阻塞性肺病Ⅱ型呼吸衰竭患者
- 即刻护理措施
  - $PaCO_2$<20mmHg
    - 监测生命体征,去除可能的致代谢性酸中毒因素
    - 癔症患者可选择性应用镇静/抗精神病药物、心理护理、减少二氧化碳呼出等
  - $PaCO_2$>70mmHg
    - 保持呼吸道通畅,防止误吸,促进排痰,留取痰液标本行病原菌培养及(或)病理学检查
    - 防止坠床,遵医嘱应用解痉、平喘、化痰、抗感染药物,必要时应用无创/有创呼吸机辅助通气

概述

影像学危急值通常包括超声心动图、胸腹部超声、妇产科超声、CT、MRI、CTA、CTPA等检查科室及检查项目危急值

大量心包积液合并心脏压塞

临床意义

患者严重呼吸困难，出现颈静脉怒张、血压迅速下降甚至休克、昏迷等严重血流动力学异常

若未及时有效心包穿刺引流，可迅速出现呼吸、心搏骤停，且心肺复苏成功率低

即刻护理措施

吸氧，端坐位，限制体力活动，心电血压氧饱和度监护

除颤仪备用，做好急诊心包穿刺置管引流术前准备及心理护理

纵隔摆动

临床意义

可致严重肺通气、换气功能障碍，引起或加重休克，随时有生命危险

即刻护理措施

卧床休息，吸氧，严密监测生命体征

补充血容量，纠正休克，防治感染

开放性气胸患者，紧急封闭伤口，清创缝合，行胸膜腔穿刺抽气减压及胸腔闭式引流，必要时实施开胸探查手术

外伤性膈疝

临床意义
- 常伴有心脏和大血管损伤、心脏压塞、气管或支气管断裂、骨盆骨折、腹部实质性脏器破裂等
- 伤情严重,随时可发生危及生命的严重呼吸循环障碍、休克(创伤性休克、低血容量性休克、绞窄性肠坏死或胃坏死导致的严重感染和中毒性休克)、多器官功能衰竭等
- 是急性期死亡的主要原因,应优先处理

即刻护理措施
- 严密监测生命体征,评估呼吸及循环功能,保持呼吸道通畅,建立两条以上静脉通路
- 遵医嘱应用抗生素及抢救药物,纠正休克,完善术前检查、备血等
- 必要时行心包及(或)胸腔穿刺闭式引流或经胸壁穿刺胸腔减压,争取尽早手术,及时发现呼吸、心搏骤停,并立即行心肺复苏等抢救

宫外孕或黄体破裂出血

危急值报告界限——盆、腹腔积液深度≥5cm

临床意义——短期内可发生休克,若未及时发现和有效救治,死亡率高

即刻护理措施
- 卧床,开通两条以上静脉通路,严密监测生命体征
- 及时发现休克早期表现,纠正休克,记录出入量
- 抽血并遵医嘱完善术前检查,备血,争取时间手术

本章扫码做题

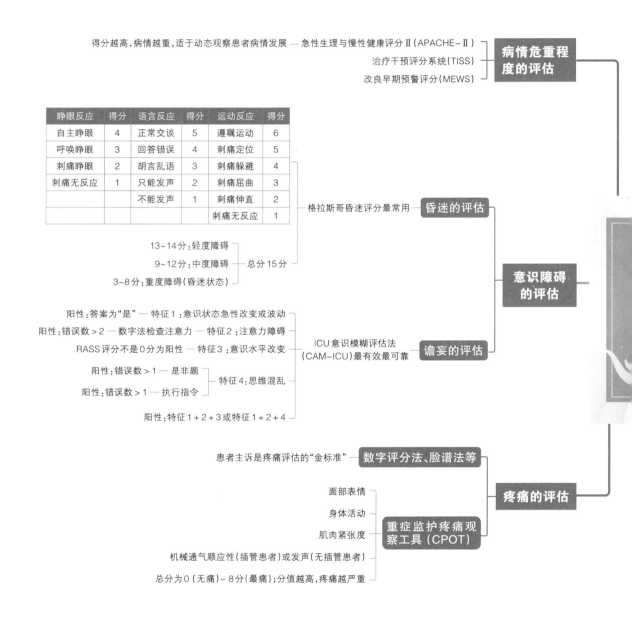

得分越高,病情越重,适于动态观察患者病情发展 —— 急性生理与慢性健康评分Ⅱ(APACHE-Ⅱ)

治疗干预评分系统(TISS)

改良早期预警评分(MEWS)

病情危重程度的评估

睁眼反应	得分	语言反应	得分	运动反应	得分
自主睁眼	4	正常交谈	5	遵嘱运动	6
呼唤睁眼	3	回答错误	4	刺痛定位	5
刺痛睁眼	2	胡言乱语	3	刺痛躲避	4
刺痛无反应	1	只能发声	2	刺痛屈曲	3
		不能发声	1	刺痛伸直	2
				刺痛无反应	1

格拉斯哥昏迷评分最常用 —— **昏迷的评估**

13~14分:轻度障碍

9~12分:中度障碍 —— 总分15分

3~8分:重度障碍(昏迷状态)

意识障碍的评估

阳性:答案为"是" —— 特征1:意识状态急性改变或波动

阳性:错误数>2 —— 数字法检查注意力 —— 特征2:注意力障碍

RASS评分不是0分为阳性 —— 特征3:意识水平改变

阳性:错误数>1 —— 是非题

阳性:错误数>1 —— 执行指令 ┘ 特征4:思维混乱

阳性:特征1+2+3或特征1+2+4

ICU意识模糊评估法(CAM-ICU)最有效最可靠 —— **谵妄的评估**

患者主诉是疼痛评估的"金标准" —— **数字评分法、脸谱法等**

面部表情

身体活动

肌肉紧张度

重症监护疼痛观察工具(CPOT)

机械通气顺应性(插管患者)或发声(无插管患者)

总分为0(无痛)~8分(最痛);分值越高,疼痛越严重

疼痛的评估

营养风险的评估
- 营养风险评分(NRS—2002)
- 危重症营养风险评分(NUTRIC评分)—— 目前最佳的危重症患者评分系统,≥5分存在营养风险

镇静的评估
- Ramsay评分
- Richmond 烦躁-镇静评分(RASS)

分数		状态描述
+4	有攻击性	有暴力行为
+3	非常躁动	试着拔除呼吸管、鼻胃管或静脉点滴
+2	躁动焦虑	身体激烈移动,无法配合呼吸机
+1	不安焦虑	焦虑紧张,但身体只有轻微的移动
0	清醒平静	清醒自然状态
−1	昏昏欲睡	没有完全清醒,唤醒后可维持清醒状态超过10s
−2	轻度镇静	没有完全清醒,唤醒后无法维持清醒状态超过10s
−3	中度镇静	对声音有反应
−4	重度镇静	对身体刺激有反应
−5	昏迷	对声音及身体刺激都没有反应

RASS 是目前评估 ICU 成年患者镇静深度最可靠的评估工具,评分范围为−5~+4分,最佳镇静目标为−2~0分,即浅镇静

护理风险的评估

深静脉血栓风险评估
- 静脉血栓栓塞症(VTE)风险评估工具为患者的 VTE 危险分层提供评估标准
- 针对不同危险分层采取相应预防措施,可降低 VTE 发生率和减少资源浪费
- 我国普遍使用的是 VTE 风险评估(Caprini 模型)及预防方案

压力性损伤风险评估
- 评估患者压力性损伤风险是预防压力性损伤的关键,常采用评估工具对压力性损伤发生的相关因素进行量化,筛选高危人群
- ICU 常用的压力性损伤风险评估工具
  - Braden 量表
  - Cubbin 和 Jackson 量表
  - Norton 量表
  - Waterlow 压力性损伤危险因素评估表
- Waterlow 压力性损伤危险评估表对危重症患者的特异性最高,适用危重患者,当评分 > 10分,则说明患者存在压力性损伤风险,应采取压力性损伤预防措施

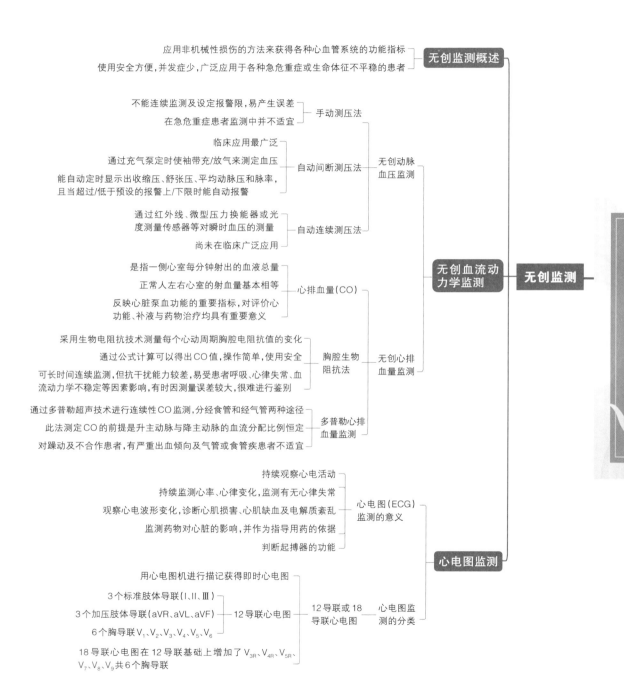

概述

心血管系统功能监测反映心血管系统的功能状况,包括心脏、血管、血液、组织氧的供应与消耗及心脏电生理等方面的功能指标

无创监测概述

应用非机械性损伤的方法来获得各种心血管系统的功能指标

使用安全方便,并发症少,广泛应用于各种急危重症或生命体征不平稳的患者

无创监测

无创血流动力学监测

无创动脉血压监测

手动测压法
- 不能连续监测及设定报警限,易产生误差
- 在急危重症患者监测中并不适宜

自动间断测压法
- 临床应用最广泛
- 通过充气泵定时使袖带充/放气来测定血压
- 能自动定时显示出收缩压、舒张压、平均动脉压和脉率,且当超过/低于预设的报警上/下限时能自动报警

自动连续测压法
- 通过红外线、微型压力换能器或光度测量传感器等对瞬时血压的测量
- 尚未在临床广泛应用

无创心排血量监测

心排血量(CO)
- 是指一侧心室每分钟射出的血液总量
- 正常人左右心室的射血量基本相等
- 反映心脏泵血功能的重要指标,对评价心功能、补液与药物治疗均具有重要意义

胸腔生物阻抗法
- 采用生物电阻抗技术测量每个心动周期胸腔电阻抗值的变化
- 通过公式计算可以得出CO值,操作简单,使用安全
- 可长时间连续监测,但抗干扰能力较差,易受患者呼吸、心律失常、血流动力学不稳定等因素影响,有时因测量误差较大,很难进行鉴别

多普勒心排血量监测
- 通过多普勒超声技术进行连续性CO监测,分经食管和经气管两种途径
- 此法测定CO的前提是升主动脉与降主动脉的血流分配比例恒定
- 对躁动及不合作患者,有严重出血倾向及气管或食管疾患者不适宜

心电图监测

心电图(ECG)监测的意义
- 持续观察心电活动
- 持续监测心率、心律变化,监测有无心律失常
- 观察心电波形变化,诊断心肌损害、心肌缺血及电解质紊乱
- 监测药物对心脏的影响,并作为指导用药的依据
- 判断起搏器的功能

心电图监测的分类

12导联或18导联心电图

12导联心电图
- 用心电图机进行描记获得即时心电图
- 3个标准肢体导联(Ⅰ、Ⅱ、Ⅲ)
- 3个加压肢体导联(aVR、aVL、aVF)
- 6个胸导联 V_1、V_2、V_3、V_4、V_5、V_6

18导联心电图在12导联基础上增加了 V_{3R}、V_{4R}、V_{5R}、V_7、V_8、V_9共6个胸导联

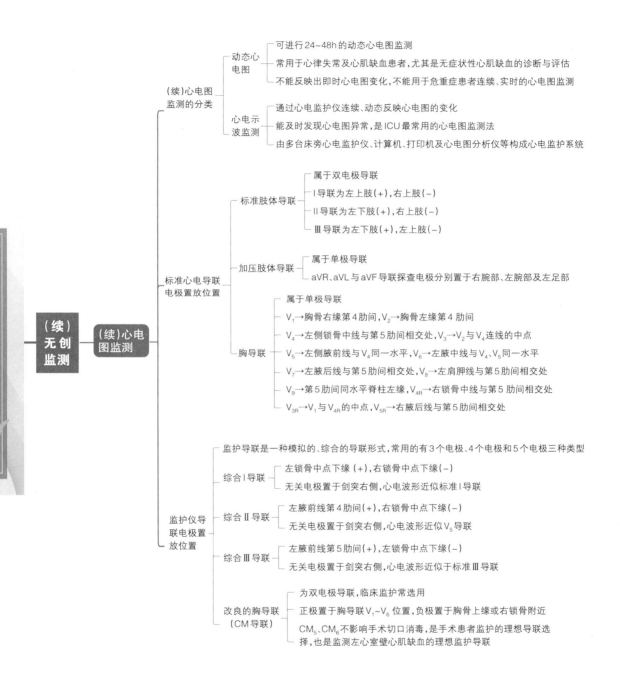

（续）无创监测 — （续）心电图监测

- （续）心电图监测的分类
  - 动态心电图
    - 可进行24~48h的动态心电图监测
    - 常用于心律失常及心肌缺血患者,尤其是无症状性心肌缺血的诊断与评估
    - 不能反映出即时心电图变化,不能用于危重症患者连续、实时的心电图监测
  - 心电示波监测
    - 通过心电监护仪连续、动态反映心电图的变化
    - 能及时发现心电图异常,是ICU最常用的心电图监测法
    - 由多台床旁心电监护仪、计算机、打印机及心电图分析仪等构成心电监护系统

- 标准心电导联电极置放位置
  - 标准肢体导联
    - 属于双电极导联
    - I导联为左上肢(+),右上肢(−)
    - II导联为左下肢(+),右上肢(−)
    - III导联为左下肢(+),左上肢(−)
  - 加压肢体导联
    - 属于单极导联
    - aVR、aVL与aVF导联探查电极分别置于右腕部、左腕部及左足部
  - 胸导联
    - 属于单极导联
    - V_1→胸骨右缘第4肋间,V_2→胸骨左缘第4肋间
    - V_4→左侧锁骨中线与第5肋间相交处,V_3→V_2与V_4连线的中点
    - V_5→左侧腋前线与V_4同一水平,V_6→左腋中线与V_4、V_5同一水平
    - V_7→左腋后线与第5肋间相交处,V_8→左肩胛线与第5肋间相交处
    - V_9→第5肋间同水平脊柱左缘,V_{4R}→右锁骨中线与第5肋间相交处
    - V_{3R}→V_1与V_{4R}的中点,V_{5R}→右腋后线与第5肋间相交处

- 监护仪导联电极置放位置
  - 监护导联是一种模拟的、综合的导联形式,常用的有3个电极、4个电极和5个电极三种类型
  - 综合I导联
    - 左锁骨中点下缘(+),右锁骨中点下缘(−)
    - 无关电极置于剑突右侧,心电波形近似标准I导联
  - 综合II导联
    - 左腋前线第4肋间(+),右锁骨中点下缘(−)
    - 无关电极置于剑突右侧,心电波形近似V_5导联
  - 综合III导联
    - 左腋前线第5肋间(+),左锁骨中点下缘(−)
    - 无关电极置于剑突右侧,心电波形近似于标准III导联
  - 改良的胸导联(CM导联)
    - 为双电极导联,临床监护常选用
    - 正极置于胸导联V_1~V_6位置,负极置于胸骨上缘或右锁骨附近
    - CM_5、CM_6不影响手术切口消毒,是手术患者监护的理想导联选择,也是监测左心室壁心肌缺血的理想监护导联

指经体表插入导管或监测探头至心脏或血管腔内,以精准测定心血管系统的各项生理功能,操作相对复杂,有发生并发症的危险,临床需掌握适应证 —— 有创血流动力学监测

有创监测

动脉穿刺置管后通过压力测量仪进行实时的动脉内测压

能够准确反映每个心动周期动脉收缩压、舒张压和平均动脉压的变化数值与波形 —— 概述

其抗干扰能力较无创血压好,结果可靠,尤其适用于严重低血压、休克、周围血管收缩或痉挛等患者

首选桡动脉,穿刺前需做 Allen 实验,若为阳性,则不宜选择;其次为肱动脉、足背动脉、腋动脉、尺动脉、股动脉 —— 测压途径

有创动脉血压(IBP)监测

动脉穿刺针、换能器、测压管道系统、肝素稀释液、加压袋及压力测量仪或多功能监测仪等 —— 测压器材与仪器准备

测压方法

正确连接已经排气及肝素化的测压管道系统,换能器测压前进行校零,换能器置于第4肋间腋中线,相当于右心房水平 —— 动脉穿刺置管与测压

最常见并发症是血栓形成或栓塞

严重时引起肢体缺血、坏死;还可能发生出血、感染和动静脉瘘等 —— 并发症的防治

动脉穿刺针不宜太粗

操作时严格无菌技术

尽可能减少动脉损伤 —— 预防措施

穿刺置管时间不宜过长,一般不超过7d

定时用肝素稀释液加压冲洗测压管道系统

概述 —— 指监测胸腔内上、下腔静脉的压力,严格说是指腔静脉与右心房交界处的压力,反映右心收缩前负荷;主要适于各种严重创伤、休克、急性循环衰竭等危重患者

正常值 —— 正常值 5~12cmH$_2$O(0.49~1.18kPa)

临床意义
- 小于2~5cmH$_2$O:表示右心房充盈不良或血容量不足
- 大于15~20cmH$_2$O:表示右心功能不良或血容量超负荷
- 对了解循环血量和右心功能具有十分重要的意义,可作为指导临床治疗的重要参考
- 但当患者出现左心功能不全时,单纯监测CVP则失去意义

（续）有创监测 —— 中心静脉压（CVP）监测

测压途径 —— 常用:右颈内静脉、锁骨下静脉、颈外静脉、股静脉

测压方法
- 测压器材与仪器准备 —— 中心静脉穿刺用物、压力测压仪或多功能监测仪;简易测压装置
- 中心静脉穿刺置管与测压 —— 中心静脉穿刺后静脉导管通过三通一端与测压装置连接进行测压,另一端可连接静脉输液;注意换能器或简易测压装置的零点应置于第4肋间腋中线水平

并发症的防治
- 并发症:气栓、血栓、气胸、血胸、神经损伤等
- 防治措施
  - 穿刺时注意无菌操作
  - 置管期间加强观察与护理,以减少感染
  - 穿刺时若误入动脉,应局压迫止血,防止发生出血和血肿

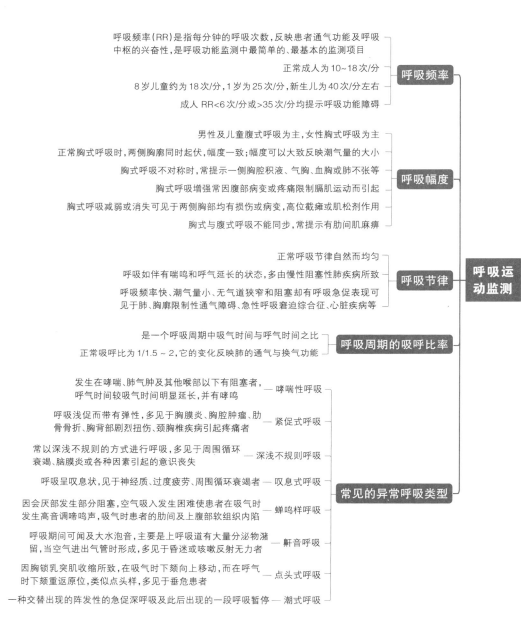

呼吸频率(RR)是指每分钟的呼吸次数,反映患者通气功能及呼吸中枢的兴奋性,是呼吸功能监测中最简单的、最基本的监测项目

正常成人为 10~18 次/分

8岁儿童约为 18 次/分,1 岁为 25 次/分,新生儿为 40 次/分左右

成人 RR<6次/分或>35次/分均提示呼吸功能障碍

呼吸频率

男性及儿童腹式呼吸为主,女性胸式呼吸为主

正常胸式呼吸时,两侧胸廓同时起伏,幅度一致;幅度可以大致反映潮气量的大小

胸式呼吸不对称时,常提示一侧胸腔积液、气胸、血胸或肺不张等

胸式呼吸增强常因腹部病变或疼痛限制膈肌运动而引起

胸式呼吸减弱或消失可见于两侧胸部均有损伤或病变,高位截瘫或肌松剂作用

胸式与腹式呼吸不能同步,常提示有肋间肌麻痹

呼吸幅度

正常呼吸节律自然而均匀

呼吸如伴有喘鸣和呼气延长的状态,多由慢性阻塞性肺疾病所致

呼吸频率快、潮气量小、无气道狭窄和阻塞却有呼吸急促表现可见于肺、胸廓限制性通气障碍、急性呼吸窘迫综合征、心脏疾病等

呼吸节律

呼吸运动监测

是一个呼吸周期中吸气时间与呼气时间之比

正常吸呼比为 1/1.5 ~ 2,它的变化反映肺的通气与换气功能

呼吸周期的吸呼比率

发生在哮喘、肺气肿及其他喉部以下有阻塞者,呼气时间较吸气时间明显延长,并有哮鸣

哮喘性呼吸

呼吸浅促而带有弹性,多见于胸膜炎、胸腔肿瘤、肋骨骨折、胸背部剧烈扭伤、颈胸椎疾病引起疼痛者

紧促式呼吸

常以深浅不规则的方式进行呼吸,多见于周围循环衰竭、脑膜炎或各种因素引起的意识丧失

深浅不规则呼吸

呼吸呈叹息状,见于神经质、过度疲劳、周围循环衰竭者

叹息式呼吸

因会厌部发生部分阻塞,空气吸入发生困难使患者在吸气时发生高音调啼鸣声,吸气时患者的肋间及上腹部软组织内陷

蝉鸣样呼吸

呼吸期间可闻及大水泡音,主要是上呼吸道有大量分泌物潴留,当空气进出气管时形成,多见于昏迷或咳嗽反射无力者

鼾音呼吸

因胸锁乳突肌收缩所致,在吸气时下颏向上移动,而在呼气时下颏重返原位,类似点头样,多见于垂危患者

点头式呼吸

一种交替出现的阵发性的急促深呼吸及此后出现的一段呼吸暂停 — 潮式呼吸

常见的异常呼吸类型

呼吸容量监测
- 潮气量(V_T)
  - 是平静呼吸时一次吸入或呼出的气体量
  - 可用肺功能监测仪或肺量仪直接测定,是呼吸容量中最常用的测定项目之一
  - 正常值:8~12mL/kg体重,平均约为 10mL/kg,男性略大于女性
- 分钟通气量(MV 或 V_E)
  - 是静息状态下每分钟呼出或吸入的气体量,是肺通气功能最常用的测定指标之一
  - $V_E=V_T \times RR$;正常值为 6 ~ 8L/min
  - 成人 $V_E>10 ~ 12L/min$ 常提示通气过度,$V_E<3 ~ 4L/min$ 则提示通气不足
- 生理无效腔容积(V_D)
  - 是解剖无效腔与肺泡无效腔的容积之和
  - 解剖无效腔:指从口、鼻、气管到细支气管之间的呼吸道所占空间
  - 肺泡无效腔:指肺泡中未参与气体交换的空间
  - V_D/V_T的比值反映通气的效率,正常值为 0.2~0.35,评价无效腔对患者通气功能的影响,可帮助寻找无效腔增加的原因
- 肺泡通气量(V_A)
  - 是静息状态下每分钟吸入气量中能到达肺泡进行气体交换的有效通气量
  - $V_A=(V_T-V_D) \times RR$;正常值为 4.2L/min,反映真正的气体交换量

呼气末二氧化碳监测(ETCO$_2$)
- ETCO$_2$监测的内容
  - 包括呼气末二氧化碳分压($P_{ET}CO_2$)、呼气末二氧化碳浓度($C_{ET}CO_2$)、呼出气体二氧化碳波形及其趋势图监测,属于无创监测
  - 可反映肺通气功能状态和计算二氧化碳的产生量,以及反映循环功能、肺血流情况等
- $P_{ET}CO_2$监测的原理
  - 根据红外线光谱原理、质谱原理或分光原理来测定呼气末部分气体中的CO_2分压,其中红外线光谱法应用最广泛
- $P_{ET}CO_2$ 的临床意义
  - 判断通气功能
    - $P_{ET}CO_2$正常值是 35~45mmHg,对于无明显心肺疾病的患者,它的高低常与$PaCO_2$数值相近
    - 可以根据$P_{ET}CO_2$的监测结果来判断患者的通气功能状况,并调节通气量,避免通气过度或通气不足
  - 反映循环功能
    - 低血压、低血容量、休克及心力衰竭时,随着肺血流量减少$P_{ET}CO_2$也降低,呼吸心跳停止时$P_{ET}CO_2$迅速降为零,复苏后逐步回升
  - 判断人工气道的位置与通畅情况
    - 通过$P_{ET}CO_2$监测可以帮助判断气管插管是否在气管内,判断气管-食管导管(ETC)的正确位置
    - 气管插管移位误入食管时$P_{ET}CO_2$会突然降低接近于零
    - ETC双腔导管中随呼吸$P_{ET}CO_2$有明显变化的应为气管腔开口
    - 通过$P_{ET}CO_2$监测可了解气管与气管内导管的通畅情况,当发生阻塞时,$P_{ET}CO_2$与气道压力均升高

是指气道开口压与胸膜腔压之间的差值 ┐

反映了在相应的肺容量时需要克服肺的阻力大小 ├ 经肺压

也是产生相应的肺容量变化消耗于肺的驱动压力 ┘

是指胸膜腔压与体表压力的差值 ┐

反映了在相应的容量时胸廓的阻力 ├ 经胸壁压

也是产生相应的胸廓容量变化所需消耗的驱动力 ┘

指呼吸运动过程中所需要克服的整体压力 ┐

是经肺压与经胸壁压的总和 ┘ 经呼吸系统压

气道开口处的压力,是机械通气常用的监测指标 ┐

峰压:整个呼吸周期气道内压力的最高值,在吸气末测定,正常值为9~16cmH₂O

平台压:吸气后屏气时的压力,正常值为5~13cmH₂O ├ 气道压

平均气道压:连续数个呼吸周期中气道内压力的平均值,
一般小于7cmH₂O对循环功能无明显影响 ┘

反映呼吸肌吸气力量的指标,正常男性 < −75cmH₂O,女性 < −50cmH₂O — 最大吸气压力

反映呼吸肌呼气力量的指标,正常男性 > 100cmH₂O,女性 > 80cmH₂O — 最大呼气压力

呼气末肺容量高于功能残气量时,静态弹性回缩压和肺泡压均升
高,产生内源性PEEP,机械通气时可以人为设置外源性PEEP ┘ 呼气末正压(PEEP)

呼吸压力监测

呼吸力学监测

气流通过气道进出肺泡所消耗的压力 ┐

吸气阻力=(峰压−平台压)/吸气末流量,正常值5~15cmH₂O/(L·sec) ├ **气道阻力监测**

呼气阻力=(平台压−呼气早期压)/呼气早期流量,正常值3~12cmH₂O/(L·sec) ┘

静态顺应性(Cst):正常值100mL/cmH₂O ┐
动态顺应性(Cdyn):正常值50~800mL/cmH₂O ┘ **顺应性监测**

脉搏血氧饱和度（SpO$_2$）监测

- SpO$_2$的定义 —— 是通过动脉脉搏波动分析来测定血液在一定氧分压下氧合血红蛋白占全部血红蛋白的百分比,属于无创监测

- SpO$_2$的监测原理 —— 因氧合血红蛋白与游离血红蛋白吸收不同波长的光线,利用分光光度计比色的原理,测得随着动脉搏动血液中氧合血红蛋白对不同波长线的吸收光量,从而间接了解患者PO$_2$的高低,判断氧供情况

- SpO$_2$的监测方法 —— 小儿多采用耳夹法,成人多采用指夹法,如果患者指甲较厚或末梢循环较差时应选用耳夹法

- SpO$_2$的临床意义
  - 正常值为96%～100%,常用于监测呼吸暂停、发绀和缺氧的严重程度
  - SpO$_2$＜90%常提示有低氧血症
  - 一氧化碳中毒时由于碳氧血红蛋白与氧合血红蛋白的吸收光谱非常近似,可能会因正常的SpO$_2$结果而掩盖严重的低氧血症,因此,不能以SpO$_2$结果来判断是否存在低氧血症

动脉血气分析监测

反映肺泡与肺循环之间的气体交换情况

- 动脉血氧分压（PaO$_2$）—— 溶解在血浆中的氧产生的压力,正常值为80～100mmHg
  - 轻度缺氧:60～80mmHg
  - 中度缺氧:40～60mmHg
  - 重度缺氧:20～40mmHg

- 动脉血氧饱和度（SaO$_2$）
  - 血红蛋白被氧饱和的程度,以百分比表示
  - 即血红蛋白的氧含量与氧容量之比乘以100%
  - 正常值为96%～100%

- 动脉血氧含量（CTO$_2$）—— 是指100mL动脉血中所含氧的量,除了溶解于动脉血中的氧量以外还包括与血红蛋白结合的氧量;正常值为16～20mL/dl

- 动脉血CO$_2$分压（PaCO$_2$）
  - 是指溶解在动脉血中的CO$_2$所产生的压力
  - 是反映通气状态和酸碱平衡的重要指标
  - 正常值为35～45mmHg
    - 降低表示肺泡通气过度
    - 升高表示肺泡通气不足 —— 诊断Ⅱ型呼吸衰竭的必备条件

- 二氧化碳总量（T-CO$_2$）
  - 指存在于血浆中一切形式CO$_2$的总和
  - 正常值为28～35mmol/L

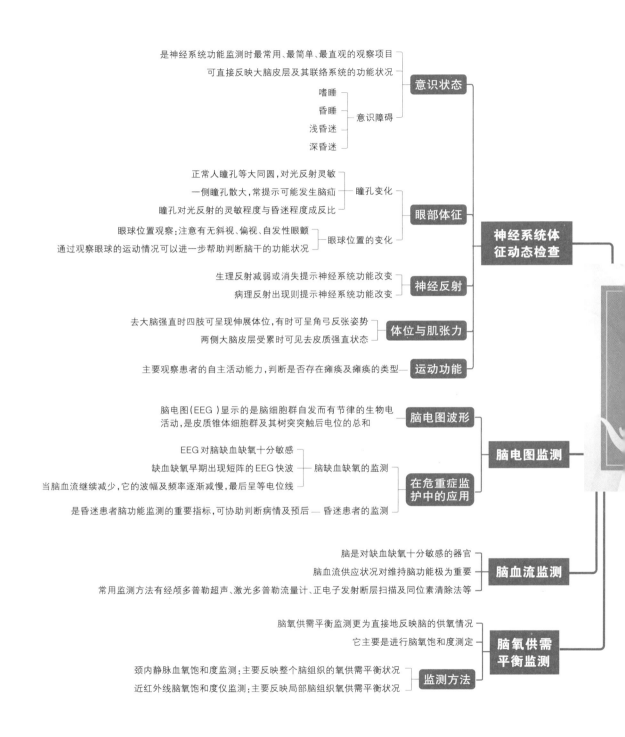

是神经系统功能监测时最常用、最简单、最直观的观察项目

可直接反映大脑皮层及其联络系统的功能状况

意识状态

嗜睡
昏睡
浅昏迷　意识障碍
深昏迷

正常人瞳孔等大同圆,对光反射灵敏

一侧瞳孔散大,常提示可能发生脑疝　瞳孔变化

瞳孔对光反射的灵敏程度与昏迷程度成反比

眼部体征

眼球位置观察:注意有无斜视、偏视、自发性眼颤

通过观察眼球的运动情况可以进一步帮助判断脑干的功能状况　眼球位置的变化

生理反射减弱或消失提示神经系统功能改变

病理反射出现则提示神经系统功能改变　**神经反射**

去大脑强直时四肢可呈现伸展体位,有时可呈角弓反张姿势

两侧大脑皮层受累时可见去皮质强直状态　**体位与肌张力**

主要观察患者的自主活动能力,判断是否存在瘫痪及瘫痪的类型　**运动功能**

神经系统体征动态检查

脑电图(EEG)显示的是脑细胞群自发而有节律的生物电活动,是皮质锥体细胞群及其树突突触后电位的总和　**脑电图波形**

EEG对脑缺血缺氧十分敏感

缺血缺氧早期出现短阵的EEG快波　脑缺血缺氧的监测

当脑血流继续减少,它的波幅及频率逐渐减慢,最后呈等电位线

是昏迷患者脑功能监测的重要指标,可协助判断病情及预后　昏迷患者的监测

在危重症监护中的应用

脑电图监测

脑是对缺血缺氧十分敏感的器官

脑血流供应状况对维持脑功能极为重要　**脑血流监测**

常用监测方法有经颅多普勒超声、激光多普勒流量计、正电子发射断层扫描及同位素清除法等

脑氧供需平衡监测更为直接地反映脑的供氧情况

它主要是进行脑氧饱和度测定

颈内静脉血氧饱和度监测:主要反映整个脑组织的氧供需平衡状况

近红外线脑氧饱和度仪监测:主要反映局部脑组织氧供需平衡状况　**监测方法**

脑氧供需平衡监测

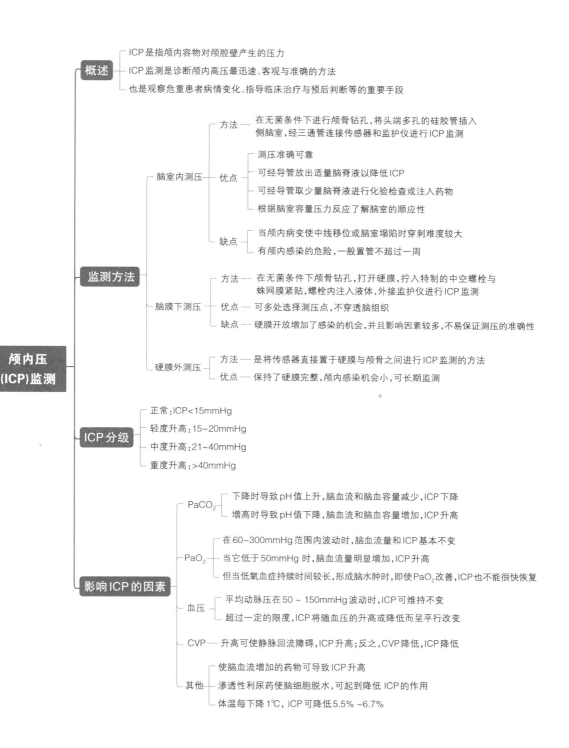

颅内压
(ICP)监测

概述
- ICP是指颅内容物对颅腔壁产生的压力
- ICP监测是诊断颅内高压最迅速、客观与准确的方法
- 也是观察危重患者病情变化、指导临床治疗与预后判断等的重要手段

监测方法
- 脑室内测压
  - 方法：在无菌条件下进行颅骨钻孔，将头端多孔的硅胶管插入侧脑室，经三通管连接传感器和监护仪进行ICP监测
  - 优点
    - 测压准确可靠
    - 可经导管放出适量脑脊液以降低ICP
    - 可经导管取少量脑脊液进行化验检查或注入药物
    - 根据脑室容量压力反应了解脑室的顺应性
  - 缺点
    - 当颅内病变使中线移位或脑室塌陷时穿刺难度较大
    - 有颅内感染的危险，一般置管不超过一周
- 脑膜下测压
  - 方法：在无菌条件下颅骨钻孔，打开硬膜，拧入特制的中空螺栓与蛛网膜紧贴，螺栓内注入液体，外接监护仪进行ICP监测
  - 优点：可多处选择测压点，不穿透脑组织
  - 缺点：硬膜开放增加了感染的机会，并且影响因素较多，不易保证测压的准确性
- 硬膜外测压
  - 方法：是将传感器直接置于硬膜与颅骨之间进行ICP监测的方法
  - 优点：保持了硬膜完整，颅内感染机会小，可长期监测

ICP分级
- 正常：ICP<15mmHg
- 轻度升高：15~20mmHg
- 中度升高：21~40mmHg
- 重度升高：>40mmHg

影响ICP的因素
- $PaCO_2$
  - 下降时导致pH值上升，脑血流和脑血容量减少，ICP下降
  - 增高时导致pH值下降，脑血流和脑血容量增加，ICP升高
- PaO_2
  - 在60~300mmHg范围内波动时，脑血流量和ICP基本不变
  - 当它低于50mmHg时，脑血流量明显增加，ICP升高
  - 但当低氧血症持续时间较长，形成脑水肿时，即使PaO_2改善，ICP也不能很快恢复
- 血压
  - 平均动脉压在50~150mmHg波动时，ICP可维持不变
  - 超过一定的限度，ICP将随血压的升高或降低而呈平行改变
- CVP：升高可使静脉回流障碍，ICP升高；反之，CVP降低，ICP降低
- 其他
  - 使脑血流增加的药物可导致ICP升高
  - 渗透性利尿药使脑细胞脱水，可起到降低ICP的作用
  - 体温每下降1℃，ICP可降低5.5%~6.7%

是反映机体重要脏器血液灌注状态的敏感指标之一 ┐
尿量异常是肾功能改变最直接和最常见的指标 ┤

24h 尿量 < 400mL 或每小时尿量 < 17mL — 少尿 ┐
24h 尿量 < 100mL — 无尿 ├ 正常成人每小时尿量 > 0.5~1mL/kg
24h 尿量 > 4000 ~5000mL — 多尿 ┘

危重患者病情变化快,观察每小时尿量的变化更具意义 ┘

尿量

危重患者肾功能不全时最常见于肾小管受损,因此,监测尿比重比尿量更有意义 ┐
尿比重的正常值为 1.001 ~1.022 ┤
> 1.025 为高比重尿,提示尿液浓缩,肾脏本身功能尚好 ┤
< 1.010 为低比重尿,提示肾脏浓缩功能降低,见于肾功能不全恢复期、尿崩症、
利尿药治疗后、慢性肾炎及肾小管浓缩功能障碍等 ┘

尿比重

测量的意义同尿比重,主要用于评估患者的血容量及肾脏的浓缩功能 ┐
临床上血、尿渗透压常同时监测,计算两者比值,可反映肾小管的浓缩功能 ┤
正常值为 600 ~ 1000mOsm/L,血渗透压的正常值为 280 ~ 310mOsm/L,尿/血渗透压的比值为 2.5 ±0.8 ┤
急性肾衰时尿渗透压接近于血浆渗透压 ┘

尿渗透压

主要检查尿中是否出现红、白细胞,管型及蛋白等 ┐
可有助于评估患者泌尿系统感染或肾损害情况 ┘

尿常规

尿液监测

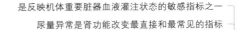

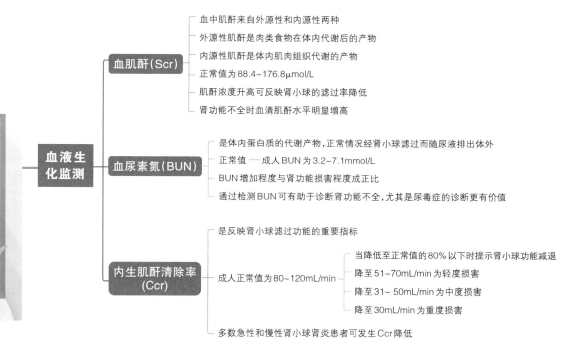

血液生化监测

血肌酐（Scr）
- 血中肌酐来自外源性和内源性两种
- 外源性肌酐是肉类食物在体内代谢后的产物
- 内源性肌酐是体内肌肉组织代谢的产物
- 正常值为88.4~176.8μmol/L
- 肌酐浓度升高可反映肾小球的滤过率降低
- 肾功能不全时血清肌酐水平明显增高

血尿素氮（BUN）
- 是体内蛋白质的代谢产物，正常情况经肾小球滤过而随尿液排出体外
- 正常值——成人BUN为3.2~7.1mmol/L
- BUN增加程度与肾功能损害程度成正比
- 通过检测BUN可有助于诊断肾功能不全，尤其是尿毒症的诊断更有价值

内生肌酐清除率（Ccr）
- 是反映肾小球滤过功能的重要指标
- 成人正常值为80~120mL/min
  - 当降低至正常值的80%以下时提示肾小球功能减退
  - 降至51~70mL/min为轻度损害
  - 降至31~50mL/min为中度损害
  - 降至30mL/min为重度损害
- 多数急性和慢性肾小球肾炎患者可发生Ccr降低

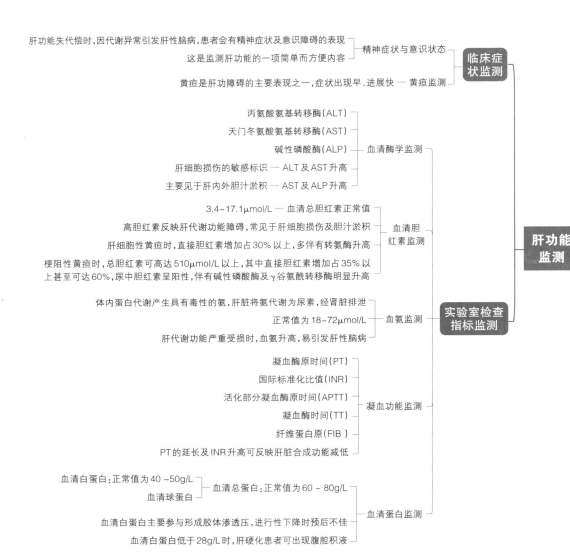

肝功能失代偿时,因代谢异常引发肝性脑病,患者会有精神症状及意识障碍的表现 ┐
这是监测肝功能的一项简单而方便内容 ── 精神症状与意识状态 ┐

黄疸是肝功障碍的主要表现之一,症状出现早、进展快 ── 黄疸监测 ┘ 临床症状监测

丙氨酸氨基转移酶(ALT) ┐
天门冬氨酸氨基转移酶(AST)
碱性磷酸酶(ALP) ── 血清酶学监测 ┐
肝细胞损伤的敏感标识 ── ALT 及 AST 升高
主要见于肝内外胆汁淤积 ── AST 及 ALP 升高

3.4~17.1μmol/L ── 血清总胆红素正常值 ┐
高胆红素反映肝代谢功能障碍,常见于肝细胞损伤及胆汁淤积
肝细胞性黄疸时,直接胆红素增加占30%以上,多伴有转氨酶升高 ── 血清胆红素监测
梗阻性黄疸时,总胆红素可高达510μmol/L以上,其中直接胆红素增加占35%以上甚至可达60%,尿中胆红素呈阳性,伴有碱性磷酸酶及γ谷氨酰转移酶明显升高

体内蛋白质代谢产生具有毒性的氨,肝脏将氨代谢为尿素,经肾脏排泄 ┐
正常值为18~72μmol/L ── 血氨监测
肝代谢功能严重受损时,血氨升高,易引发肝性脑病

凝血酶原时间(PT) ┐
国际标准化比值(INR)
活化部分凝血酶原时间(APTT)
凝血酶时间(TT) ── 凝血功能监测
纤维蛋白原(FIB)
PT的延长及INR升高可反映肝脏合成功能减低

血清白蛋白:正常值为40~50g/L ┐
血清球蛋白 ── 血清总蛋白:正常值为60~80g/L
血清白蛋白主要参与形成胶体渗透压,进行性下降时预后不佳 ── 血清蛋白监测
血清白蛋白低于28g/L时,肝硬化患者可出现腹腔积液

实验室检查指标监测

肝功能监测

胃肠道缺血引起胃肠黏膜屏障受损是胃肠功能障碍发生的重要因素,常是多器官功能障碍综合征(MODS)的早期表现之一

胃肠黏膜内 pH(pHi)能够早期敏感反映 MODS 发生过程中胃肠黏膜缺氧及患者病情的变化情况,成为判断危重患者复苏的一项重要监测指标

胃肠黏膜内 pH(pHi)监测

监测方法

- 直接法
  - 采用 pH 微电极直接进行监测
  - 是一种有创性的精确监测方法,临床应用较少
- 间接法
  - 生理盐水张力法
    - 置入特殊的葡萄糖盐水导管至胃腔,向其前端半透膜球囊内注入一定量的生理盐水
    - 30~90min 后抽出囊内生理盐水,弃去前 1.5mL 死腔内液体,保留余下的 2.5mL 作血气分析
    - 同时抽取动脉血进行血气分析,利用公式可以计算出 pHi
  - 空气张力法
    - 将胃黏膜 CO_2 张力计插入胃腔并连接至胃张力监测仪
    - 通过对张力仪气囊内空气进行自动采样,可直接测出 PCO_2
    - 同样要求抽取动脉血进行血气分析,利用公式计算出 pHi

临床意义

- 正常范围:7.35~7.45
- 休克患者器官灌注状态评估
  - 组织细胞缺氧程度越严重,pHi 值下降越明显
  - pHi 监测提供了部分器官组织氧合充分与否的判定依据
  - 胃肠道是休克时缺血发生最早、最明显的脏器,同时也是复苏后逆转最晚的脏器
  - 通过 pHi 监测能够早期预警,指导治疗,纠正缺血缺氧状态,预防 MODS 发生
- 危重患者预后评估
  - pHi 监测被认为是更为敏感和可靠评估危重患者预后的重要指标之一
  - 全身监测指标已完全恢复正常,而 pHi 仍低的状态称为"隐性代偿性休克"
  - 对循环衰竭的危重患者的研究表明,pHi 低值患者较 pHi 正常者的死亡率明显增高
  - 纠正 pHi 可以改善复苏的预后,监测并及时纠正复苏患者 pHi 有重要临床意义

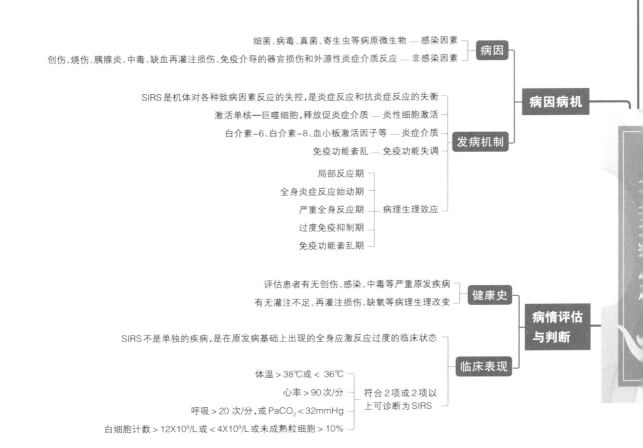

全身炎症反应综合征（SIRS）是指各种致病因素作用于机体,产生应激反应,炎症介质过度释放,引起全身炎症损伤的临床综合征 ─ **定义**

病因病机

细菌、病毒、真菌、寄生虫等病原微生物 ── 感染因素

创伤、烧伤、胰腺炎、中毒、缺血再灌注损伤、免疫介导的器官损伤和外源性炎症介质反应 ── 非感染因素 ─ **病因**

SIRS是机体对各种致病因素反应的失控,是炎症反应和抗炎症反应的失衡

激活单核─巨噬细胞,释放促炎症介 ── 炎性细胞激活

白介素-6、白介素-8、血小板激活因子等 ── 炎症介质

免疫功能紊乱 ── 免疫功能失调 ─ **发病机制**

局部反应期

全身炎症反应始动期

严重全身反应期 ── 病理生理效应

过度免疫抑制期

免疫功能紊乱期

病情评估与判断

评估患者有无创伤、感染、中毒等严重原发疾病

有无灌注不足、再灌注损伤、缺氧等病理生理改变 ─ **健康史**

SIRS不是单独的疾病,是在原发病基础上出现的全身应激反应过度的临床状态 ─ **临床表现**

体温>38℃或<36℃

心率>90次/分

呼吸>20次/分,或$PaCO_2 < 32mmHg$

白细胞计数>12×10^9/L或<4×10^9/L或未成熟粒细胞>10%

符合2项或2项以上可诊断为SIRS

救治与护理

- 救治原则
  - 治疗原发病 — 清除感染灶和使用抗生素等
  - 控制和纠正原发病所导致的病理生理失常 — 纠正休克、缺氧和内环境紊乱等
  - 清除拮抗炎症介质 — 对重症胰腺炎、感染性休克患者进行血液净化
  - 器官功能支持 — 呼吸支持、循环支持和营养支持等

- 护理措施
  - 即刻护理措施
    - 维持呼吸道通畅,给氧,尽快改善低氧血症
    - 建立静脉通路,保证液体和药物的输注
    - 血流动力学监测
    - 高热患者进行物理降温,体温不升者加强保暖
  - 常规护理
    - 严密监测患者生命体征及病情发展情况
    - 保持各留置管道通畅
    - 严密观察和记录患者出入量
    - 遵医嘱正确、合理给药
    - 根据病情提供合适的营养支持
    - 根据病情选择合适的体位,早期康复
    - 对烦躁、昏迷患者应采取保护性措施
    - 加强与患者交流沟通,对患者家属进行心理支持
    - 保持室内温、湿度适宜,空气新鲜
    - 加强基础护理,提高生活质量
  - 器官功能监测与护理
    - 中枢神经系统功能 — 密切监测意识、瞳孔变化,观察语言及四肢肌力等,尽早发现异常
    - 呼吸功能
      - 观察呼吸频率、节律及有无呼吸困难,口唇紫绀
      - 监测PaO_2、$PaCO_2$和SpO_2,及时发现缺氧和二氧化碳潴留
    - 循环功能 — 监测患者ECG、BP、CVP等
    - 肾功能 — 观察每小时或24h尿量及尿液颜色、性状,做好导尿管及会阴护理
  - 并发症观察 — 观察有无脓毒症、脓毒症性休克和MODS等相关症状和体征

定义

脓毒症(sepsis)是机体对感染的失控反应所导致的威胁生命的器官功能障碍

病因病机

病因

感染因素 —— 是主要原因,常见的致病菌有革兰氏阴性杆菌、凝固酶阴性葡萄球菌、金黄色葡萄球菌、肠球菌及真菌等

非感染因素 —— 严重创伤、烧伤、重症胰腺炎、中毒、恶性肿瘤、糖尿病等出现全身性炎症反应,但血中多检测不到细菌或病毒

发病机制

- 炎症反应失控与免疫功能紊乱
- 循环衰竭和呼吸衰竭
- 肠道细菌和毒素移位
- 内皮细胞受损及血管通透性增加
- 内环境紊乱
- 凝血功能障碍
- 高代谢和营养不良
- 受体与信号转导
- 基因多态性

病情评估与判断

健康史

P(易患因素),I(感染及创伤因素),R(机体反应),O(器官功能障碍) —— 一般按照PIRO体系来评估

- 是否有高龄、不良生活方式等易患因素
- 是否有感染、创伤、烧伤、胰腺炎、中毒等原发病及诱因

临床表现

- 发热或低体温、心率加速、呼吸加快、高血糖 —— 全身表现
- 白细胞计数和分类改变,血清C反应蛋白和降钙素原增高 —— 感染
- 低血压 —— 血流动力学
- 高乳酸血症或皮肤出现花斑等 —— 组织灌注变化
- 低氧血症、急性少尿、血肌酐增加、凝血异常等 —— 器官功能障碍

器官功能

- 意识、瞳孔、神经反射等 —— 中枢神经系统功能
- 呼吸频率、节律、潮气量、PaO_2、$PaCO_2$等 —— 呼吸功能
- ECG、BP、CVP、体循环及肺循环阻力等 —— 循环功能
- 尿量、尿比重、尿液分析等 —— 肾功能
- pH值、BE等反映酸碱平衡的指标,血糖、电解质等 —— 内环境
- 痰培养、血培养等 —— 微生物学监测
- 血红蛋白与血细胞比容、胃肠黏膜pH值和血乳酸等 —— 其他

病情判断

快速SOFA (qSOFA) 序贯性器官衰竭评估量表(SOFA)

- 收缩压≤100mmHg
- 呼吸≥22次/分
- 意识状态改变(Glasgow < 15分)
- 三项指标符合两项,则可初步诊断为脓毒症

脓毒症的基础上,充分液体复苏后,需使用血管升压药才能使平均动脉压维持在65mmHg以上,且血乳酸水平 > 2mmol/L,则诊断为脓毒症休克

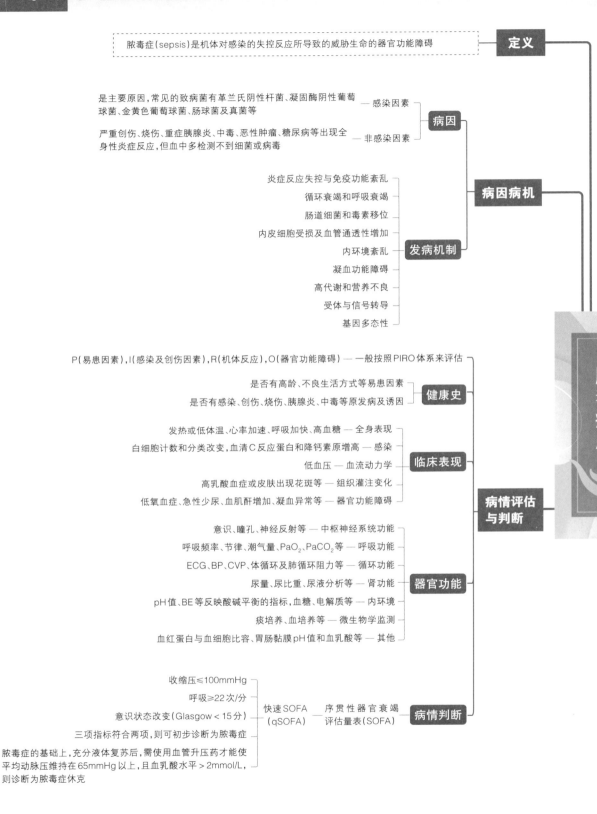

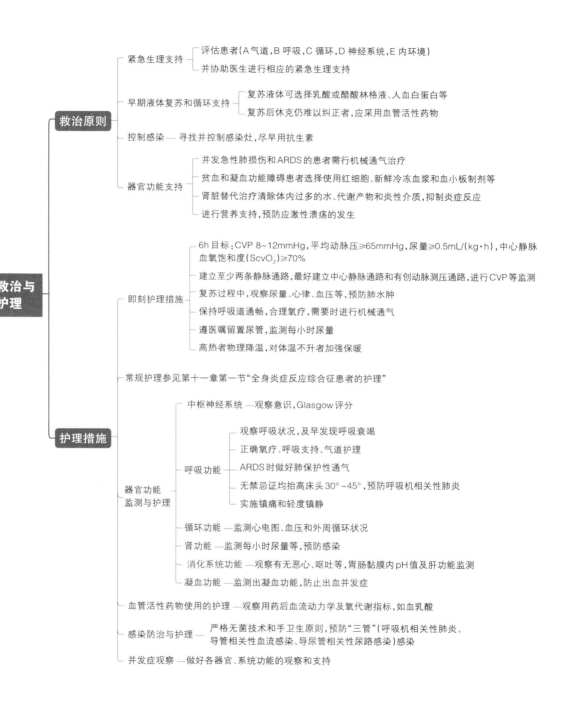

救治与护理

救治原则

紧急生理支持
- 评估患者(A气道,B呼吸,C循环,D神经系统,E内环境)
- 并协助医生进行相应的紧急生理支持

早期液体复苏和循环支持
- 复苏液体可选择乳酸或醋酸林格液、人血白蛋白等
- 复苏后休克仍难以纠正者,应采用血管活性药物

控制感染 — 寻找并控制感染灶,尽早用抗生素

器官功能支持
- 并发急性肺损伤和ARDS的患者需行机械通气治疗
- 贫血和凝血功能障碍患者选择使用红细胞、新鲜冷冻血浆和血小板制剂等
- 肾脏替代治疗清除体内过多的水、代谢产物和炎性介质,抑制炎症反应
- 进行营养支持,预防应激性溃疡的发生

护理措施

即刻护理措施
- 6h目标:CVP 8~12mmHg,平均动脉压≥65mmHg,尿量≥0.5mL/(kg·h),中心静脉血氧饱和度(ScvO₂)≥70%
- 建立至少两条静脉通路,最好建立中心静脉通路和有创动脉测压通路,进行CVP等监测
- 复苏过程中,观察尿量、心律、血压等,预防肺水肿
- 保持呼吸道通畅,合理氧疗,需要时进行机械通气
- 遵医嘱留置尿管,监测每小时尿量
- 高热者物理降温,对体温不升者加强保暖

常规护理参见第十一章第一节"全身炎症反应综合征患者的护理"

器官功能监测与护理
- 中枢神经系统 — 观察意识,Glasgow评分
- 呼吸功能
  - 观察呼吸状况,及早发现呼吸衰竭
  - 正确氧疗、呼吸支持、气道护理
  - ARDS时做好肺保护性通气
  - 无禁忌证均抬高床头30°~45°,预防呼吸机相关性肺炎
  - 实施镇痛和轻度镇静
- 循环功能 — 监测心电图、血压和外周循环状况
- 肾功能 — 监测每小时尿量等,预防感染
- 消化系统功能 — 观察有无恶心、呕吐等,胃肠黏膜内pH值及肝功能监测
- 凝血功能 — 监测出凝血功能,防止出血并发症

血管活性药物使用的护理 — 观察用药后血流动力学及氧代谢指标,如血乳酸

感染防治与护理
- 严格无菌技术和手卫生原则,预防"三管"(呼吸机相关性肺炎、导管相关性血流感染、导尿管相关性尿路感染)感染

并发症观察 — 做好各器官、系统功能的观察和支持

多器官功能障碍综合征（MODS）是指在多种急性致病因素所致机体原发病变的基础上，相继引发2个或2个以上器官同时或序贯出现的可逆性功能障碍，其恶化的结局是多器官功能衰竭（MOF） —— **定义**

发病前器官功能基本正常，或相对稳定

从初次打击到功能障碍有间隔时间，常超过24h

衰竭的器官往往不是原发致病因素直接损害的器官，而是远隔器官

器官功能障碍的发生呈序贯性，最先受累常见于肺和消化器官

病理变化以组织细胞水肿、炎症细胞浸润和微血栓形成等常见

病情发展迅速，一般治疗效果差，死亡率高

器官功能障碍和病理损害是可逆的，治愈后功能可恢复到病前

感染、创伤、休克、急性脑功能障碍等是常见诱因

—— **特征性表现**

常见病因有严重感染、休克、心肺复苏后、严重创伤、大手术、严重烧(烫、冻)伤、挤压综合征、重症胰腺炎、急性中毒等

诱发MODS和死亡高危因素包括高龄(年龄≥55岁)、慢性疾病、营养不良、嗜酒、创伤及危重病评分增高等

—— **病因**

全身炎症反应失控

细菌和毒素移位

组织缺血–再灌注损伤

二次打击或双相预激

基因调控

—— **发病机制**

病因、发病机制

有无感染、创伤、大手术等病因

是否存在高龄、慢性疾病等易感因素

—— **健康史**

病情评估与判断

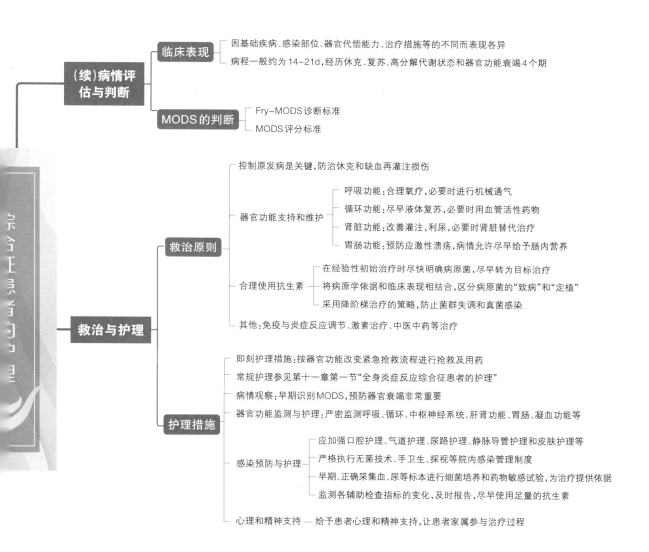

（续）病情评估与判断

- **临床表现**
  - 因基础疾病、感染部位、器官代偿能力、治疗措施等的不同而表现各异
  - 病程一般约为14~21d，经历休克、复苏、高分解代谢状态和器官功能衰竭4个期

- **MODS的判断**
  - Fry-MODS诊断标准
  - MODS评分标准

救治与护理

- **救治原则**
  - 控制原发病是关键，防治休克和缺血再灌注损伤
  - 器官功能支持和维护
    - 呼吸功能：合理氧疗，必要时进行机械通气
    - 循环功能：尽早液体复苏，必要时用血管活性药物
    - 肾脏功能：改善灌注，利尿，必要时肾脏替代治疗
    - 胃肠功能：预防应激性溃疡，病情允许尽早给予肠内营养
  - 合理使用抗生素
    - 在经验性初始治疗时尽快明确病原菌，尽早转为目标治疗
    - 将病原学依据和临床表现相结合，区分病原菌的"致病"和"定植"
    - 采用降阶梯治疗的策略，防止菌群失调和真菌感染
  - 其他：免疫与炎症反应调节、激素治疗、中医中药等治疗

- **护理措施**
  - 即刻护理措施：按器官功能改变紧急抢救流程进行抢救及用药
  - 常规护理参见第十一章第一节"全身炎症反应综合征患者的护理"
  - 病情观察：早期识别MODS，预防器官衰竭非常重要
  - 器官功能监测与护理：严密监测呼吸、循环、中枢神经系统、肝肾功能、胃肠、凝血功能等
  - 感染预防与护理
    - 应加强口腔护理、气道护理、尿路护理、静脉导管护理和皮肤护理等
    - 严格执行无菌技术、手卫生、探视等院内感染管理制度
    - 早期、正确采集血、尿等标本进行细菌培养和药物敏感试验，为治疗提供依据
    - 监测各辅助检查指标的变化，及时报告，尽早使用足量的抗生素
  - 心理和精神支持 —— 给予患者心理和精神支持，让患者家属参与治疗过程

本章扫码做题

胃肠道功能存在(或部分存在)但不能经口进食,优先给予EN ┐

只有EN不可实施时才考虑PN ┤　　　评估是否适宜

肠梗阻、肠道缺血、腹腔间室综合征不宜EN ┤　　肠内营养支持

严重腹胀、腹泻处理无改善暂停EN ┘

需要营养支持治疗的患者首选EN ┐

不能进食者在24～48h内开始EN ┤　评估供给时机

EN支持前应评估胃肠道功能 ┤

液体复苏或血流动力学稳定后开始EN,血管活性药物减量者可谨慎开始/恢复EN ┘

短肠及消化功能障碍 — 氨基酸型制剂 ┐

胃肠道有部分消化功能 — 短肽型制剂 ┤　评估适宜的

胃肠道消化功能正常 — 整蛋白型制剂 ┤　营养制剂

糖尿病、呼吸功能障碍、肝功能障碍等 — 特殊疾病配方制剂 ┘

危重症患者肠内营养支持的评估

最常用,易操作,但易发生反流、误吸、鼻窦炎,适用于胃肠功能正常的患者 — 经鼻胃管 ┐

反流与误吸的发生率降低,耐受性增加 — 经鼻空肠置管 ┤

减少鼻咽与上呼吸道感染,可长期留置 ┐　　　评估供给途径

适用于昏迷、食管梗阻,胃排空良好的危重患者 ├ 经皮内镜下胃造瘘 ┤

减少鼻咽与上呼吸道感染,减少反流与误吸,可长期留置 — 经皮内镜下空肠造瘘 ┘

每次≤200mL,6～8次/天,易引起腹胀、恶心等 — 一次性投给 ┐

每次250～500mL,4～6次/天,缓慢滴入,耐受好 — 间歇重力输注 ┤　评估供给方式

20～50mL/h开始,逐步增至100～150mL/h ┐ 肠内营养泵输注 ┤

适于十二指肠或空肠近端喂养,较理想 ┘

妥善固定喂养管 ┐

每日清洁鼻腔,避免黏膜压力性损伤 ┤

做好造瘘口护理,避免感染 ├ 常规护理措施 — **危重症患者肠内营养支持的护理**

喂养结束规范冲管,保持通畅 ┤

合理调整喂养次数和速度,保证喂养量 ┘

（续）常规护理措施
- 营养液室温保存可不加热,冷藏保存应加热到38~40℃
- 自配营养液应现配现用,冷藏保留≤24h
- 气管插管者抬高床头30~45°,每4~6h进行口腔护理,做好气囊管理及声门下吸引
- 高误吸风险者和对胃内推注式不耐受者使用持续输注肠内营养的方式

营养支持评定与监测
- 评估营养状况改善情况
- 评估每日出入量,监测每日能量及蛋白质平衡
- 观察有无恶心、呕吐、腹胀、腹泻等不耐受情况
- 观察进食后有无咳嗽、气急、呼吸困难等误吸表现
- 评估胃残留量,<500mL/24h,不需停用肠内营养
- 正确监测血糖,评估有无高或低血糖表现

（续）危重症患者肠内营养支持的护理

并发症观察与护理

- 感染性并发症 —— 吸入性肺炎,最常见、最严重和致命

- 机械性并发症
  - 黏膜损伤
    - 因置管对局部组织压迫而引起黏膜水肿、糜烂或坏死
    - 选择直径适宜、质地柔软的喂养管轻柔置管
  - 喂养管堵塞
    - 因膳食残渣、粉碎不全的药片或药物与膳食不相溶形成沉淀附着于管壁所致,可用温开水低压冲洗或借助导丝疏通
  - 喂养管脱出
    - 因固定不牢、暴力牵拉、患者躁动不安和严重呕吐等导致
    - 应妥善固定,加强观察

- 胃肠道并发症
  - 恶心、呕吐与腹胀 —— 见于营养液输注速度过快、乳糖不耐受、膳食口味不耐受及膳食中脂肪含量过多等
  - 腹泻最常见
    - 低蛋白血症和营养不良时小肠吸收力下降
    - 乳糖酶缺乏者应用含乳糖的肠内营养膳食
    - 肠腔内脂肪酶缺乏,脂肪吸收障碍
    - 应用高渗性膳食
    - 营养液温度过低及输注速度过快
    - 同时应用某些治疗性药物
    - 发生腹泻时,继续肠内营养的同时评估原因,采取合适的方案

- 代谢性并发症 —— 高血糖和低血糖,应加强血糖监测,避免突然停止EN

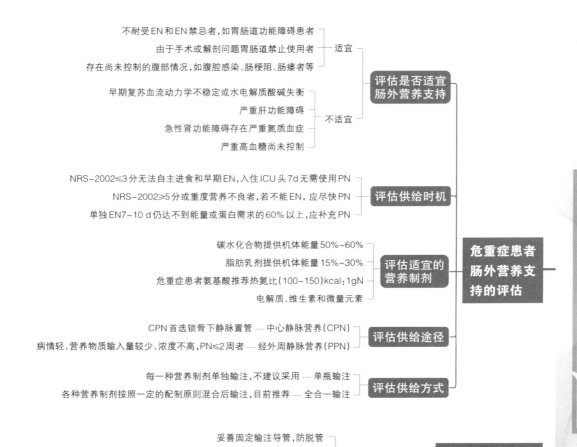

不耐受EN和EN禁忌者,如胃肠道功能障碍患者

由于手术或解剖问题胃肠道禁止使用者 —— 适宜

存在尚未控制的腹部情况,如腹腔感染、肠梗阻、肠瘘者等

早期复苏血流动力学不稳定或水电解质酸碱失衡

严重肝功能障碍 —— 不适宜

急性肾功能障碍存在严重氮质血症

严重高血糖尚未控制

评估是否适宜肠外营养支持

NRS-2002≤3分无法自主进食和早期EN,入住ICU头7d无需使用PN

NRS-2002≥5分或重度营养不良者,若不能EN,应尽快PN

单独EN7~10 d仍达不到能量或蛋白需求的60%以上,应补充PN

评估供给时机

碳水化合物提供机体能量50%~60%

脂肪乳剂提供机体能量15%~30%

危重症患者氨基酸推荐热氮比(100~150)kcal:1gN

电解质、维生素和微量元素

评估适宜的营养制剂

CPN首选锁骨下静脉置管 —— 中心静脉营养(CPN)

病情轻、营养物质输入量较少、浓度不高,PN≤2周者 —— 经外周静脉营养(PPN)

评估供给途径

每一种营养制剂单独输注,不建议采用 —— 单瓶输注

各种营养制剂按照一定的配制原则混合后输注,目前推荐 —— 全合一输注

评估供给方式

危重症患者肠外营养支持的评估

妥善固定输注导管,防脱管

正确冲管和封管,保持通畅

做好穿刺部位护理,避免感染

严格按照规范和要求配制营养液

常规护理措施

危重症患者肠外营养支持的护理

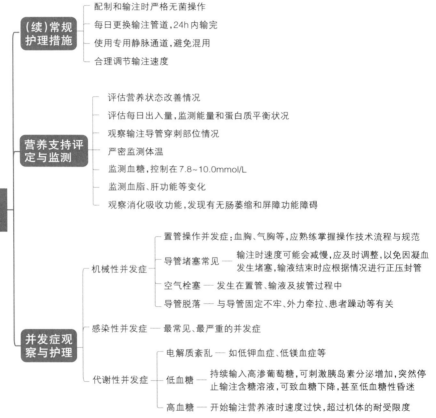

（续）危重症患者肠外营养支持的护理

（续）常规护理措施
- 配制和输注时严格无菌操作
- 每日更换输注管道，24h内输完
- 使用专用静脉通道，避免混用
- 合理调节输注速度

营养支持评定与监测
- 评估营养状态改善情况
- 评估每日出入量，监测能量和蛋白质平衡状况
- 观察输注导管穿刺部位情况
- 严密监测体温
- 监测血糖，控制在7.8~10.0mmol/L
- 监测血脂、肝功能等变化
- 观察消化吸收功能，发现有无肠萎缩和屏障功能障碍

并发症观察与护理
- 机械性并发症
  - 置管操作并发症：血胸、气胸等，应熟练掌握操作技术流程与规范
  - 导管堵塞常见 —— 输注时速度可能会减慢，应及时调整，以免因凝血发生堵塞，输液结束时应根据情况进行正压封管
  - 空气栓塞 —— 发生在置管、输液及拔管过程中
  - 导管脱落 —— 与导管固定不牢、外力牵拉、患者躁动等有关
- 感染性并发症 —— 最常见、最严重的并发症
- 代谢性并发症
  - 电解质紊乱 —— 如低钾血症、低镁血症等
  - 低血糖 —— 持续输入高渗葡萄糖，可刺激胰岛素分泌增加，突然停止输注含糖溶液，可致血糖下降，甚至低血糖性昏迷
  - 高血糖 —— 开始输注营养液时速度过快，超过机体的耐受限度

本章扫码做题

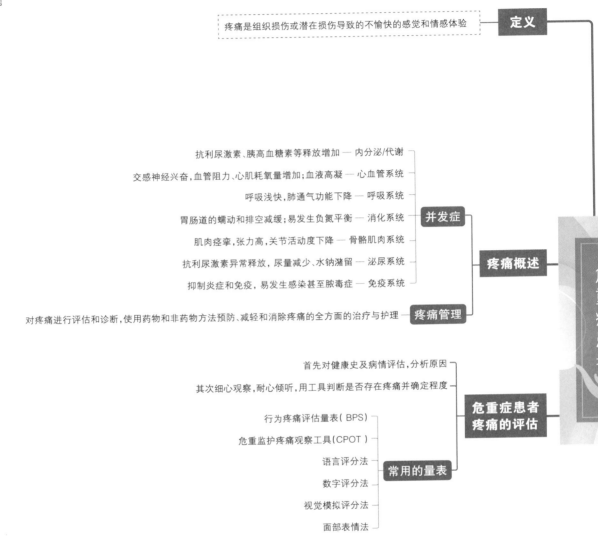

定义

疼痛是组织损伤或潜在损伤导致的不愉快的感觉和情感体验

疼痛概述

并发症

抗利尿激素、胰高血糖素等释放增加 ── 内分泌/代谢

交感神经兴奋,血管阻力、心肌耗氧量增加;血液高凝 ── 心血管系统

呼吸浅快,肺通气功能下降 ── 呼吸系统

胃肠道的蠕动和排空减缓;易发生负氮平衡 ── 消化系统

肌肉痉挛,张力高,关节活动度下降 ── 骨骼肌肉系统

抗利尿激素异常释放,尿量减少、水钠潴留 ── 泌尿系统

抑制炎症和免疫,易发生感染甚至脓毒症 ── 免疫系统

疼痛管理

对疼痛进行评估和诊断,使用药物和非药物方法预防、减轻和消除疼痛的全方面的治疗与护理 ── 疼痛管理

危重症患者疼痛的评估

首先对健康史及病情评估,分析原因

其次细心观察,耐心倾听,用工具判断是否存在疼痛并确定程度

常用的量表

行为疼痛评估量表(BPS)

危重监护疼痛观察工具(CPOT)

语言评分法

数字评分法

视觉模拟评分法

面部表情法

危重症患者

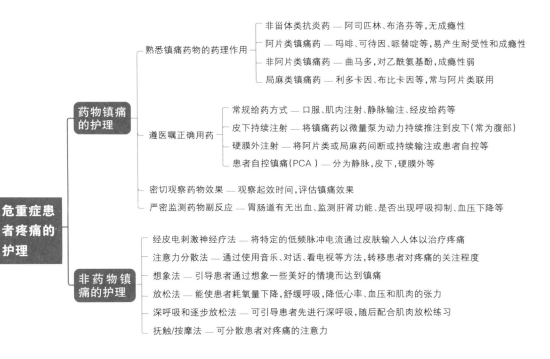

非甾体类抗炎药 — 阿司匹林、布洛芬等,无成瘾性

阿片类镇痛药 — 吗啡、可待因、哌替啶等,易产生耐受性和成瘾性

熟悉镇痛药物的药理作用

非阿片类镇痛药 — 曲马多,对乙酰氨基酚,成瘾性弱

局麻类镇痛药 — 利多卡因、布比卡因等,常与阿片类联用

常规给药方式 — 口服、肌内注射、静脉输注、经皮给药等

皮下持续注射 — 将镇痛药以微量泵为动力持续推注到皮下(常为腹部)

药物镇痛的护理

遵医嘱正确用药

硬膜外注射 — 将阿片类或局麻药间断或持续输注或患者自控等

患者自控镇痛(PCA) — 分为静脉,皮下,硬膜外等

密切观察药物效果 — 观察起效时间,评估镇痛效果

严密监测药物副反应 — 胃肠道有无出血、监测肝肾功能、是否出现呼吸抑制、血压下降等

危重症患者疼痛的护理

经皮电刺激神经疗法 — 将特定的低频脉冲电流通过皮肤输入人体以治疗疼痛

注意力分散法 — 通过使用音乐、对话、看电视等方法,转移患者对疼痛的关注程度

想象法 — 引导患者通过想象一些美好的情境而达到镇痛

非药物镇痛的护理

放松法 — 能使患者耗氧量下降,舒缓呼吸,降低心率、血压和肌肉的张力

深呼吸和逐步放松法 — 可引导患者先进行深呼吸,随后配合肌肉放松练习

抚触/按摩法 — 可分散患者对疼痛的注意力

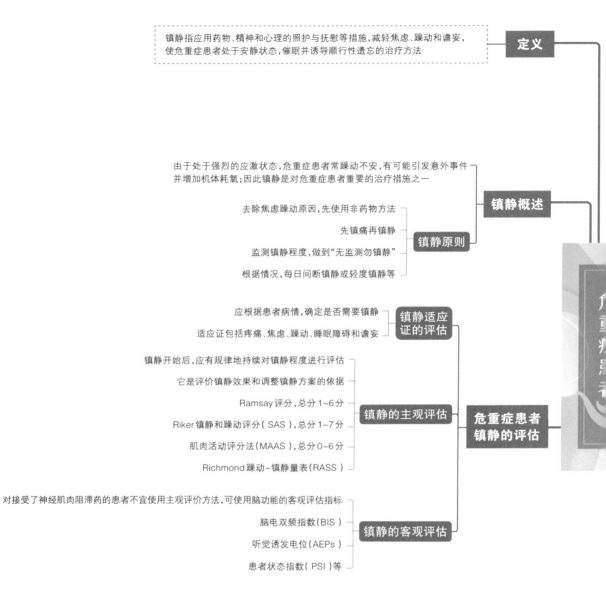

镇静指应用药物、精神和心理的照护与抚慰等措施,减轻焦虑、躁动和谵妄,使危重症患者处于安静状态,催眠并诱导顺行性遗忘的治疗方法 —— **定义**

镇静概述

由于处于强烈的应激状态,危重症患者常躁动不安,有可能引发意外事件并增加机体耗氧;因此镇静是对危重症患者重要的治疗措施之一

去除焦虑躁动原因,先使用非药物方法
先镇痛再镇静
监测镇静程度,做到"无监测勿镇静"
根据情况,每日间断镇静或轻度镇静等
镇静原则

应根据患者病情,确定是否需要镇静
适应证包括疼痛、焦虑、躁动、睡眠障碍和谵妄
镇静适应证的评估

镇静开始后,应有规律地持续对镇静程度进行评估
它是评价镇静效果和调整镇静方案的依据
Ramsay评分,总分1~6分
Riker镇静和躁动评分(SAS),总分1~7分
肌肉活动评分法(MAAS),总分0~6分
Richmond躁动-镇静量表(RASS)
镇静的主观评估

危重症患者镇静的评估

对接受了神经肌肉阻滞药的患者不宜使用主观评价方法,可使用脑功能的客观评估指标
脑电双频指数(BIS)
听觉诱发电位(AEPs)
患者状态指数(PSI)等
镇静的客观评估

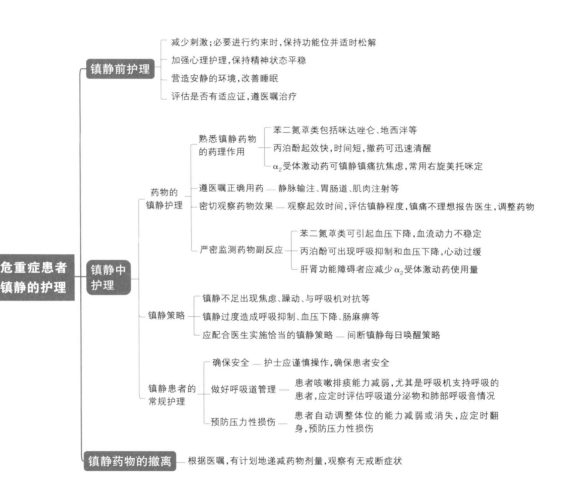

危重症患者镇静的护理

- 镇静前护理
  - 减少刺激;必要进行约束时,保持功能位并适时松解
  - 加强心理护理,保持精神状态平稳
  - 营造安静的环境,改善睡眠
  - 评估是否有适应证,遵医嘱治疗

- 镇静中护理
  - 药物的镇静护理
    - 熟悉镇静药物的药理作用
      - 苯二氮䓬类包括咪达唑仑、地西泮等
      - 丙泊酚起效快,时间短,撤药可迅速清醒
      - α₂受体激动药可镇静镇痛抗焦虑,常用右旋美托咪定
    - 遵医嘱正确用药 — 静脉输注、胃肠道、肌肉注射等
    - 密切观察药物效果 — 观察起效时间,评估镇静程度,镇痛不理想报告医生,调整药物
    - 严密监测药物副反应
      - 苯二氮䓬类可引起血压下降,血流动力不稳定
      - 丙泊酚可出现呼吸抑制和血压下降,心动过缓
      - 肝肾功能障碍者应减少α₂受体激动药使用量
  - 镇静策略
    - 镇静不足出现焦虑、躁动、与呼吸机对抗等
    - 镇静过度造成呼吸抑制、血压下降、肠麻痹等
    - 应配合医生实施恰当的镇静策略 — 间断镇静每日唤醒策略
  - 镇静患者的常规护理
    - 确保安全 — 护士应谨慎操作,确保患者安全
    - 做好呼吸道管理 — 患者咳嗽排痰能力减弱,尤其是呼吸机支持呼吸的患者,应定时评估呼吸道分泌物和肺部呼吸音情况
    - 预防压力性损伤 — 患者自动调整体位的能力减弱或消失,应定时翻身,预防压力性损伤

- 镇静药物的撤离 — 根据医嘱,有计划地递减药物剂量,观察有无戒断症状

本章扫码做题

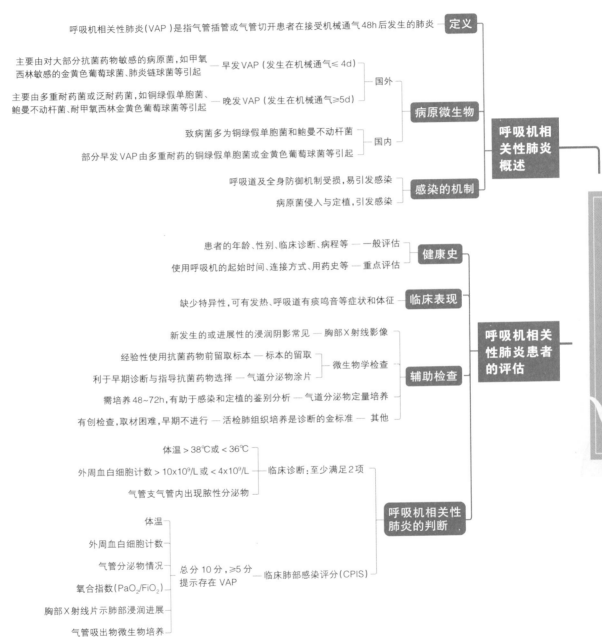

呼吸机相关性肺炎(VAP)是指气管插管或气管切开患者在接受机械通气48h后发生的肺炎 — 定义

主要由对大部分抗菌药物敏感的病原菌,如甲氧西林敏感的金黄色葡萄球菌、肺炎链球菌等引起 — 早发VAP(发生在机械通气≤4d)

主要由多重耐药菌或泛耐药菌,如铜绿假单胞菌、鲍曼不动杆菌、耐甲氧西林金黄色葡萄球菌等引起 — 晚发VAP(发生在机械通气≥5d) — 国外

致病菌多为铜绿假单胞菌和鲍曼不动杆菌

部分早发VAP由多重耐药的铜绿假单胞菌或金黄色葡萄球菌等引起 — 国内 — 病原微生物

呼吸道及全身防御机制受损,易引发感染

病原菌侵入与定植,引发感染 — 感染的机制

呼吸机相关性肺炎概述

患者的年龄、性别、临床诊断、病程等 — 一般评估

使用呼吸机的起始时间、连接方式、用药史等 — 重点评估 — 健康史

缺少特异性,可有发热、呼吸道有痰鸣音等症状和体征 — 临床表现

新发生的或进展性的浸润阴影常见 — 胸部X射线影像

经验性使用抗菌药物前留取标本 — 标本的留取

利于早期诊断与指导抗菌药物选择 — 气道分泌物涂片 — 微生物学检查 — 辅助检查

需培养48~72h,有助于感染和定植的鉴别分析 — 气道分泌物定量培养

有创检查,取材困难,早期不进行 — 活检肺组织培养是诊断的金标准 — 其他

呼吸机相关性肺炎患者的评估

体温 > 38℃或 < 36℃

外周血白细胞计数 > 10x10⁹/L或 < 4x10⁹/L — 临床诊断:至少满足2项

气管支气管内出现脓性分泌物

体温

外周血白细胞计数

气管分泌物情况

氧合指数(PaO₂/FiO₂) — 总分10分,≥5分提示存在VAP — 临床肺部感染评分(CPIS)

胸部X射线片示肺部浸润进展

气管吸出物微生物培养

呼吸机相关性肺炎的判断

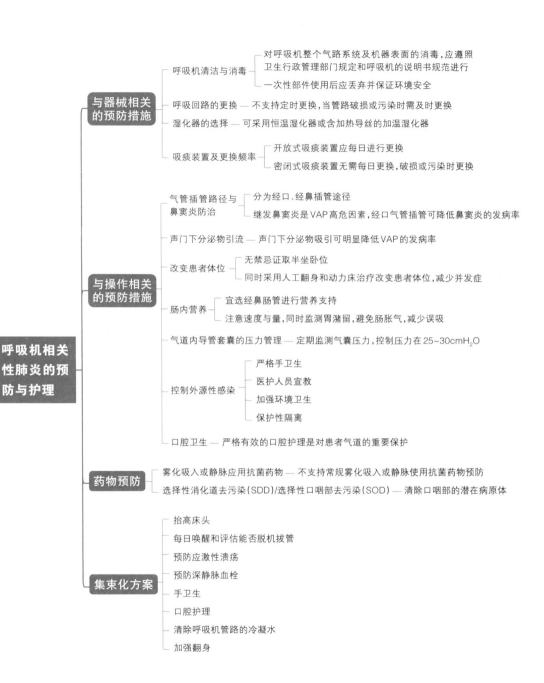

呼吸机相关性肺炎的预防与护理
- 与器械相关的预防措施
  - 呼吸机清洁与消毒
    - 对呼吸机整个气路系统及机器表面的消毒,应遵照卫生行政管理部门规定和呼吸机的说明书规范进行
    - 一次性部件使用后应丢弃并保证环境安全
  - 呼吸回路的更换 — 不支持定时更换,当管路破损或污染时需及时更换
  - 湿化器的选择 — 可采用恒温湿化器或含加热导丝的加温湿化器
  - 吸痰装置及更换频率
    - 开放式吸痰装置应每日进行更换
    - 密闭式吸痰装置无需每日更换,破损或污染时更换
- 与操作相关的预防措施
  - 气管插管路径与鼻窦炎防治
    - 分为经口、经鼻插管途径
    - 继发鼻窦炎是VAP高危因素,经口气管插管可降低鼻窦炎的发病率
  - 声门下分泌物引流 — 声门下分泌物吸引可明显降低VAP的发病率
  - 改变患者体位
    - 无禁忌证取半坐卧位
    - 同时采用人工翻身和动力床治疗改变患者体位,减少并发症
  - 肠内营养
    - 宜选经鼻肠管进行营养支持
    - 注意速度与量,同时监测胃潴留,避免肠胀气,减少误吸
  - 气道内导管套囊的压力管理 — 定期监测气囊压力,控制压力在25~30cmH$_2$O
  - 控制外源性感染
    - 严格手卫生
    - 医护人员宣教
    - 加强环境卫生
    - 保护性隔离
  - 口腔卫生 — 严格有效的口腔护理是对患者气道的重要保护
- 药物预防
  - 雾化吸入或静脉应用抗菌药物 — 不支持常规雾化吸入或静脉使用抗菌药物预防
  - 选择性消化道去污染(SDD)/选择性口咽部去污染(SOD) — 清除口咽部的潜在病原体
- 集束化方案
  - 抬高床头
  - 每日唤醒和评估能否脱机拔管
  - 预防应激性溃疡
  - 预防深静脉血栓
  - 手卫生
  - 口腔护理
  - 清除呼吸机管路的冷凝水
  - 加强翻身

导管相关性血流感染（CRBSI）是指带有血管内导管或者拔除血管内导管48h内的患者出现菌血症或真菌血症，并伴有发热(>38℃)、寒战或低血压等感染表现，除血管导管外没有查出其他明确的感染源 ── **定义**

CRBSI已成为医院血液感染的最常见原因

90%的静脉导管感染发生于中心静脉置管

定植于导管内的细菌或经导管输入被污染的液体 ── 主要来源

皮肤细菌，革兰氏阳性球菌为主(凝固酶阴性葡萄球菌、金黄色葡萄球菌、念珠菌、肠杆菌科细菌) ── 主要病原菌

── **病原微生物**

最常见的感染途径；穿刺部位的病原微生物经导管与皮肤间隙入侵，并定植于导管尖端 ── 导管外途径

导管连接处污染的病原微生物经导管腔内移行至导管尖端，并在局部定植 ── 导管内途径

── **感染途径**

导管相关性血流感染概述

评估年龄、发病过程、血管条件、血管损伤史、导管置入的目的、时间、导管种类、置入途径等

评估患者的免疫功能状况、意识状态、心理反应与合作程度等

── **健康史**

不典型，缺乏特异性；不同程度的发热及脓毒症为最常见表现 ── **临床表现**

取导管尖端5cm进行病原菌培养

如果定植菌与血培养菌为同一菌株可诊断

── 拔除导管后的检查

使用抗生素前同一时间抽取导管血标本及经皮肤的血标本培养均为阳性

且导管血呈现阳性时间较皮肤血阳性时间早2h以上，可诊断

── 阳性时间差法

使用抗生素前同一时间抽取导管血标本及经皮肤血标本培养

如果导管血菌落计数是皮肤血菌落计数3倍以上，可诊断 ── 定量法

经导管采血多次病原菌培养为同一种，且定量计数≥10²cfu/mL，也可诊断

── 保留导管时的检查

── **辅助检查**

导管相关性血流感染患者的评估

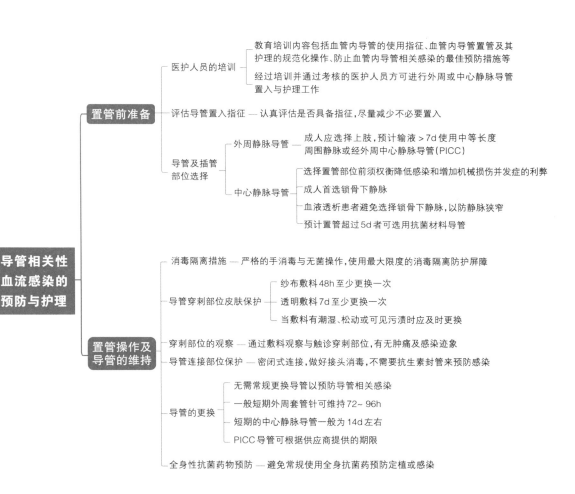

导管相关性血流感染的预防与护理

置管前准备
- 医护人员的培训
  - 教育培训内容包括血管内导管的使用指征、血管内导管置管及其护理的规范化操作、防止血管内导管相关感染的最佳预防措施等
  - 经过培训并通过考核的医护人员方可进行外周或中心静脉导管置入与护理工作
- 评估导管置入指征 —— 认真评估是否具备指征,尽量减少不必要置入
- 导管及插管部位选择
  - 外周静脉导管 —— 成人应选择上肢,预计输液>7d使用中等长度周围静脉或经外周中心静脉导管(PICC)
  - 中心静脉导管
    - 选择置管部位前须权衡降低感染和增加机械损伤并发症的利弊
    - 成人首选锁骨下静脉
    - 血液透析患者避免选择锁骨下静脉,以防静脉狭窄
    - 预计置管超过5d者可选用抗菌材料导管

置管操作及导管的维持
- 消毒隔离措施 —— 严格的手消毒与无菌操作,使用最大限度的消毒隔离防护屏障
- 导管穿刺部位皮肤保护
  - 纱布敷料48h至少更换一次
  - 透明敷料7d至少更换一次
  - 当敷料有潮湿、松动或可见污渍时应及时更换
- 穿刺部位的观察 —— 通过敷料观察与触诊穿刺部位,有无肿痛及感染迹象
- 导管连接部位保护 —— 密闭式连接,做好接头消毒,不需要抗生素封管来预防感染
- 导管的更换
  - 无需常规更换导管以预防导管相关感染
  - 一般短期外周套管针可维持72~96h
  - 短期的中心静脉导管一般为14d左右
  - PICC导管可根据供应商提供的期限
- 全身性抗菌药物预防 —— 避免常规使用全身抗菌药预防定植或感染

导尿管相关性尿路感染(CA-UTI)主要是指患者留置导尿管后或拔除导尿管48h内发生的泌尿系统感染 —— **定义**

绝大多数为革兰氏阴性杆菌,以大肠杆菌最常见 —— 病原微生物

导尿时无菌操作不严,将细菌带入膀胱内

最常见的感染方式是细菌经导尿管与尿道黏膜间的空隙逆行进入膀胱 —— 逆行感染为主 —— 感染途径

细菌还可经导尿管与集尿袋的连接处或经集尿袋的放尿口处侵入

导尿管相关性尿路感染概述

重点评估病情、年龄、导尿管种类、导尿管置入时间、导尿操作过程、尿液引流情况、抗生素应用情况、患者的心理反应与合作程度等 —— 健康史

大多数患者无明显临床症状或全身感染症状

少数人有尿路刺激症状:尿频、尿急、尿痛,膀胱区不适,尿道口红肿或少量炎性分泌物 —— 临床表现

个别患者有腰痛、低热(不超过38℃)

尿液检查:白细胞尿、血尿、脓尿

导尿管相关性尿路感染的评估

尿路刺激征:尿频、尿急、尿痛

下腹触痛、肾区叩痛,伴有或不伴有发热

尿检白细胞:男≥5个或女≥10个/高倍视野

有症状的尿路感染

清洁中段尿或导尿留取尿液培养:革兰氏阳性球菌菌落数≥10^4cfu/mL,革兰氏阴性杆菌菌落数≥10^5cfu/mL

耻骨联合上膀胱穿刺尿培养:细菌菌落数≥10^3cfu/mL

同时符合以下条件之一

新鲜尿标本离心镜检:每30个视野中有半数视野见到细菌

经手术、病理学或影像学检查,有尿路感染证据

若无临床症状,一周内有内镜检查或尿管置入

尿培养:革兰氏阳性球菌菌落数≥10^4cfu/mL
革兰氏阴性杆菌菌落数≥10^5cfu/mL

无症状性菌尿症

辅助检查与判断

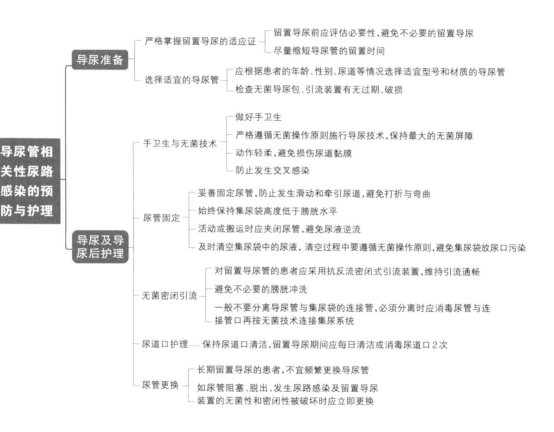

导尿管相关性尿路感染的预防与护理

导尿准备
- 严格掌握留置导尿的适应证
  - 留置导尿前应评估必要性,避免不必要的留置导尿
  - 尽量缩短导尿管的留置时间
- 选择适宜的导尿管
  - 应根据患者的年龄、性别、尿道等情况选择适宜型号和材质的导尿管
  - 检查无菌导尿包、引流装置有无过期、破损

导尿及导尿后护理
- 手卫生与无菌技术
  - 做好手卫生
  - 严格遵循无菌操作原则施行导尿技术,保持最大的无菌屏障
  - 动作轻柔,避免损伤尿道黏膜
  - 防止发生交叉感染
- 尿管固定
  - 妥善固定尿管,防止发生滑动和牵引尿道,避免打折与弯曲
  - 始终保持集尿袋高度低于膀胱水平
  - 活动或搬运时应夹闭尿管,避免尿液逆流
  - 及时清空集尿袋中的尿液,清空过程中要遵循无菌操作原则,避免集尿袋放尿口污染
- 无菌密闭引流
  - 对留置导尿管的患者应采用抗反流密闭式引流装置,维持引流通畅
  - 避免不必要的膀胱冲洗
  - 一般不要分离导尿管与集尿袋的连接管,必须分离时应消毒尿管与连接管口再按无菌技术连接集尿系统
- 尿道口护理——保持尿道口清洁,留置导尿期间应每日清洁或消毒尿道口2次
- 尿管更换
  - 长期留置导尿的患者,不宜频繁更换导尿管
  - 如尿管阻塞、脱出、发生尿路感染及留置导尿装置的无菌性和密闭性被破坏时应立即更换

多重耐药菌(MDRO)主要是指对临床使用的三类或三类以上抗菌药物同时呈现耐药的细菌 ── **定义**

耐甲氧西林金黄色葡萄球菌(MRSA)

耐万古霉素肠球菌(VRE)

产碳广谱β-内酰胺酶(ESBLs)细菌

耐碳青霉烯类抗菌药物肠杆菌科细菌或产碳青霉烯酶(KPC)的肠杆菌科细菌 ── **病原微生物（最常见）**

鲍曼不动杆菌(CR-AB)

多重耐药/泛耐药铜绿假单胞菌(MDR/PDR-PA)

多重耐药结核分枝杆菌

多重耐药菌感染概述

耐甲氧西林金黄色葡萄球菌(MRSA)耐药机制

肠球菌的耐药机制 ── 多重耐药菌的耐药机制十分复杂，不同细菌的耐药机制也不一样 ── **耐药机制**

主要评估年龄、诊断、发病过程、用药史，尤其是抗生素的应用情况 ── **健康史**

感染呈现复杂性与难治性 ── 特点 ── **临床表现**

泌尿道感染

外科手术部位感染

医院获得性肺炎 ── 主要感染类型

导管相关血流感染

复杂的皮肤感染

多重耐药菌感染患者的评估

判断药物对细菌生长的抑制情况 ── 纸片扩散法

观察最低抑菌浓度 ── 稀释法 ── **辅助检查**

确定菌株是否携带某种基因 ── 耐药基因检测

多重耐药菌感染的预防与护理
- 强化预防与控制措施
  - 加强医务人员手卫生
    - 配备充足的洗手设施和速干手消毒剂,提高医务人员手卫生的依从性
    - 必须洗手或使用速干手消毒剂进行手消毒
      - 直接接触患者前后
      - 进行无菌操作或侵入性操作前
      - 接触患者使用的物品或处理其分泌物、排泄物后
  - 严格实施隔离措施
    - 实施接触隔离,预防多重耐药菌传播
    - 尽量选择单间隔离,也可同类感染患者或定植患者安置在同一房间
    - 没有条件单间隔离者实行床边隔离
    - 不宜将多重耐药菌感染者或定植患者与留置管道、有开放伤口或免疫低下患者安置在同一房间
    - 与患者直接接触的相关医疗器械、器具及物品等要专人专用,并及时消毒处理
    - 不能专人专用的器械、物品则要在每次使用后擦拭消毒
    - 实施诊疗护理操作时,应当将高度疑似或确诊多重耐药菌感染患者或定植患者安排在最后进行
  - 遵守无菌技术操作规程
    - 严格遵守无菌技术操作规程
    - 特别是在实施各种侵入性操作时应避免污染
    - 有效预防多重耐药菌感染
  - 加强清洁和消毒工作
    - 做好 ICU 病房物体表面的清洁、消毒
    - 对医务人员及患者频繁接触的物体表面采用适宜消毒剂擦拭、消毒
    - 出现多重耐药菌感染暴发或疑似暴发时,应加强清洁、消毒频次
    - 在诊疗过程中产生的医疗废弃物应当按有关规定进行处置和管理
- 合理使用抗菌药物——根据临床微生物检测结果合理选择抗菌药物,避免抗菌药物使用不当导致细菌耐药
- 减少或缩短侵入性装置的应用——尽可能减少不必要的侵入性操作项目,减少置入时间,避免使用多腔导管,以减少多重耐药菌的定植
- 加强多重耐药菌监测——及时采集有关标本送检,以便在早期发现多重耐药菌感染患者和定植患者

深静脉血栓（DVT）是指血液在深静脉系统内不正常凝结，以下肢多见 ── **定义**

卧床时间长,尤其是老年人血栓风险增加

外科手术后7d心脏病伴有慢性心衰患者发生率较高

恶性肿瘤患者有发生血栓的高度危险性 ── **危险因素**

凝血因子Ⅴ变异患者风险性增加

红斑狼疮、类风湿关节炎、淋巴浸润性疾病、艾滋病和各种急性感染性疾病等导致获得性高凝状态 ── 免疫系统异常

深静脉血栓概述

可启动外源性凝血系统,促进血栓形成 ── 静脉壁损伤

肢体长时间处于被动体位,加上手术或创伤引发的疼痛或麻醉作用可导致局部肿胀,使静脉血流减慢或淤滞 ── 血流缓慢 ── **血栓形成机制**

长期卧床、创伤及手术,遗传性因素等 ── 血液高凝状态

评估患者年龄、病情、手术史、卧床时间长短、活动情况

有无血液系统疾病、免疫系统疾病、肿瘤等 ── **健康史**

最常见的症状:一侧肢体突然肿胀

与健侧肢体比较,同一部位的周径之差可达到1cm ── 症状

同时可伴有疼痛,活动后加重,抬高患肢可有所好转

血栓远端肢体或全肢体肿胀,重症患者呈青紫色,皮温降低

肢体肿胀影响动脉时,远端动脉搏动减弱或消失

血栓发生在小腿肌肉静脉丛可出现压痛 ── 体征

深静脉血栓可引起浅静脉压升高,发病1~2周后可使浅静脉曲张

后期机化,出现静脉血栓形成后综合征,表现为浅静脉曲张、色素沉着、溃疡、肿胀等

血栓脱落可引起肺栓塞

临床表现

深静脉血栓患者的评估

最精确的方法,灵敏度和特异性可达100%

可显示静脉阻塞的部位、范围及侧支循环状况 ── 下肢静脉造影

酶联免疫吸附法检测,敏感性>99%

急性期大于500μg/L有重要参考价值 ── 血浆D-二聚体测定 ── **辅助检查**

无创检查,敏感性93%~97%,特异性94%~99%

用于筛查和监测深静脉血栓 ── 多普勒超声血管检查

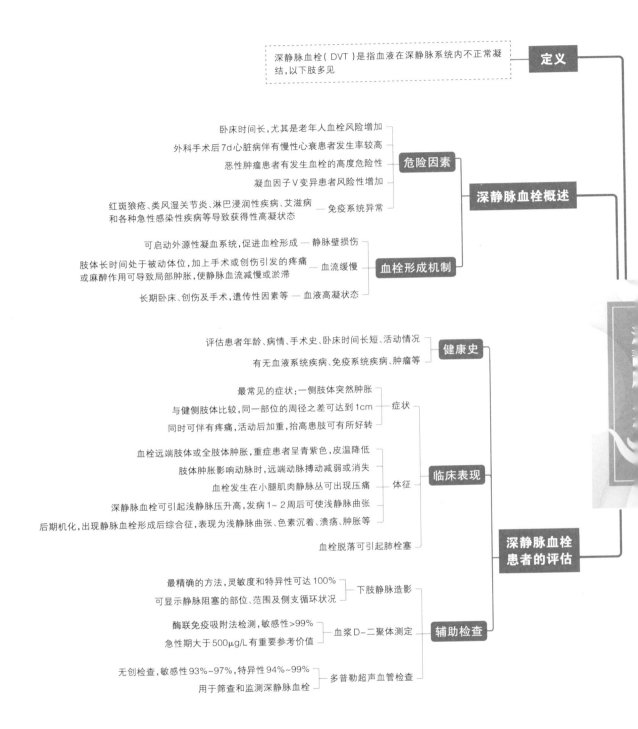

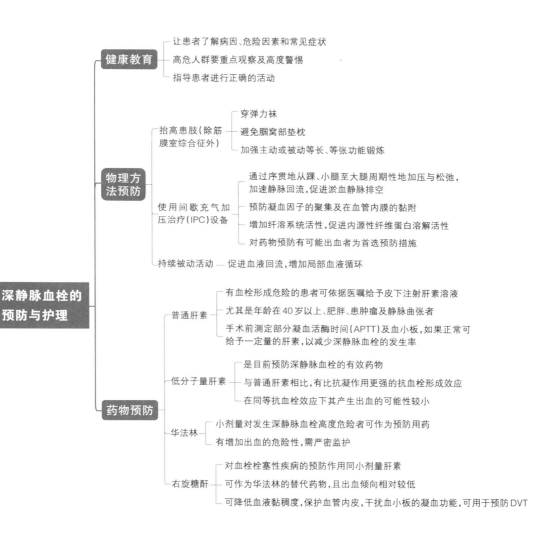

深静脉血栓的预防与护理

健康教育
- 让患者了解病因、危险因素和常见症状
- 高危人群要重点观察及高度警惕
- 指导患者进行正确的活动

物理方法预防
- 抬高患肢(除筋膜室综合征外)
  - 穿弹力袜
  - 避免腘窝部垫枕
  - 加强主动或被动等长、等张功能锻炼
- 使用间歇充气加压治疗(IPC)设备
  - 通过序贯性地从踝、小腿至大腿周期性地加压与松弛,加速静脉回流,促进淤血静脉排空
  - 预防凝血因子的聚集及在血管内膜的黏附
  - 增加纤溶系统活性,促进内源性纤维蛋白溶解活性
  - 对药物预防有可能出血者为首选预防措施
- 持续被动活动——促进血液回流,增加局部血液循环

药物预防
- 普通肝素
  - 有血栓形成危险的患者可依据医嘱给予皮下注射肝素溶液
  - 尤其是年龄在40岁以上、肥胖、患肿瘤及静脉曲张者
  - 手术前测定部分凝血活酶时间(APTT)及血小板,如果正常可给予一定量的肝素,以减少深静脉血栓的发生率
- 低分子量肝素
  - 是目前预防深静脉血栓的有效药物
  - 与普通肝素相比,有比抗凝作用更强的抗血栓形成效应
  - 在同等抗血栓效应下其产生出血的可能性较小
- 华法林
  - 小剂量对发生深静脉血栓高度危险者可作为预防用药
  - 有增加出血的危险性,需严密监护
- 右旋糖酐
  - 对血栓栓塞性疾病的预防作用同小剂量肝素
  - 可作为华法林的替代药物,且出血倾向相对较低
  - 可降低血液黏稠度,保护血管内皮,干扰血小板的凝血功能,可用于预防DVT

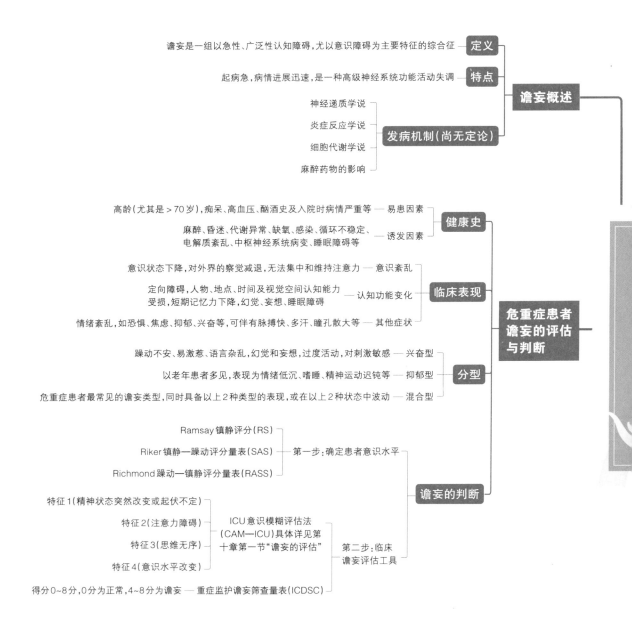

谵妄是一组以急性、广泛性认知障碍,尤以意识障碍为主要特征的综合征 — 定义

起病急,病情进展迅速,是一种高级神经系统功能活动失调 — 特点

神经递质学说

炎症反应学说

细胞代谢学说 — 发病机制(尚无定论)

麻醉药物的影响

谵妄概述

高龄(尤其是 > 70 岁)、痴呆、高血压、酗酒史及入院时病情严重等 — 易患因素

麻醉、昏迷、代谢异常、缺氧、感染、循环不稳定、电解质紊乱、中枢神经系统病变、睡眠障碍等 — 诱发因素

健康史

意识状态下降,对外界的察觉减退,无法集中和维持注意力 — 意识紊乱

定向障碍,人物、地点、时间及视觉空间认知能力受损,短期记忆力下降,幻觉、妄想、睡眠障碍 — 认知功能变化

情绪紊乱,如恐惧、焦虑、抑郁、兴奋等,可伴有脉搏快、多汗、瞳孔散大等 — 其他症状

临床表现

躁动不安、易激惹、语言杂乱,幻觉和妄想,过度活动,对刺激敏感 — 兴奋型

以老年患者多见,表现为情绪低沉、嗜睡、精神运动迟钝等 — 抑郁型

危重症患者最常见的谵妄类型,同时具备以上2种类型的表现,或在以上2种状态中波动 — 混合型

分型

危重症患者谵妄的评估与判断

Ramsay 镇静评分(RS)

Riker 镇静—躁动评分量表(SAS) — 第一步:确定患者意识水平

Richmond 躁动—镇静评分量表(RASS)

谵妄的判断

特征1(精神状态突然改变或起伏不定)

特征2(注意力障碍)

特征3(思维无序)

特征4(意识水平改变)

ICU意识模糊评估法(CAM—ICU)具体详见第十章第一节"谵妄的评估" — 第二步:临床谵妄评估工具

得分0~8分,0分为正常,4~8分为谵妄 — 重症监护谵妄筛查量表(ICDSC)

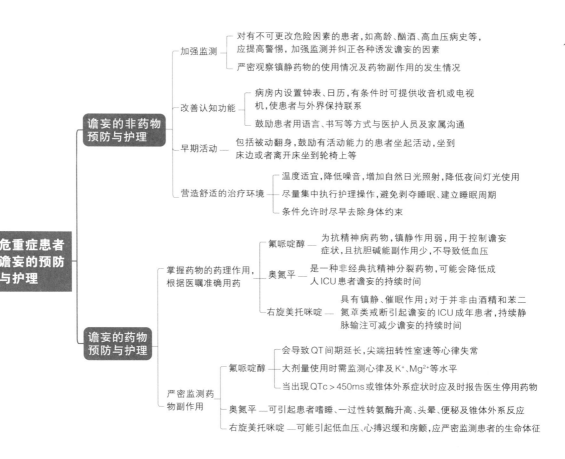

危重症患者谵妄的预防与护理

谵妄的非药物预防与护理
- 加强监测
  - 对有不可更改危险因素的患者,如高龄、酗酒、高血压病史等,应提高警惕,加强监测并纠正各种诱发谵妄的因素
  - 严密观察镇静药物的使用情况及药物副作用的发生情况
- 改善认知功能
  - 病房内设置钟表、日历,有条件时可提供收音机或电视机,使患者与外界保持联系
  - 鼓励患者用语言、书写等方式与医护人员及家属沟通
- 早期活动
  - 包括被动翻身,鼓励有活动能力的患者坐起活动,坐到床边或者离开床坐到轮椅上等
- 营造舒适的治疗环境
  - 温度适宜,降低噪音,增加自然日光照射,降低夜间灯光使用
  - 尽量集中执行护理操作,避免剥夺睡眠、建立睡眠周期
  - 条件允许时尽早去除身体约束

谵妄的药物预防与护理
- 掌握药物的药理作用,根据医嘱准确用药
  - 氟哌啶醇
    - 为抗精神病药物,镇静作用弱,用于控制谵妄症状,且抗胆碱能副作用少,不导致低血压
  - 奥氮平
    - 是一种非经典抗精神分裂药物,可能会降低成人ICU患者谵妄的持续时间
  - 右旋美托咪啶
    - 具有镇静、催眠作用;对于并非由酒精和苯二氮䓬类戒断引起谵妄的ICU成年患者,持续静脉输注可减少谵妄的持续时间
- 严密监测药物副作用
  - 氟哌啶醇
    - 会导致QT间期延长,尖端扭转性室速等心律失常
    - 大剂量使用时需监测心律及K^+、Mg^{2+}等水平
    - 当出现QTc > 450ms或锥体外系症状时应及时报告医生停用药物
  - 奥氮平——可引起患者嗜睡、一过性转氨酶升高、头晕、便秘及锥体外系反应
  - 右旋美托咪啶——可能引起低血压、心搏迟缓和房颤,应严密监测患者的生命体征

人工气道是指运用各种辅助设备及特殊技术在生理气道与空气或其他气源之间建立的有效连接,以保证气道通畅,维持有效通气 —— **定义**

概述
- 将口咽通气管插入到口咽部,使其维持气道通畅的技术
- 口咽通气管是一种由硬橡胶或硬塑料制成的"J"形、中空的人工气道,其弯曲度与舌及软腭相似
- 主体包括翼缘、牙垫、咽弯曲度三部分
- 随着型号的增大,其形状和长度逐渐增加,以适应不同年龄和体型的患者使用

适应证
- 有自主呼吸的昏迷患者
- 舌后坠致呼吸道梗阻,气道分泌物多需吸引,抽搐时防舌咬伤
- 同时有气管插管时,取代牙垫作用

禁忌证
- 绝对禁忌：不可用于清醒患者,因其可引起恶心、呕吐、呛咳、喉痉挛和支气管痉挛等反射,导管移位时还会使气道梗阻
- 下列情况慎用：
  - 口腔及上、下颌骨创伤
  - 咽部气道占位性病变
  - 喉头水肿、气管内异物、哮喘、咽反射亢进患者
  - 门齿有折断或脱落危险的患者
  - 呕吐频繁者

操作方法
- 物品准备
  - 选择合适的口咽通气管,长度为口角至耳垂或下颌角的距离
  - 选择的原则是宁长勿短、宁大勿小
- 患者准备
  - 昏迷患者放平床头,协助取平卧位,头后仰,使口、咽、喉三轴线尽量重叠
  - 清除口腔及咽部分泌物,保持呼吸道通畅
- 操作步骤
  - 反向插入法：把咽弯曲部分向腭部插入口腔,当其内口接近口咽后壁时,即将其旋转180°,顺势向下推送,弯曲部分下面压住舌根,上面抵住口咽后壁
  - 横向插入法：将咽弯曲凹面部分朝向一侧的脸颊内部插入,然后在插入过程中朝着咽后壁旋转90°向下翻转口咽通气管,使口咽通气管弯曲部分凹面向下压住舌根进入
- 检测人工气道是否通畅
  - 以手掌放于口咽通气管外口,感觉有无气流;或以少许棉絮放于外口,观察有无随患者呼吸的运动
  - 观察胸壁运动幅度和听诊双肺呼吸音
  - 检查口腔,以防止舌或唇夹置于牙和口咽通气管之间

口咽通气管置入术

（续）口咽通气管置入术

注意事项
- 保持管道通畅
  - 及时清理呼吸道分泌物,防止误吸,甚至窒息
  - 注意密切观察有无导管脱出而致阻塞气道的现象
- 加强呼吸道湿化 —— 外口可盖一层生理盐水纱布,既湿化气道又防止吸入异物和灰尘
- 监测生命体征
  - 严密观察病情变化,随时记录,并备好各种抢救物品和器械
  - 必要时配合医生行气管内插管术

鼻咽通气管置入术

概述
- 将鼻咽通气管插入鼻咽部,使其维持气道通畅的技术
- 是一个类似于气管插管的软管道,适用于舌后坠所致的上呼吸道梗阻的患者
- 由于其对咽喉部的刺激性较口咽通气管小,清醒或浅麻醉患者更易耐受

适应证
- 各种原因引起的不完全呼吸道梗阻,不能使用或耐受口咽通气管或使用口咽通气管效果不佳者
- 牙关紧闭,不能经口吸痰,防止反复经鼻腔吸引引起鼻腔黏膜损伤者

禁忌证
- 颅底骨折、脑脊液耳鼻漏者
- 鼻腔各种疾患,如鼻息肉、鼻腔畸形、鼻外伤、鼻腔炎症等
- 鼻腔出血或有出血倾向者

操作方法
- 物品准备
  - 选择合适的鼻咽通气管
  - 比较通气管的外径和患者鼻孔的内腔,使用尽可能大又易于通过鼻腔的导管,长度为鼻尖到耳垂的距离
- 患者准备 —— 取仰卧位,观察其神志、鼻腔、呼吸及血氧饱和度的情况
- 操作步骤
  - 选择通畅的一侧鼻孔置入
  - 插入前可滴入适量血管收缩药物,如麻黄碱等,以减少鼻腔出血的风险
  - 通气管表面涂以含局部麻醉药的医用润滑剂
  - 将通气管弯度向下、弧度朝上、内缘口向下,沿垂直鼻面部方向缓缓插入鼻腔,直至它的尾部抵住鼻腔外口,插入深度约13~15cm;动作应轻柔、缓慢,遇阻力不应强行插入,可回撤1cm左右,稍稍旋转直至无阻力感再继续插入
- 再次评估气道是否通畅 —— 以解除舌后坠、鼾声消失、呼吸通畅为标准
- 固定 —— 置管成功后,妥善固定,以免脱出

注意事项
- 保持鼻咽通气管通畅
  - 每日做好鼻腔护理
  - 鼻孔与鼻咽通气管间涂油,及时清除鼻腔分泌物
- 做好气道湿化 —— 防止鼻黏膜干燥出血

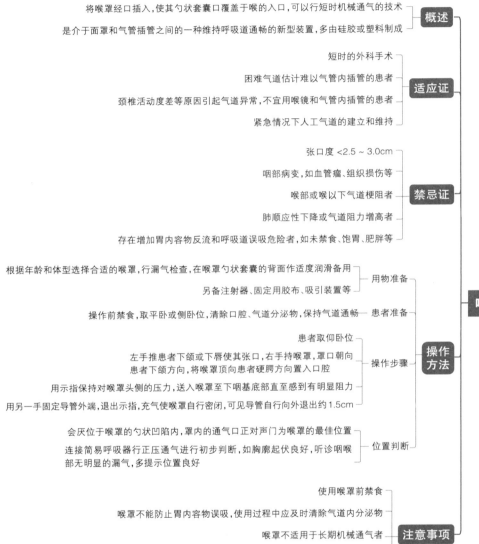

定义

人工气道是指运用各种辅助设备及特殊技术在生理气道与空气或其他气源之间建立的有效连接,以保证气道通畅,维持有效通气

喉罩置入术

概述
- 将喉罩经口插入,使其勺状套囊口覆盖于喉的入口,可以行短时机械通气的技术
- 是介于面罩和气管插管之间的一种维持呼吸道通畅的新型装置,多由硅胶或塑料制成

适应证
- 短时的外科手术
- 困难气道估计难以气管内插管的患者
- 颈椎活动度差等原因引起气道异常,不宜用喉镜和气管内插管的患者
- 紧急情况下人工气道的建立和维持

禁忌证
- 张口度<2.5~3.0cm
- 咽部病变,如血管瘤、组织损伤等
- 喉部或喉以下气道梗阻者
- 肺顺应性下降或气道阻力增高者
- 存在增加胃内容物反流和呼吸道误吸危险者,如未禁食、饱胃、肥胖等

操作方法

用物准备
- 根据年龄和体型选择合适的喉罩,行漏气检查,在喉罩勺状套囊的背面作适度润滑备用
- 另备注射器、固定用胶布、吸引装置等

患者准备
- 操作前禁食,取平卧或侧卧位,清除口腔、气道分泌物,保持气道通畅

操作步骤
- 患者取仰卧位
- 左手推患者下颌或下唇使其张口,右手持喉罩,罩口朝向患者下颌方向,将喉罩顶向患者硬腭方向置入口腔
- 用示指保持对喉罩头侧的压力,送入喉罩至下咽基底部直至感到有明显阻力
- 用另一手固定导管外端,退出示指,充气使喉罩自行密闭,可见导管自行向外退出约1.5cm

位置判断
- 会厌位于喉罩的勺状凹陷内,罩内的通气口正对声门为喉罩的最佳位置
- 连接简易呼吸器行正压通气进行初步判断,如胸廓起伏良好,听诊咽喉部无明显的漏气,多提示位置良好

注意事项
- 使用喉罩前禁食
- 喉罩不能防止胃内容物误吸,使用过程中应及时清除气道内分泌物
- 喉罩不适用于长期机械通气者
- 注意观察喉罩使用后患者呼吸改善情况,听诊双肺呼吸音
- 拔出喉罩前尽量避免咽喉部刺激

环甲膜穿刺术

概述
— 在确切的气道建立之前,迅速提供临时路径进行有效气体交换的一项急救技术
— 施救者通过用刀、穿刺针或其他任何锐器,从环甲膜处刺入,建立新的呼吸通道,快速解除气道阻塞和(或)窒息的急救方法
— 当气管插管不成功或面罩通气不充分时,它是急诊非手术方式提供通气支持的紧急治疗措施

适应证
— 急性上呼吸道完全或不完全阻塞,尤其是声门区阻塞,严重呼吸困难不能及时气管切开建立人工气道者
— 牙关紧闭经鼻插管失败,为喉、气管内其他操作准备
— 气管内给药

禁忌证 — 有出血倾向患者

操作方法
— 用物准备 — 环甲膜穿刺针或粗针头,T形管、吸氧装置
— 患者准备 — 取平卧或斜坡卧位,头部保持正中,尽可能使颈部后仰,不需局麻
— 操作步骤
  — 常规消毒环甲膜区的皮肤
  — 确定穿刺位置
  — 用左手示指和拇指固定此处皮肤,右手持针在环甲膜上垂直下刺,自针头处有气体逸出或抽吸易抽出气体,患者出现咳嗽,固定针头于垂直位
  — 以T形管的上臂与针头连接,下臂连接氧气,也可以左手固定穿刺针头,以右手示指间歇地堵塞T形管上臂的另一端开口处而行人工呼吸
  — 可根据穿刺目的进行其他操作,如注入药物等
— 术后处理 — 整理用物,医疗垃圾分类处置,并作详细穿刺记录

注意事项
— 环甲膜穿刺仅仅是呼吸复苏的一种急救措施,不能作为确定性处理
— 进针不宜过深,避免损伤气管后壁黏膜
— 环甲膜穿刺针头与T形管接口连接时,必须连接紧密不漏气
— 穿刺部位若有明显出血应及时止血,以免血液流入气管内
— 作为一种应急措施,穿刺针留置时间不宜超过24h
— 如遇血凝块或分泌物阻塞穿刺针头,可用注射器注入空气,或用少许生理盐水冲洗,以保证其通畅

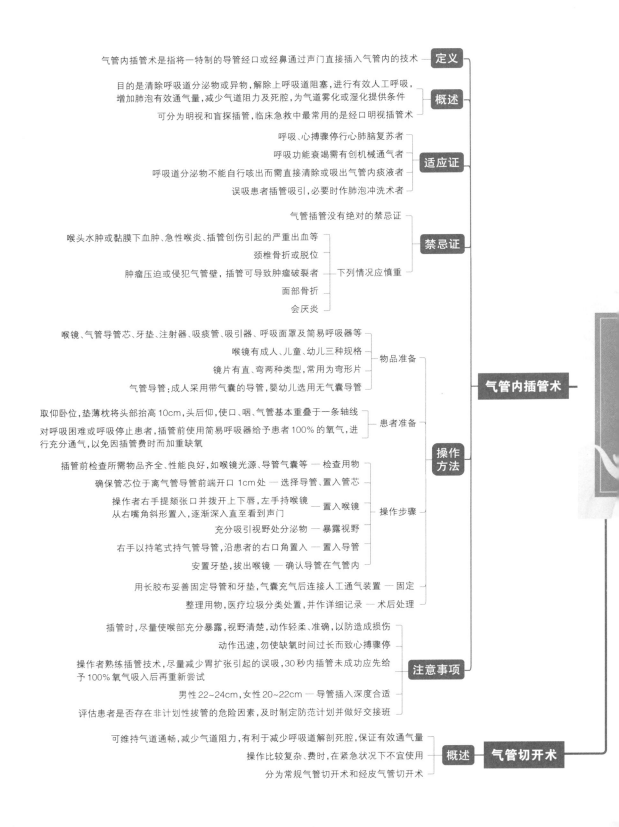

气管内插管术是指将一特制的导管经口或经鼻通过声门直接插入气管内的技术 —— 定义

目的是清除呼吸道分泌物或异物,解除上呼吸道阻塞,进行有效人工呼吸,
增加肺泡有效通气量,减少气道阻力及死腔,为气道雾化或湿化提供条件 —— 概述

可分为明视和盲探插管,临床急救中最常用的是经口明视插管术

呼吸、心搏骤停行心肺脑复苏者

呼吸功能衰竭需有创机械通气者 —— 适应证

呼吸道分泌物不能自行咳出而需直接清除或吸出气管内痰液者

误吸患者插管吸引,必要时作肺泡冲洗术者

气管插管没有绝对的禁忌证

喉头水肿或黏膜下血肿、急性喉炎、插管创伤引起的严重出血等 —— 禁忌证

颈椎骨折或脱位

肿瘤压迫或侵犯气管壁,插管可导致肿瘤破裂者 —— 下列情况应慎重

面部骨折

会厌炎

喉镜、气管导管芯、牙垫、注射器、吸痰管、吸引器、呼吸面罩及简易呼吸器等

喉镜有成人、儿童、幼儿三种规格 —— 物品准备

镜片有直、弯两种类型,常用为弯形片

气管导管:成人采用带气囊的导管,婴幼儿选用无气囊导管

取仰卧位,垫薄枕将头部抬高10cm,头后仰,使口、咽、气管基本重叠于一条轴线

对呼吸困难或呼吸停止患者,插管前使用简易呼吸器给予患者100%的氧气,进
行充分通气,以免因插管费时而加重缺氧 —— 患者准备

插管前检查所需物品齐全、性能良好,如喉镜光源、导管气囊等 —— 检查用物

确保管芯位于离气管导管前端开口1cm处 —— 选择导管、置入管芯

操作者右手提颏张口并拨开上下唇,左手持喉镜
从右嘴角斜形置入,逐渐深入直至看到声门 —— 置入喉镜 —— 操作步骤

充分吸引视野处分泌物 —— 暴露视野

右手以持笔式持气管导管,沿患者的右口角置入 —— 置入导管

安置牙垫,拔出喉镜 —— 确认导管在气管内

用长胶布妥善固定导管和牙垫,气囊充气后连接人工通气装置 —— 固定

整理用物,医疗垃圾分类处置,并作详细记录 —— 术后处理

插管时,尽量使喉部充分暴露,视野清楚,动作轻柔、准确,以防造成损伤

动作迅速,勿使缺氧时间过长而致心搏骤停

操作者熟练插管技术,尽量减少胃扩张引起的误吸,30秒内插管未成功应先给
予100%氧气吸入后再重新尝试 —— 注意事项

男性22~24cm,女性20~22cm —— 导管插入深度合适

评估患者是否存在非计划性拔管的危险因素,及时制定防范计划并做好交接班

—— 操作方法

—— 气管内插管术

可维持气道通畅,减少气道阻力,有利于减少呼吸道解剖死腔,保证有效通气量

操作比较复杂、费时,在紧急状况下不宜使用 —— 概述 —— 气管切开术

分为常规气管切开术和经皮气管切开术

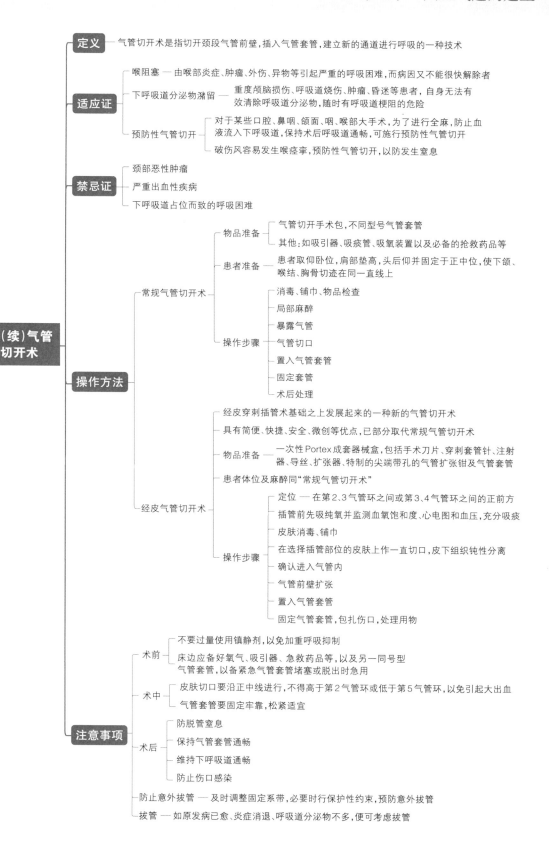

定义 —— 气管切开术是指切开颈段气管前壁,插入气管套管,建立新的通道进行呼吸的一种技术

适应证
- 喉阻塞 —— 由喉部炎症、肿瘤、外伤、异物等引起严重的呼吸困难,而病因又不能很快解除者
- 下呼吸道分泌物潴留 —— 重度颅脑损伤、呼吸道烧伤、肿瘤、昏迷等患者,自身无法有效清除呼吸道分泌物,随时有呼吸道梗阻的危险
- 预防性气管切开
  - 对于某些口腔、鼻咽、颌面、咽、喉部大手术,为了进行全麻,防止血液流入下呼吸道,保持术后呼吸道通畅,可施行预防性气管切开
  - 破伤风容易发生喉痉挛,预防性气管切开,以防发生窒息

禁忌证
- 颈部恶性肿瘤
- 严重出血性疾病
- 下呼吸道占位而致的呼吸困难

(续)气管切开术

操作方法
- 常规气管切开术
  - 物品准备
    - 气管切开手术包,不同型号气管套管
    - 其他:如吸引器、吸痰管、吸氧装置以及必备的抢救药品等
  - 患者准备 —— 患者取仰卧位,肩部垫高,头后仰并固定于正中位,使下颌、喉结、胸骨切迹在同一直线上
  - 操作步骤
    - 消毒、铺巾、物品检查
    - 局部麻醉
    - 暴露气管
    - 气管切口
    - 置入气管套管
    - 固定套管
    - 术后处理
- 经皮气管切开术
  - 经皮穿刺插管术基础之上发展起来的一种新的气管切开术
  - 具有简便、快捷、安全、微创等优点,已部分取代常规气管切开术
  - 物品准备 —— 一次性Portex成套器械盒,包括手术刀片、穿刺套管针、注射器、导丝、扩张器、特制的尖端带孔的气管扩张钳及气管套管
  - 患者体位及麻醉同"常规气管切开术"
  - 操作步骤
    - 定位 —— 在第2、3气管环之间或第3、4气管环之间的正前方
    - 插管前先吸纯氧并监测血氧饱和度、心电图和血压,充分吸痰
    - 皮肤消毒、铺巾
    - 在选择插管部位的皮肤上作一直切口,皮下组织钝性分离
    - 确认进入气管内
    - 气管前壁扩张
    - 置入气管套管
    - 固定气管套管,包扎伤口,处理用物

注意事项
- 术前
  - 不要过量使用镇静剂,以免加重呼吸抑制
  - 床边应备好氧气、吸引器、急救药品等,以及另一同号型气管套管,以备紧急气管套管堵塞或脱出时急用
- 术中
  - 皮肤切口要沿正中线进行,不得高于第2气管环或低于第5气管环,以免引起大出血
  - 气管套管要固定牢靠,松紧适宜
- 术后
  - 防脱管窒息
  - 保持气管套管通畅
  - 维持下呼吸道通畅
  - 防止伤口感染
- 防止意外拔管 —— 及时调整固定系带,必要时行保护性约束,预防意外拔管
- 拔管 —— 如原发病已愈、炎症消退、呼吸道分泌物不多,便可考虑拔管

定义

Heimlich 手法是一种简便有效的抢救食物、异物卡喉所致窒息的急救方法

气道异物梗阻征象

异物阻塞呼吸道的判断

能用力咳嗽，但咳嗽停止时出现喘息声 — 气道部分阻塞者

患者不能说话和咳嗽，出现痛苦表情并用手掐住自己的颈部 — 气道完全阻塞者

亲眼目睹异物被吸入者

昏迷患者在开放气道后，仍无法进行有效通气者

Heimlich 征象

以上情况中，如患者出现特有的"窒息痛苦样表情"（手掐咽喉部"V"形手势）

此时应立即询问，"你卡着了吗？"如患者点头表示肯定，即可确定发生了呼吸道异物阻塞

如无以上表情，但观察到患者具有不能说话或呼吸，面色、口唇青紫，失去知觉等征象，亦可判断为呼吸道异物阻塞，应立即施行 Heimlich 手法施救

小儿气道异物梗阻的处理

对于有意识的 1 岁以上儿童的处理方法同成人的 Heimlich 手法

对于有反应的婴儿推荐使用拍背/冲胸法

施救者取坐位，前臂放在大腿上，将患儿俯卧位于其上，手指张开托住患儿下颌并固定头部，保持头低位

用另一只手的掌根部在婴儿背部肩胛区用力叩击 5 次，拍背后保护婴儿颈部，小心将婴儿翻转过来

使其仰卧于另一只手的前臂上，前臂置于大腿上，仍维持头低位，实施 5 次胸部冲击，位置与胸外按压相同，每次 1 秒钟

如能看到患儿口中异物，可小心将其取出；不能看到异物，重复上述动作，直至异物排出

对于意识丧失的小儿应立即实施 CPR 救治

成人气道异物梗阻的处理

腹部冲击法(HeimLich 手法)
- 用于神志清楚的患者,此方法也适用于 1 岁以上的儿童
- 施救者站于患者身后,用双臂环抱其腰部
- 一手握拳,以拇指侧紧顶住患者腹部(位于剑突与脐的腹中线部位)另一手紧握该拳,用力快速向内、向上冲击腹部
- 反复冲击直至异物排出

自行腹部冲击法
- 患者本人的自救方法
- 患者一手握拳,用拳头拇指侧顶住腹部(位于剑突与脐的腹中线部位)另一手紧握该拳,快速、用力向内、向上冲击腹部
- 如果不成功,患者应迅速将上腹部倾压于椅背、桌沿、护栏或其他硬物上,然后用力冲击其腹部,重复动作,直至异物排出

胸部冲击法
- 当患者是妊娠末期或过度肥胖时,施救者无法用双臂环抱患者腰部,可使用胸部冲击法代替
- 施救者站在患者身后,上肢放于患者腋下,将患者胸部环抱
- 一只拳的拇指侧在胸骨中线,避开剑突和肋骨下缘,另一只手握住拳头,向后冲击,直至把异物排出

对意识丧失者的施救方法
- 施救者应立即开始CPR,按30:2的按压/通气比例操作
- 如通气时患者胸部无起伏,重新摆放头部位置,注意开放气道,再次尝试通气
- 每次打开气道进行通气时,观察喉咙后面是否有堵塞物存在,如果发现易于移除的异物,小心移除
- 如异物清除困难,通气仍未见胸廓起伏,应考虑采取进一步的抢救措施(如环甲膜穿刺/切开术等)开通气道

胸膜腔穿刺术简称胸穿,是指对有胸膜腔积液或积气的患者,为了达到诊断和治疗疾病的目的,通过胸膜腔穿刺抽取积液或积气的一种技术 —— **定义**

胸膜腔中等量以上积液(积液量≥500mL),需排出积液,以缓解肺组织压迫症状 ——

胸膜腔积气(肺组织压缩≥30%),需排出积气,以缓解肺组织压迫症状 —— **适应证**

胸膜腔积液性质不明,需抽取积液检查,协助病因诊断 ——

脓胸抽脓灌洗及胸膜腔内给药治疗 ——

体质虚弱、病情危重难以耐受穿刺术者 ——

有严重出血倾向者 —— **禁忌证**

疑为胸膜腔棘球蚴病,穿刺可引起感染扩散 ——

穿刺部位或附近有感染者 ——

胸膜腔穿刺包,皮肤消毒剂,2%利多卡因,无菌生理盐水,急救药品及物品等 —— **物品准备**

协助取半卧位,患侧前臂上举抱于头枕部,充分暴露胸部或背部 —— 病情较重、体质衰弱者 —— **患者准备**

协助坐于椅子上,面向椅背,两前臂置于椅背上,前额伏于前臂上 —— 病情稳定、一般情况较好者 ——

知情同意

在肩胛线或腋后线第7~8肋间隙、腋中线第6~7肋间隙或腋前线第5肋间隙,叩诊呈实音处 —— 胸膜腔积液者 ——

穿刺部位应根据胸部X线或超声检查并结合叩诊定位 —— 包裹性积液者 —— **穿刺部位**

穿刺点取患侧锁骨中线第2或3肋间隙 —— 胸膜腔积气者 ——

操作方法

（续）操作方法 — **操作步骤**
- 皮肤消毒
- 局部浸润麻醉
- 穿刺 — 有落空感表明进入胸膜腔
- 急救 — 张力性气胸患者可用粗针头在患侧锁骨中线第3或4肋上缘垂直刺入胸膜腔
- 拔针 — 呼气末屏气时拔除穿刺针
- 术后处理 — 患者平卧位或半卧位休息，观察病情变化，做好记录

注意事项
- 每次抽液、抽气不宜过快、过多
  - 以防止胸膜腔内压力骤降，而导致复张性肺水肿、循环障碍等
  - 首次抽液量不宜超过700mL，抽气量不宜超过1000mL，以后每次抽吸量不应超过1000mL
  - 诊断性胸膜腔穿刺，满足诊断及化验需求量即可
  - 若为脓胸，每次尽量抽尽
- 穿刺针进入胸膜腔不宜过深，以免损伤肺组织
- 当患者有张力性气胸、外伤性血气胸、大量胸膜腔积液（积液量≥1000mL）或积气（肺组织压缩≥50%）时，在紧急胸膜腔穿刺减压后宜行胸膜腔闭式引流术进行持续引流
- 观察穿刺并发症
  - 气胸 — 为最多见的并发症
  - 出血、血胸 — 穿刺针刺伤可引起胸壁、胸膜腔内或肺内出血
  - 复张性肺水肿 — 因抽出胸膜腔积液或积气过快过多，使肺组织迅速复张，而导致肺组织水肿
  - 胸膜反应 — 发生于胸穿早期，因患者紧张、恐惧、疼痛或者麻醉不充分、麻醉药物过敏等导致迷走神经兴奋
  - 胸膜腔内感染 — 主要见于反复多次胸膜腔穿刺者

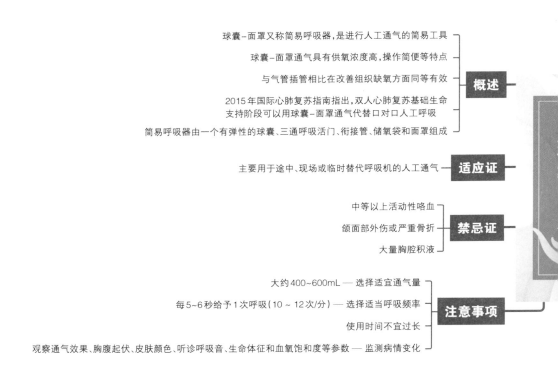

球囊–面罩又称简易呼吸器,是进行人工通气的简易工具

球囊–面罩通气具有供氧浓度高,操作简便等特点

与气管插管相比在改善组织缺氧方面同等有效

2015年国际心肺复苏指南指出,双人心肺复苏基础生命
支持阶段可以用球囊–面罩通气代替口对口人工呼吸

简易呼吸器由一个有弹性的球囊、三通呼吸活门、衔接管、储氧袋和面罩组成

概述

主要用于途中、现场或临时替代呼吸机的人工通气 —— **适应证**

中等以上活动性咯血

颌面部外伤或严重骨折 —— **禁忌证**

大量胸腔积液

大约400~600mL —— 选择适宜通气量

每5~6秒给予1次呼吸(10 ~ 12次/分) —— 选择适当呼吸频率 　**注意事项**

使用时间不宜过长

观察通气效果、胸腹起伏、皮肤颜色、听诊呼吸音、生命体征和血氧饱和度等参数 —— 监测病情变化

物品准备
— 选择合适的面罩,以便得到最佳使用效果
— 外接氧气,应调节氧流量至氧气储气袋充满氧气(氧流量为8~10L/min)

患者准备
— 仰卧,取去枕、头后仰体位

操作方法

操作步骤

分为单人操作法和双人操作法,双人操作法通气效果优于单人法

通气必须在呼吸道畅通前提下使用,使用前开放气道,清除口腔
中义齿与咽喉部任何可见的异物,松解患者衣领

单人操作法
(EC手法)
— 操作者位于患者头部的后方,将患者头部向后仰,并托牢下颌使其朝上,保持气道通畅
— 将面罩扣在患者口鼻处,用一手拇指和示指呈"C"形按压面罩
— 中指和无名指放在下颌下缘,小指放在下颌角后面,呈"E"形,保持面罩的适度密封
— 用另外一只手均匀地挤压球囊,送气时间为1秒,将气体送入肺中
— 待球囊重新膨胀后再开始下一次挤压,保持适宜的吸气/呼气时间
— 若气管插管或气管切开患者使用简易呼吸器,应先将痰液吸净后再应用

双人操作法
(双EC手法)
— 由一人固定或按压面罩,方法是操作者分别用双手的拇指和示指放在面罩的主体
— 中指和无名指放在下颌下缘,小指放在下颌角后面
— 将患者下颌向前拉,伸展头部,畅通气道,保持面罩的适度密封
— 由另一个人挤压球囊

心脏电复律是用电能治疗异位性快速心律失常使之转复为窦性心律的一种方法 ── **定义**

根据发放脉冲是否与心电图的 R 波同步,分为同步电复律和非同步电复律

启用同步触发装置用于转复心室颤动以外的各类异位性快速心律失常 ── 同步电复律

不启用同步触发装置,可在任何时间放电,主要用于转复心室颤动 ── 非同步电复律(除颤) ── **概述**

根据电极板放置的位置,除颤还可分为体外和体内两种方式

主要是心室颤动、心室扑动或无脉性室性心动过速者 ── **适应证**

除颤仪,导电糊或4~6层生理盐水纱布,简易呼吸器,吸氧装置、急救药品等 ── **物品准备**

除颤仪未到前对患者进行高质量CPR

患者去枕平卧于坚硬平面上,检查并除去身上的金属及导电物质,松开衣扣,暴露胸部 ── **患者准备**

了解患者有无安装起搏器

如果汗液多,用纱布擦净胸壁汗液

操作方法

监测、分析患者心律,确认心室颤动或无脉性室性心动过速,需要电除颤 ── 评估

呼救,记录抢救开始时间

连接电源,开机,将旋钮调至"ON"位置,机器设置默认"非同步"状态 ── 开机

根据不同除颤仪选择合适的能量,单相波为360J,双相波为120～200J ── 选择能量 ── **操作步骤**

将导电糊涂于电极板上,或每个电极板垫4～6层生理盐水湿纱布 ── 准备电极板

适用于紧急情况,心尖部A电极板放在左乳头外下方或左腋前线第5肋间,心底部S电极板放在右侧锁骨下或2~3肋间 ── 前–侧位

A电极板在左侧心前区标准位置,而S电极板置于左/右背部肩胛下区,此方法适用于电极贴片 ── 前–后位

正确放置电极板

定义 ┄ 除颤是利用高能量的脉冲电流,在瞬间通过心脏,使全部或大部分心肌细胞在短时间内同时除极,抑制异位兴奋性,使具有最高自律性的窦房结发放冲动,恢复窦性心律

（续）操作方法

操作步骤
- 充分接触 —— 两电极板充分接触皮肤并稍加压,压力约为5kg
- 再次评估心电示波 —— 确认是否存在心室颤动、心室扑动或无脉性室性心动过速
- 充电 —— 按下"充电"按钮,将除颤仪充电至所选择的能量
- 放电前安全确认 —— 高喊"大家离开",并查看自己与病床周围,确保周围无人接触病床或患者
- 放电 —— 操作者两手拇指同时按压电极板"放电"按钮进行电击
- 立即胸外按压 —— 除颤后,需立即给予5个循环（大约2min）的高质量胸外心脏按压
- 观察除颤效果 —— 再次观察心电示波,了解除颤效果;必要时再次准备除颤

除颤后处理
- 擦干患者胸壁的导电糊或生理盐水,整理床单位
- 关闭开关,断开电源,清洁电极板,更换电极板外覆盖纱布,除颤器充电备用
- 留存并标记除颤时自动描记的心电图纸

注意事项
- 除颤前要识别心电图类型,以正确选择除颤方式
- 电极板放置部位要准确;如带有植入性起搏器,应避开起搏部位至少10cm
- 导电糊涂抹均匀,两块电极板之间的距离应超过10cm,不可用耦合剂替代导电糊
- 电极板与患者皮肤密切接触,两电极板之间的皮肤应保持干燥,以免灼伤
- 放电前一定确保任何人不得接触患者、病床及与患者接触的物品,以免触电
- 除颤仪开机时,默认心电示波为P导联,操作者可根据实际需要对导联进行调节

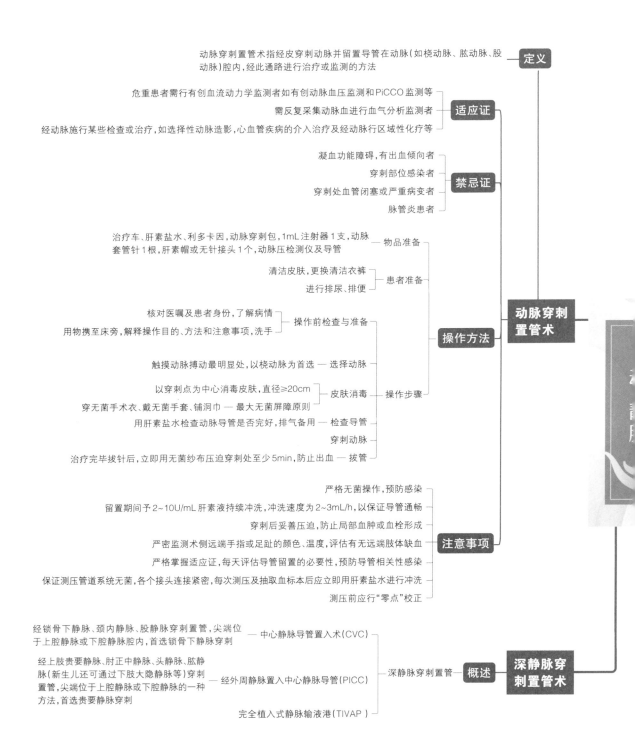

动脉穿刺置管术指经皮穿刺动脉并留置导管在动脉(如桡动脉、肱动脉、股动脉)腔内,经此通路进行治疗或监测的方法 —— 定义

危重患者需行有创血流动力学监测者如有创动脉血压监测和PiCCO监测等
需反复采集动脉血进行血气分析监测者 —— 适应证
经动脉施行某些检查或治疗,如选择性动脉造影,心血管疾病的介入治疗及经动脉行区域性化疗等

凝血功能障碍,有出血倾向者
穿刺部位感染者 —— 禁忌证
穿刺处血管闭塞或严重病变者
脉管炎患者

治疗车、肝素盐水、利多卡因,动脉穿刺包,1mL注射器1支,动脉套管针1根,肝素帽或无针接头1个,动脉压检测仪及导管 —— 物品准备

清洁皮肤,更换清洁衣裤 —— 患者准备
进行排尿、排便

核对医嘱及患者身份,了解病情
用物携至床旁,解释操作目的、方法和注意事项,洗手 —— 操作前检查与准备

触摸动脉搏动最明显处,以桡动脉为首选 —— 选择动脉
以穿刺点为中心消毒皮肤,直径≥20cm —— 皮肤消毒
穿无菌手术衣、戴无菌手套、铺洞巾 —— 最大无菌屏障原则 —— 操作步骤
用肝素盐水检查动脉导管是否完好,排气备用 —— 检查导管
穿刺动脉
治疗完毕拔针后,立即用无菌纱布压迫穿刺处至少5min,防止出血 —— 拔管

—— 操作方法

严格无菌操作,预防感染
留置期间予2~10U/mL肝素液持续冲洗,冲洗速度为2~3mL/h,以保证导管通畅
穿刺后妥善压迫,防止局部血肿或血栓形成
严密监测术侧远端手指或足趾的颜色、温度,评估有无远端肢体缺血 —— 注意事项
严格掌握适应证,每天评估导管留置的必要性,预防导管相关性感染
保证测压管道系统无菌,各个接头连接紧密,每次测压及抽取血标本后应立即用肝素盐水进行冲洗
测压前应行"零点"校正

动脉穿刺置管术

经锁骨下静脉、颈内静脉、股静脉穿刺置管,尖端位于上腔静脉或下腔静脉腔内,首选锁骨下静脉穿刺 —— 中心静脉导管置入术(CVC)

经上肢贵要静脉、肘正中静脉、头静脉、肱静脉(新生儿还可通过下肢大隐静脉等)穿刺置管,尖端位于上腔静脉或下腔静脉的一种方法,首选贵要静脉穿刺 —— 经外周静脉置入中心静脉导管(PICC) —— 深静脉穿刺置管 —— 概述

完全植入式静脉输液港(TIVAP)

深静脉穿刺置管术

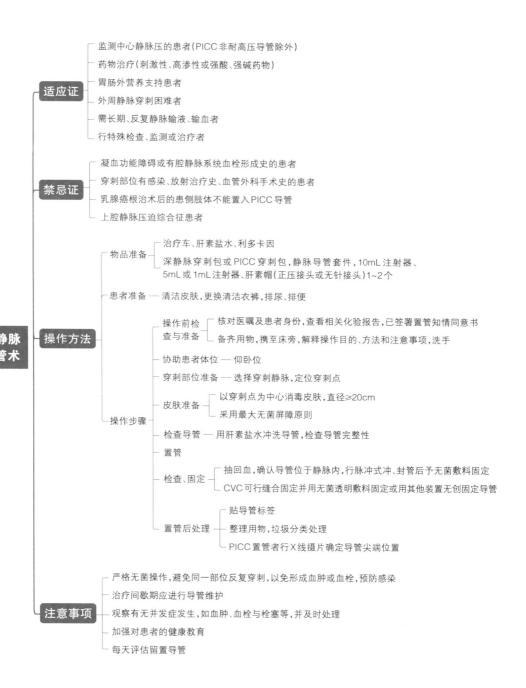

(续)深静脉穿刺置管术

适应证
- 监测中心静脉压的患者(PICC非耐高压导管除外)
- 药物治疗(刺激性、高渗性或强酸、强碱药物)
- 胃肠外营养支持患者
- 外周静脉穿刺困难者
- 需长期、反复静脉输液、输血者
- 行特殊检查、监测或治疗者

禁忌证
- 凝血功能障碍或有腔静脉系统血栓形成史的患者
- 穿刺部位有感染、放射治疗史、血管外科手术史的患者
- 乳腺癌根治术后的患侧肢体不能置入PICC导管
- 上腔静脉压迫综合征患者

操作方法
- 物品准备
  - 治疗车、肝素盐水、利多卡因
  - 深静脉穿刺包或PICC穿刺包,静脉导管套件,10mL注射器、5mL或1mL注射器、肝素帽(正压接头或无针接头)1~2个
- 患者准备 — 清洁皮肤,更换清洁衣裤,排尿、排便
- 操作步骤
  - 操作前检查与准备
    - 核对医嘱及患者身份,查看相关化验报告,已签署置管知情同意书
    - 备齐用物,携至床旁,解释操作目的、方法和注意事项,洗手
  - 协助患者体位 — 仰卧位
  - 穿刺部位准备 — 选择穿刺静脉,定位穿刺点
  - 皮肤准备
    - 以穿刺点为中心消毒皮肤,直径≥20cm
    - 采用最大无菌屏障原则
  - 检查导管 — 用肝素盐水冲洗导管,检查导管完整性
  - 置管
  - 检查、固定
    - 抽回血,确认导管位于静脉内,行脉冲式冲、封管后予无菌敷料固定
    - CVC可行缝合固定并用无菌透明敷料固定或用其他装置无创固定导管
  - 置管后处理
    - 贴导管标签
    - 整理用物,垃圾分类处理
    - PICC置管者行X线摄片确定导管尖端位置

注意事项
- 严格无菌操作,避免同一部位反复穿刺,以免形成血肿或血栓,预防感染
- 治疗间歇期应进行导管维护
- 观察有无并发症发生,如血肿、血栓与栓塞等,并及时处理
- 加强对患者的健康教育
- 每天评估留置导管

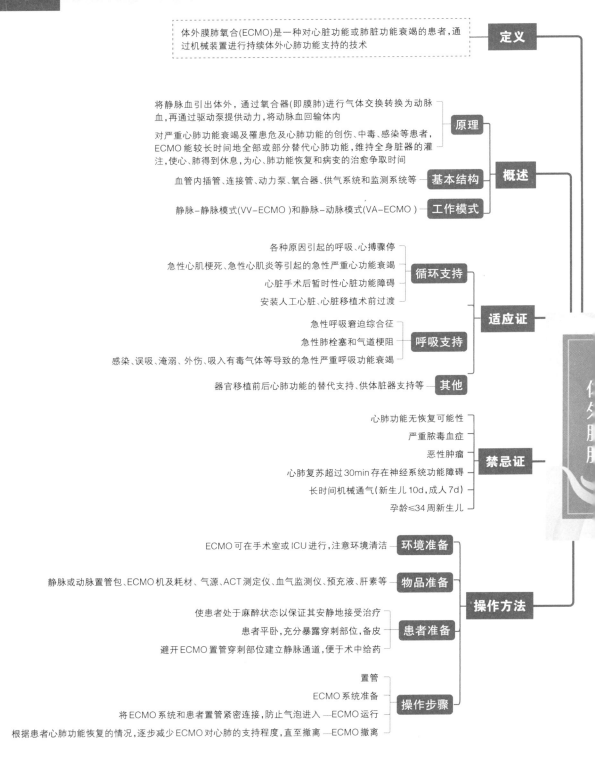

体外膜肺氧合(ECMO)是一种对心脏功能或肺脏功能衰竭的患者,通过机械装置进行持续体外心肺功能支持的技术 —— 定义

将静脉血引出体外,通过氧合器(即膜肺)进行气体交换转换为动脉血,再通过驱动泵提供动力,将动脉血回输体内

对严重心肺功能衰竭及罹患危及心肺功能的创伤、中毒、感染等患者,ECMO能较长时间地全部或部分替代心肺功能,维持全身脏器的灌注,使心、肺得到休息,为心、肺功能恢复和病变的治愈争取时间 —— 原理

血管内插管、连接管、动力泵、氧合器、供气系统和监测系统等 —— 基本结构 —— 概述

静脉–静脉模式(VV–ECMO)和静脉–动脉模式(VA–ECMO) —— 工作模式

各种原因引起的呼吸、心搏骤停

急性心肌梗死、急性心肌炎等引起的急性严重心功能衰竭

心脏手术后暂时性心脏功能障碍 —— 循环支持

安装人工心脏、心脏移植术前过渡

急性呼吸窘迫综合征

急性肺栓塞和气道梗阻 —— 呼吸支持 —— 适应证

感染、误吸、淹溺、外伤、吸入有毒气体等导致的急性严重呼吸功能衰竭

器官移植前后心肺功能的替代支持、供体脏器支持等 —— 其他

心肺功能无恢复可能性

严重脓毒血症

恶性肿瘤

心肺复苏超过30min存在神经系统功能障碍 —— 禁忌证

长时间机械通气(新生儿10d,成人7d)

孕龄≤34周新生儿

ECMO可在手术室或ICU进行,注意环境清洁 —— 环境准备

静脉或动脉置管包、ECMO机及耗材、气源、ACT测定仪、血气监测仪、预充液、肝素等 —— 物品准备

使患者处于麻醉状态以保证其安静地接受治疗

患者平卧,充分暴露穿刺部位,备皮 —— 患者准备 —— 操作方法

避开ECMO置管穿刺部位建立静脉通道,便于术中给药

置管

ECMO系统准备

将ECMO系统和患者置管紧密连接,防止气泡进入 —— ECMO运行 —— 操作步骤

根据患者心肺功能恢复的情况,逐步减少ECMO对心肺的支持程度,直至撤离 —— ECMO撤离

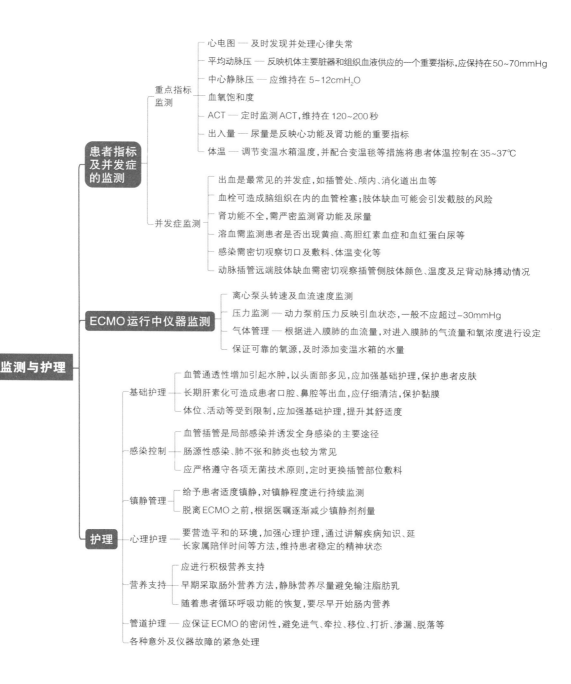

监测与护理

- 患者指标及并发症的监测
  - 重点指标监测
    - 心电图 — 及时发现并处理心律失常
    - 平均动脉压 — 反映机体主要脏器和组织血液供应的一个重要指标,应保持在50~70mmHg
    - 中心静脉压 — 应维持在 5~12cmH$_2$O
    - 血氧饱和度
    - ACT — 定时监测ACT,维持在120~200秒
    - 出入量 — 尿量是反映心功能及肾功能的重要指标
    - 体温 — 调节变温水箱温度,并配合变温毯等措施将患者体温控制在35~37℃
  - 并发症监测
    - 出血是最常见的并发症,如插管处、颅内、消化道出血等
    - 血栓可造成脑组织在内的血管栓塞;肢体缺血可能会引发截肢的风险
    - 肾功能不全,需严密监测肾功能及尿量
    - 溶血需监测患者是否出现黄疸、高胆红素血症和血红蛋白尿等
    - 感染需密切观察切口及敷料、体温变化等
    - 动脉插管远端肢体缺血需密切观察插管侧肢体颜色、温度及足背动脉搏动情况
- ECMO运行中仪器监测
  - 离心泵头转速及血流速度监测
  - 压力监测 — 动力泵前压力反映引血状态,一般不应超过−30mmHg
  - 气体管理 — 根据进入膜肺的血流量,对进入膜肺的气流量和氧浓度进行设定
  - 保证可靠的氧源,及时添加变温水箱的水量
- 护理
  - 基础护理
    - 血管通透性增加引起水肿,以头面部多见,应加强基础护理,保护患者皮肤
    - 长期肝素化可造成患者口腔、鼻腔等出血,应仔细清洁,保护黏膜
    - 体位、活动等受到限制,应加强基础护理,提升其舒适度
  - 感染控制
    - 血管插管是局部感染并诱发全身感染的主要途径
    - 肠源性感染、肺不张和肺炎也较为常见
    - 应严格遵守各项无菌技术原则,定时更换插管部位敷料
  - 镇静管理
    - 给予患者适度镇静,对镇静程度进行持续监测
    - 脱离ECMO之前,根据医嘱逐渐减少镇静剂剂量
  - 心理护理 — 要营造平和的环境,加强心理护理,通过讲解疾病知识、延长家属陪伴时间等方法,维持患者稳定的精神状态
  - 营养支持
    - 应进行积极营养支持
    - 早期采取肠外营养方法,静脉营养尽量避免输注脂肪乳
    - 随着患者循环呼吸功能的恢复,要尽早开始肠内营养
  - 管道护理 — 应保证ECMO的密闭性,避免进气、牵拉、移位、打折、渗漏、脱落等
  - 各种意外及仪器故障的紧急处理

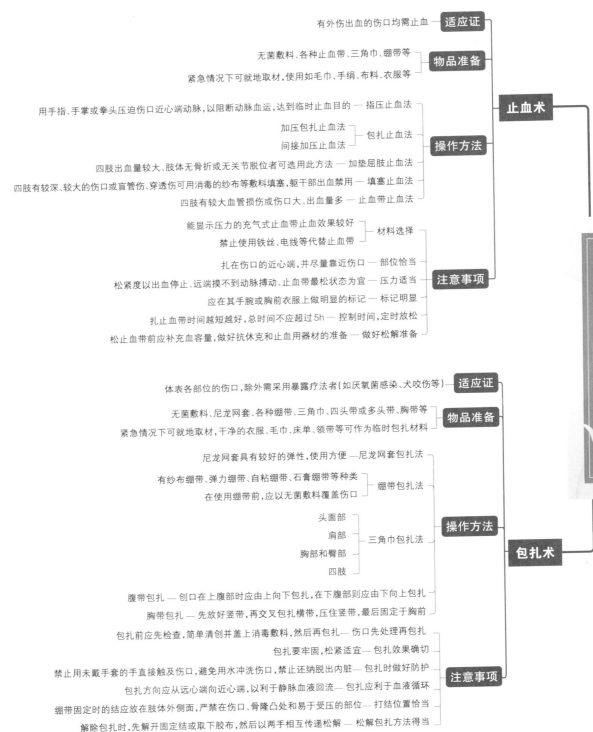

有外伤出血的伤口均需止血 — 适应证

无菌敷料、各种止血带、三角巾、绷带等 — 物品准备
紧急情况下可就地取材,使用如毛巾、手绢、布料、衣服等

用手指、手掌或拳头压迫伤口近心端动脉,以阻断动脉血运,达到临时止血目的 — 指压止血法
加压包扎止血法 — 包扎止血法
间接加压止血法
四肢出血量较大、肢体无骨折或无关节脱位者可选用此方法 — 加垫屈肢止血法 — 操作方法
四肢有较深、较大的伤口或盲管伤、穿透伤可用消毒的纱布等敷料填塞,躯干部出血禁用 — 填塞止血法
四肢有较大血管损伤或伤口大、出血量多 — 止血带止血法

能显示压力的充气式止血带止血效果较好
禁止使用铁丝、电线等代替止血带 — 材料选择
扎在伤口的近心端,并尽量靠近伤口 — 部位恰当
松紧度以出血停止、远端摸不到动脉搏动、止血带最松状态为宜 — 压力适当 — 注意事项
应在其手腕或胸前衣服上做明显的标记 — 标记明显
扎止血带时间越短越好,总时间不应超过5h — 控制时间,定时放松
松止血带前应补充血容量,做好抗休克和止血用器材的准备 — 做好松解准备

止血术

体表各部位的伤口,除外需采用暴露疗法者(如厌氧菌感染、犬咬伤等) — 适应证

无菌敷料、尼龙网套、各种绷带、三角巾、四头带或多头带、胸带等 — 物品准备
紧急情况下可就地取材,干净的衣服、毛巾、床单、领带等可作为临时包扎材料

尼龙网套具有较好的弹性,使用方便 — 尼龙网套包扎法
有纱布绷带、弹力绷带、自粘绷带、石膏绷带等种类 — 绷带包扎法
在使用绷带前,应以无菌敷料覆盖伤口

头面部
肩部
胸部和臀部 — 三角巾包扎法 — 操作方法
四肢

腹带包扎 — 创口在上腹部时应由上向下包扎,在下腹部则应由下向上包扎
胸带包扎 — 先放好竖带,再交叉包扎横带,压住竖带,最后固定于胸前
包扎前应先检查,简单清创并盖上消毒敷料,然后再包扎 — 伤口先处理再包扎
包扎要牢固,松紧适宜 — 包扎效果确切
禁止用未戴手套的手直接触及伤口,避免用水冲洗伤口,禁止还纳脱出内脏 — 包扎时做好防护 — 注意事项
包扎方向应从远心端向近心端,以利于静脉血液回流 — 包扎应利于血液循环
绷带固定时的结应放在肢体外侧面,严禁在伤口、骨隆凸处和易于受压的部位 — 打结位置恰当
解除包扎时,先解开固定结或取下胶布,然后以两手相互传递松解 — 松解包扎方法得当

包扎术

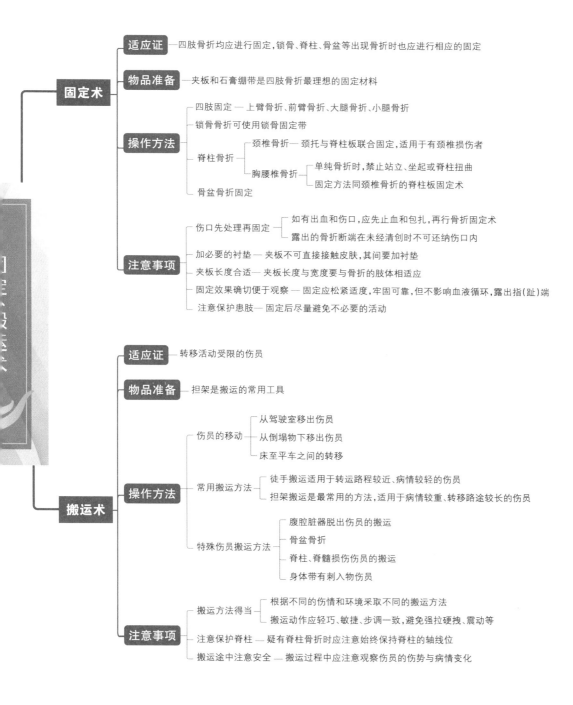

固定术
- 适应证 —— 四肢骨折均应进行固定,锁骨、脊柱、骨盆等出现骨折时也应进行相应的固定
- 物品准备 —— 夹板和石膏绷带是四肢骨折最理想的固定材料
- 操作方法
  - 四肢固定 —— 上臂骨折、前臂骨折、大腿骨折、小腿骨折
  - 锁骨骨折可使用锁骨固定带
  - 脊柱骨折
    - 颈椎骨折 —— 颈托与脊柱板联合固定,适用于有颈椎损伤者
    - 胸腰椎骨折
      - 单纯骨折时,禁止站立、坐起或脊柱扭曲
      - 固定方法同颈椎骨折的脊柱板固定术
  - 骨盆骨折固定
- 注意事项
  - 伤口先处理再固定
    - 如有出血和伤口,应先止血和包扎,再行骨折固定术
    - 露出的骨折断端在未经清创时不可还纳伤口内
  - 加必要的衬垫 —— 夹板不可直接接触皮肤,其间要加衬垫
  - 夹板长度合适 —— 夹板长度与宽度要与骨折的肢体相适应
  - 固定效果确切便于观察 —— 固定应松紧适度,牢固可靠,但不影响血液循环,露出指(趾)端
  - 注意保护患肢 —— 固定后尽量避免不必要的活动

搬运术
- 适应证 —— 转移活动受限的伤员
- 物品准备 —— 担架是搬运的常用工具
- 操作方法
  - 伤员的移动
    - 从驾驶室移出伤员
    - 从倒塌物下移出伤员
    - 床至平车之间的转移
  - 常用搬运方法
    - 徒手搬运适用于转运路程较近、病情较轻的伤员
    - 担架搬运是最常用的方法,适用于病情较重、转移路途较长的伤员
  - 特殊伤员搬运方法
    - 腹腔脏器脱出伤员的搬运
    - 骨盆骨折
    - 脊柱、脊髓损伤伤员的搬运
    - 身体带有刺入物伤员
- 注意事项
  - 搬运方法得当
    - 根据不同的伤情和环境采取不同的搬运方法
    - 搬运动作应轻巧、敏捷、步调一致,避免强拉硬拽、震动等
  - 注意保护脊柱 —— 疑有脊柱骨折时应注意始终保持脊柱的轴线位
  - 搬运途中注意安全 —— 搬运过程中应注意观察伤员的伤势与病情变化

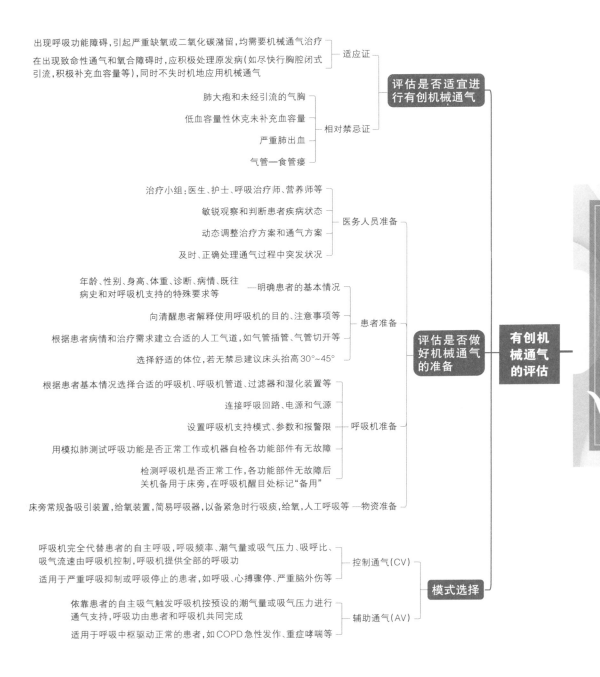

机械通气是借助呼吸机建立气道口与肺泡间的压力差,给呼吸功能不全的患者以呼吸支持,即利用机械装置来代替、控制或改变自主呼吸运动的一种通气方式 —— 定义

出现呼吸功能障碍,引起严重缺氧或二氧化碳潴留,均需要机械通气治疗

在出现致命性通气和氧合障碍时,应积极处理原发病(如尽快行胸腔闭式引流,积极补充血容量等),同时不失时机地应用机械通气 —— 适应证

肺大疱和未经引流的气胸

低血容量性休克未补充血容量

严重肺出血

气管—食管瘘 —— 相对禁忌证

—— 评估是否适宜进行有创机械通气

治疗小组:医生、护士、呼吸治疗师、营养师等

敏锐观察和判断患者疾病状态

动态调整治疗方案和通气方案

及时、正确处理通气过程中突发状况 —— 医务人员准备

年龄、性别、身高、体重、诊断、病情、既往病史和对呼吸机支持的特殊要求等 —— 明确患者的基本情况

向清醒患者解释使用呼吸机的目的、注意事项等

根据患者病情和治疗需求建立合适的人工气道,如气管插管、气管切开等

选择舒适的体位,若无禁忌建议床头抬高30°~45° —— 患者准备

—— 评估是否做好机械通气的准备

根据患者基本情况选择合适的呼吸机、呼吸机管道、过滤器和湿化装置等

连接呼吸回路、电源和气源

设置呼吸机支持模式、参数和报警限

用模拟肺测试呼吸功能是否正常工作或机器自检各功能部件有无故障

检测呼吸机是否正常工作,各功能部件无故障后关机备用于床旁,在呼吸机醒目处标记"备用" —— 呼吸机准备

床旁常规备吸引装置,给氧装置,简易呼吸器,以备紧急时行吸痰,给氧,人工呼吸等 —— 物资准备

—— 有创机械通气的评估

呼吸机完全代替患者的自主呼吸,呼吸频率、潮气量或吸气压力、吸呼比、吸气流速由呼吸机控制,呼吸机提供全部的呼吸功

适用于严重呼吸抑制或呼吸停止的患者,如呼吸、心搏骤停、严重脑外伤等 —— 控制通气(CV)

依靠患者的自主吸气触发呼吸机按预设的潮气量或吸气压力进行通气支持,呼吸功由患者和呼吸机共同完成

适用于呼吸中枢驱动正常的患者,如COPD急性发作、重症哮喘等 —— 辅助通气(AV)

—— 模式选择

```
                              ┌─ 是辅助和控制通气两种模式的结合
                              │
              辅助/控制通气(ACV)─┤ 当患者自主呼吸频率低于预置频率或患者吸气努力不能触发呼吸机
                              │  送气时,呼吸机即以预置的潮气量及通气频率进行正压通气,即CV
                              │
                              └─ 当患者的吸气能触发呼吸机时,以高于预置频率进行通气,即AV

                              ┌─ 是自主呼吸与控制通气相结合的呼吸模式
                              │
              同步间歇指令通气(SIMV)┤ 在触发窗内患者可触发和自主呼吸同步的指令正压通气,
                              │  在两次指令通气之间触发窗外允许患者自主呼吸
                              │
                              └─ 用于长期带机患者的撤机

                              ┌─ 属部分通气支持模式
                              │
  (续)模式 ─┤                   │  是患者在自主呼吸的前提下,当患者触发吸气时,呼吸机以预设的压力释
  选择     │   压力支持通气(PSV)─┤  放出气流,患者每次吸气都能接受一定水平的压力支持,以克服气道阻
           │                   │  力,减少呼吸做功
           │                   │
           │                   └─ 主要用于机械通气的撤机过渡
           │
           │                   ┌─ 是在自主呼吸条件下,整个呼吸周期内气道均保持正压,患者完成
(续)有      │   持续气道正压(CPAP)─┤  全部的呼吸功,是PEEP在自主呼吸条件下的特殊技术
创机械     │                   │
通气的     │                   └─ 用于通气功能正常的低氧患者,降低呼吸功
评估
           │
           │   潮气量(VT) ── 5~12mL/kg,并结合呼吸系统的顺应性、阻力进行调整,避免平台压超过(30~35)cmH2O
           │
           │   吸气压力(PI) ── 成人预设(15~20)cmH2O,小儿(12~15)cmH2O,然后根据潮气量进行调整
           │
           │   呼吸频率(RR) ── 一般成人通常设定为(12~20)次/分,根据分钟通气量、目标PaCO2水平进行选择
           │
           │   吸气时间(Ti)与吸呼比 ── 0.8~1.2秒,吸呼比为1:1.5~3
           │
           │   峰值流速(peak flow) ── 成人常设置在(40~60)L/min之间
           │
           │   触发灵敏度 ── 压力触发-1.5~-0.5cmH2O,流速触发(2~5)L/min
           │
  参数  ─┤                   ┌─ 通气初始阶段,可给予高浓度的氧(甚至是纯氧)以迅速纠正严重缺氧
  设置    │                   │
          │                   │  以后依据目标PaO2、PEEP水平、MAP水平和血流动力学状态,酌情降低FiO2至
          │   吸入氧浓度(FiO2)─┤  50%以下,并设法维持SpO2>90%
          │                   │
          │                   │  若不能达到上述目标,即可加用PEEP、增加MAP,应用镇静剂或肌松剂
          │                   │
          │                   └─ 若适当PEEP和MAP可以使SpO2>90%,应保持最低的FiO2
          │
          │                   ┌─ 作用是使萎陷的肺泡复张,增加功能残气量,提高肺顺应性,改善通气和换气功能
          │                   │
          │   呼气末正压(PEEP)─┤ 一般初设在5cmH2O,然后根据SpO2进行调整,直至获得满意的SpO2,
          │                   │
          │                   └─ 可增加胸内压,设置过高易出现气压伤和低血压等表现
          │
          └─ 报警参数 ── 压力报警、呼出潮气量报警、呼出分钟通气量报警、呼吸频率报警、窒息时间报警等
```

室温控制在(24±1.5)℃,湿度控制在55%~65%,空气新鲜 — 环境

若无禁忌床头抬高30°~45°,半卧位 — 体位

根据患者具体情况,做好口腔护理和口腔吸引,口腔
护理时可配合使用牙刷、牙擦或氯己定等提高质量 — 口腔护理

若病情许可,每1~3h翻身一次,同时配合拍背,促进肺部分泌物排出 — 翻身与拍背

妥善固定呼吸回路

积水杯应处于回路最低点,方向向下,便于收集冷凝水

翻身、活动时预先固定呼吸回路,避免压闭呼吸回路或牵拉引起人工气道异位 — 呼吸回路的管理

及时清除呼吸回路和积水杯内积水,避免重力牵拉呼吸回路或引起误触发

无需定期更换呼吸回路,但当管路破损或污染时应及时更换

病情稳定后尽早进行被动或主动运动,改善呼吸肌
肌力,降低谵妄、肌肉萎缩、深静脉血栓等发生率 — 运动与活动

对不能自行翻身的患者使用气垫床、减压敷料和采取翻身等措施预防 — 压力性损伤预防

基础护理

根据患者营养状况、病情需要给予肠内或肠外营养支持 — 营养

昏迷、躁动患者适当约束,防止意外拔管,防管路堵塞,防坠床 — 安全管理

加强交流沟通及解释、陪伴,根据原因予相应心理护理 — 心理护理

常规护理

观察呼吸节律、深度,评估有无呼吸困难、人机对抗等

通气期间缺氧时可出现脉搏、呼吸增快

监测气道压、呼出潮气量、SpO_2,评估通气和氧合状况

二氧化碳潴留时可出现皮肤潮红、多汗和浅表静脉充盈 — 呼吸功能

注意观察皮肤黏膜和甲床,口唇和甲床青紫提示低氧血症

病情严重需要高浓度吸氧时,应避免长时间吸入,FiO_2尽量不超过60%

加强营养支持可增强或改善呼吸肌功能

观察有无低血压、心律失常、末梢循环灌注不良、尿量减少等 — 循环功能

严密观察意识有无好转或加重,有异常及时通知医生处理 — 意识

通气30min后应做动脉血气分析,评估通气效果,是否需要调节呼吸机模式和参数 — 血气分析

观察气道分泌物量、色、性状等,评估肺部感染情况,体温异常改变及时报告医生 — 体温

观察有无消化道出血、腹胀,肠鸣音变化,准确记录出入量,监测肝功能,有无谵妄等 — 其他

有创机械通气患者的观察

有创机械通气的护理

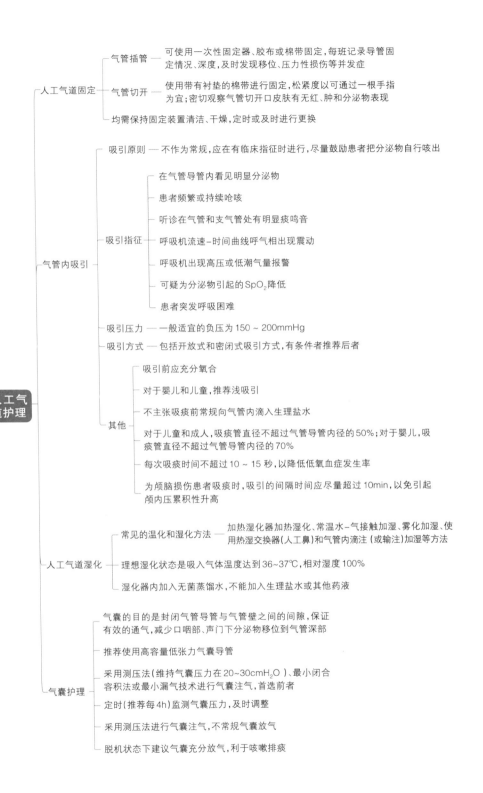

人工气道固定
- 气管插管 —— 可使用一次性固定器、胶布或棉带固定,每班记录导管固定情况、深度,及时发现移位、压力性损伤等并发症
- 气管切开 —— 使用带有衬垫的棉带进行固定,松紧度以可通过一根手指为宜;密切观察气管切开口皮肤有无红、肿和分泌物表现
- 均需保持固定装置清洁、干燥,定时或及时进行更换

气管内吸引
- 吸引原则 —— 不作为常规,应在有临床指征时进行,尽量鼓励患者把分泌物自行咳出
- 吸引指征
  - 在气管导管内看见明显分泌物
  - 患者频繁或持续呛咳
  - 听诊在气管和支气管处有明显痰鸣音
  - 呼吸机流速-时间曲线呼气相出现震动
  - 呼吸机出现高压或低潮气量报警
  - 可疑为分泌物引起的 SpO_2 降低
  - 患者突发呼吸困难
- 吸引压力 —— 一般适宜的负压为 150 ~ 200mmHg
- 吸引方式 —— 包括开放式和密闭式吸引方式,有条件者推荐后者
- 其他
  - 吸引前应充分氧合
  - 对于婴儿和儿童,推荐浅吸引
  - 不主张吸痰前常规向气管内滴入生理盐水
  - 对于儿童和成人,吸痰管直径不超过气管导管内径的50%;对于婴儿,吸痰管直径不超过气管导管内径的70%
  - 每次吸痰时间不超过 10 ~ 15 秒,以降低低氧血症发生率
  - 为颅脑损伤者吸痰时,吸引的间隔时间应尽量超过10min,以免引起颅内压累积性升高

人工气道湿化
- 常见的温化和湿化方法 —— 加热湿化器加热湿化、常温水-气接触加湿、雾化加湿、使用热湿交换器(人工鼻)和气管内滴注(或输注)加湿等方法
- 理想湿化状态是吸入气体温度达到 36~37℃,相对湿度100%
- 湿化器内加入无菌蒸馏水,不能加入生理盐水或其他药液

气囊护理
- 气囊的目的是封闭气管导管与气管壁之间的间隙,保证有效的通气,减少口咽部、声门下分泌物移位到气管深部
- 推荐使用高容量低张力气囊导管
- 采用测压法(维持气囊压力在 20~30cmH₂O)、最小闭合容积法或最小漏气技术进行气囊注气,首选前者
- 定时(推荐每4h)监测气囊压力,及时调整
- 采用测压法进行气囊注气,不常规气囊放气
- 脱机状态下建议气囊充分放气,利于咳嗽排痰

(续)有创机械通气的护理 —— 人工气道护理

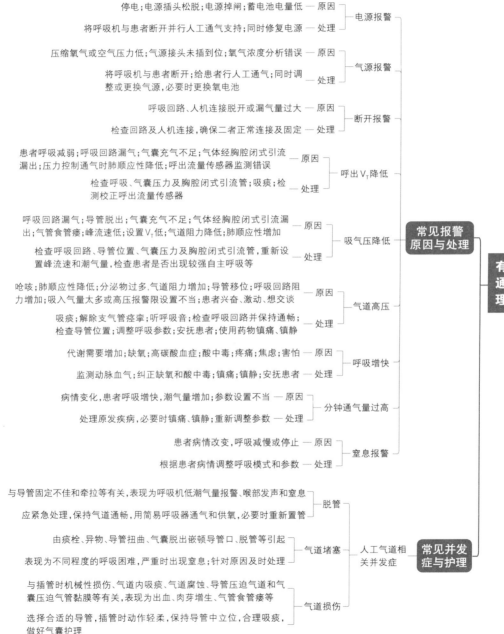

停电;电源插头松脱;电源掉闸;蓄电池电量低 — 原因 ┓
　　　　　　　　　　　　　　　　　　　　　　　　　　　电源报警
将呼吸机与患者断开并行人工通气支持;同时修复电源 — 处理 ┛

压缩氧气或空气压力低;气源接头未插到位;氧气浓度分析错误 — 原因 ┓
　　　　　　　　　　　　　　　　　　　　　　　　　　　　　　　气源报警
将呼吸机与患者断开;给患者行人工通气;同时调 — 处理 ┛
整或更换气源,必要时更换氧电池

呼吸回路、人机连接脱开或漏气量过大 — 原因 ┓
　　　　　　　　　　　　　　　　　　　　　断开报警
检查回路及人机连接,确保二者正常连接及固定 — 处理 ┛

患者呼吸减弱;呼吸回路漏气;气囊充气不足;气体经胸腔闭式引流
漏出;压力控制通气时肺顺应性降低;呼出流量传感器监测错误 — 原因 ┓
　　　　　　　　　　　　　　　　　　　　　　　　　　　　　　　呼出 V_T 降低
检查呼吸、气囊压力及胸腔闭式引流管;吸痰;检 — 处理 ┛
测校正呼出流量传感器

呼吸回路漏气;导管脱出;气囊充气不足;气体经胸腔闭式引流漏
出;气管食管瘘;峰流速低;设置 V_T 低;气道阻力降低;肺顺应性增加 — 原因 ┓
　　　　　　　　　　　　　　　　　　　　　　　　　　　　　　　　吸气压降低
检查呼吸回路、导管位置、气囊压力及胸腔闭式引流管,重新设 — 处理 ┛
置峰流速和潮气量,检查患者是否出现较强自主呼吸等

呛咳;肺顺应性降低;分泌物过多;气道阻力增加;导管移位;呼吸回路阻
力增加;吸入气量太多或高压报警限设置不当;患者兴奋、激动、想交谈 — 原因 ┓
　　　　　　　　　　　　　　　　　　　　　　　　　　　　　　　　气道高压
吸痰;解除支气管痉挛;听呼吸音;检查呼吸回路并保持通畅; — 处理 ┛
检查导管位置;调整呼吸参数;安抚患者;使用药物镇痛、镇静

代谢需要增加;缺氧;高碳酸血症;酸中毒;疼痛;焦虑;害怕 — 原因 ┓
　　　　　　　　　　　　　　　　　　　　　　　　　　　　呼吸增快
监测动脉血气;纠正缺氧和酸中毒;镇痛;镇静;安抚患者 — 处理 ┛

病情变化,患者呼吸增快,潮气量增加;参数设置不当 — 原因 ┓
　　　　　　　　　　　　　　　　　　　　　　　　　　分钟通气量过高
处理原发疾病,必要时镇痛、镇静;重新调整参数 — 处理 ┛

患者病情改变,呼吸减慢或停止 — 原因 ┓
　　　　　　　　　　　　　　　　　窒息报警
根据患者病情调整呼吸模式和参数 — 处理 ┛

常见报警
原因与处理

与导管固定不佳和牵拉等有关,表现为呼吸机低潮气量报警、喉部发声和窒息 ┓
　　　　　　　　　　　　　　　　　　　　　　　　　　　　　　　　　　　脱管
应紧急处理,保持气道通畅,用简易呼吸器通气和供氧,必要时重新置管 ┛

由痰栓、异物、导管扭曲、气囊脱出嵌顿导管口、脱管等引起 ┓
　　　　　　　　　　　　　　　　　　　　　　　　　　　气道堵塞
表现为不同程度的呼吸困难,严重时出现窒息;针对原因及时处理 ┛

与插管时机械性损伤、气道内吸痰、气道腐蚀、导管压迫气道和气
囊压迫气管黏膜等有关,表现为出血、肉芽增生、气管食管瘘等 ┓
　　　　　　　　　　　　　　　　　　　　　　　　　　　　　气道损伤
选择合适的导管,插管时动作轻柔,保持导管中立位,合理吸痰, ┛
做好气囊护理

人工气道相
关并发症

有创机械
通气的护
理

常见并发
症与护理

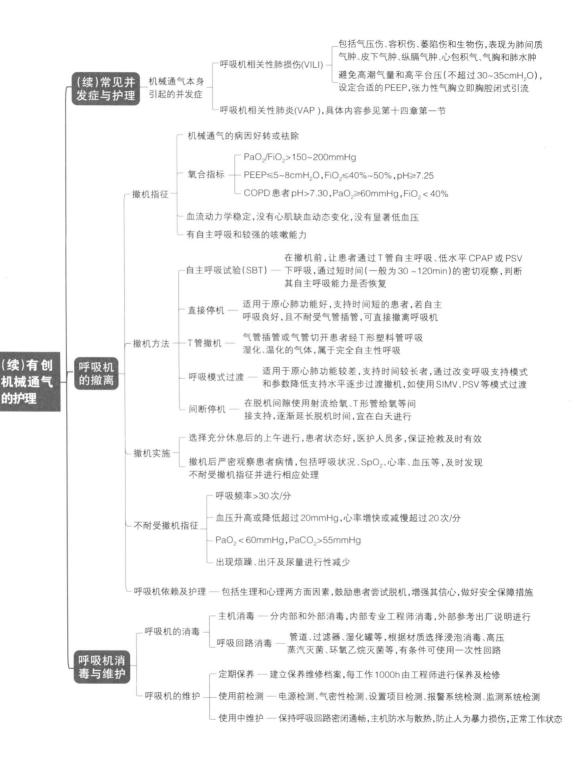

机械通气本身引起的并发症
- 呼吸机相关性肺损伤(VILI)
  - 包括气压伤、容积伤、萎陷伤和生物伤,表现为肺间质气肿、皮下气肿、纵膈气肿、心包积气、气胸和肺水肿
  - 避免高潮气量和高平台压(不超过30~35cmH$_2$O),设定合适的PEEP,张力性气胸立即胸腔闭式引流
- 呼吸机相关性肺炎(VAP),具体内容参见第十四章第一节

(续)常见并发症与护理

(续)有创机械通气的护理

呼吸机的撤离

撤机指征
- 机械通气的病因好转或祛除
- 氧合指标
  - PaO$_2$/FiO$_2$>150~200mmHg
  - PEEP≤5~8cmH$_2$O,FiO$_2$≤40%~50%,pH≥7.25
  - COPD患者pH>7.30,PaO$_2$≥60mmHg,FiO$_2$<40%
- 血流动力学稳定,没有心肌缺血动态变化,没有显著低血压
- 有自主呼吸和较强的咳嗽能力

撤机方法
- 自主呼吸试验(SBT)——在撤机前,让患者通过T管自主呼吸、低水平CPAP或PSV下呼吸,通过短时间(一般为30~120min)的密切观察,判断其自主呼吸能力是否恢复
- 直接停机——适用于原心肺功能好,支持时间短的患者,若自主呼吸良好,且不耐受气管插管,可直接撤离呼吸机
- T管撤机——气管插管或气管切开患者经T形塑料管呼吸湿化、温化的气体,属于完全自主性呼吸
- 呼吸模式过渡——适用于原心肺功能较差,支持时间较长者,通过改变呼吸支持模式和参数降低支持水平逐步过渡撤机,如使用SIMV、PSV等模式过渡
- 间断停机——在脱机间隙使用射流给氧、T形管给氧等间接支持,逐渐延长脱机时间,宜在白天进行

撤机实施
- 选择充分休息后的上午进行,患者状态好,医护人员多,保证抢救及时有效
- 撤机后严密观察患者病情,包括呼吸状况、SpO$_2$、心率、血压等,及时发现不耐受撤机指征并进行相应处理

不耐受撤机指征
- 呼吸频率>30次/分
- 血压升高或降低超过20mmHg,心率增快或减慢超过20次/分
- PaO$_2$<60mmHg,PaCO$_2$>55mmHg
- 出现烦躁、出汗及尿量进行性减少

呼吸机依赖及护理——包括生理和心理两方面因素,鼓励患者尝试脱机,增强其信心,做好安全保障措施

呼吸机消毒与维护

呼吸机的消毒
- 主机消毒——分内部和外部消毒,内部专业工程师消毒,外部参考出厂说明进行
- 呼吸回路消毒——管道、过滤器、湿化罐等,根据材质选择浸泡消毒、高压蒸汽灭菌、环氧乙烷灭菌等,有条件可使用一次性回路

呼吸机的维护
- 定期保养——建立保养维修档案,每工作1000h由工程师进行保养及检修
- 使用前检测——电源检测、气密性检测、设置项目检测、报警系统检测、监测系统检测
- 使用中维护——保持呼吸回路密闭通畅,主机防水与散热,防止人为暴力损伤,正常工作状态

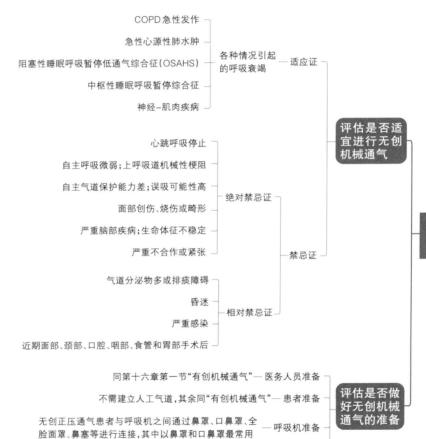

COPD急性发作

急性心源性肺水肿

阻塞性睡眠呼吸暂停低通气综合征(OSAHS) —— 各种情况引起的呼吸衰竭 —— 适应证

中枢性睡眠呼吸暂停综合征

神经-肌肉疾病

评估是否适宜进行无创机械通气

心跳呼吸停止

自主呼吸微弱；上呼吸道机械性梗阻

自主气道保护能力差；误吸可能性高 —— 绝对禁忌证

面部创伤、烧伤或畸形

严重脑部疾病；生命体征不稳定

严重不合作或紧张 —— 禁忌证

气道分泌物多或排痰障碍

昏迷

严重感染 —— 相对禁忌证

近期面部、颈部、口腔、咽部、食管和胃部手术后

无创机械通气的评估

同第十六章第一节"有创机械通气" —— 医务人员准备

不需建立人工气道，其余同"有创机械通气" —— 患者准备

无创正压通气患者与呼吸机之间通过鼻罩、口鼻罩、全脸面罩、鼻塞等进行连接，其中以鼻罩和口鼻罩最常用 —— 呼吸机准备

准备气管插管用物，其余同"有创机械通气" —— 物资准备

评估是否做好无创机械通气的准备

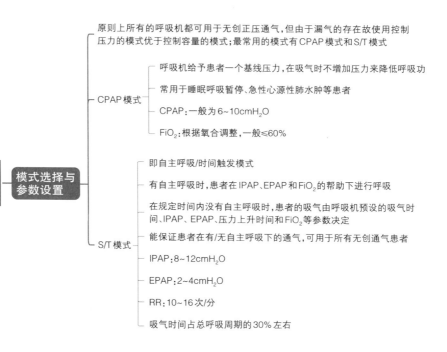

（续）无创机械通气的评估 ── 模式选择与参数设置

原则上所有的呼吸机都可用于无创正压通气,但由于漏气的存在故使用控制压力的模式优于控制容量的模式;最常用的模式有CPAP模式和S/T模式

CPAP模式
- 呼吸机给予患者一个基线压力,在吸气时不增加压力来降低呼吸功
- 常用于睡眠呼吸暂停、急性心源性肺水肿等患者
- CPAP:一般为6~10cmH$_2$O
- FiO$_2$:根据氧合调整,一般≤60%

S/T模式
- 即自主呼吸/时间触发模式
- 有自主呼吸时,患者在IPAP、EPAP和FiO$_2$的帮助下进行呼吸
- 在规定时间内没有自主呼吸时,患者的吸气由呼吸机预设的吸气时间、IPAP、EPAP、压力上升时间和FiO$_2$等参数决定
- 能保证患者在有/无自主呼吸下的通气,可用于所有无创通气患者
- IPAP:8~12cmH$_2$O
- EPAP:2~4cmH$_2$O
- RR:10~16次/分
- 吸气时间占总呼吸周期的30%左右

为患者提供一个舒适的病室环境

尽可能采取半卧位促进呼吸

根据患者活动能力、自理能力情况提供适宜的基础护理、生活照顾

协助患者进行适当的运动和活动 ── **常规护理**

加强营养

不能自行翻身患者采取必要措施预防压力性损伤发生

做好各种管道护理,保证安全

做好治疗、护理相关健康教育,提高患者理解、配合能力,避免紧张、焦虑和恐惧等异常心理反应

包括意识、体温、心率、血压、呼吸、SpO_2等指标,评估通气效果 ── 生命体征

观察呼吸频率、节律、呼吸动度,评估有无呼吸困难、呼吸辅助肌参与呼吸等异常 ── 呼吸状况

观察呼吸机工作状况,监测患者气道压力、潮气量、通气量等 ── 呼吸机监测

一般呼吸机有漏气补偿,允许60L/min以下的气体漏出

若漏气过多,应调整鼻罩或口鼻罩位置 ── 漏气情况

必要时增加固定带拉力或更换合适的鼻罩或口鼻罩

**无创机械
通气的护理**

人机配合程度直接影响通气效果

人机配合不良表现为烦躁、呼吸状态差、生命体征
无改善或恶化、呼吸机显示漏气明显等 ── 人–机配合 ── **患者的观察**

病情过重

人–机连接不适、漏气过多

呼吸机选择不当、模式或参数设置不当 ── 引起人–机配合不良的因素

患者理解、配合能力低下等

判断通气效果的重要参考指标 ── 血气分析

评估患者咳嗽、咳痰情况,观察痰液量、色、性状等 ── 气道分泌物

评估患者有无气压伤、胃肠胀气、反流误吸等异常反应 ── 其他

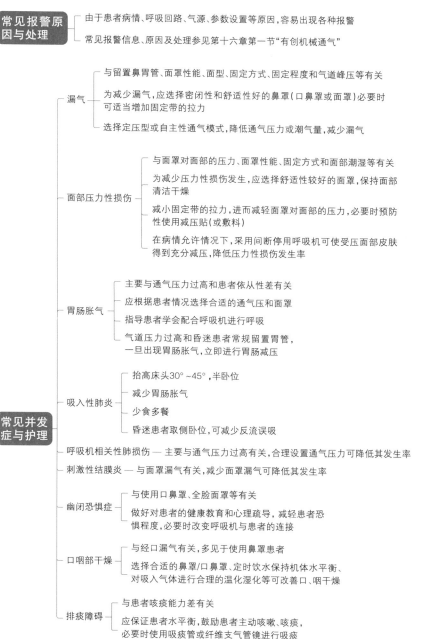

常见报警原因与处理
- 由于患者病情、呼吸回路、气源、参数设置等原因，容易出现各种报警
- 常见报警信息、原因及处理参见第十六章第一节"有创机械通气"

（续）无创机械通气的护理

常见并发症与护理
- 漏气
  - 与留置鼻胃管、面罩性能、面型、固定方式、固定程度和气道峰压等有关
  - 为减少漏气，应选择密闭性和舒适性好的鼻罩（口鼻罩或面罩）必要时可适当增加固定带的拉力
  - 选择定压型或自主性通气模式，降低通气压力或潮气量，减少漏气
- 面部压力性损伤
  - 与面罩对面部的压力、面罩性能、固定方式和面部潮湿等有关
  - 为减少压力性损伤发生，应选择舒适性较好的面罩，保持面部清洁干燥
  - 减小固定带的拉力，进而减轻面罩对面部的压力，必要时预防性使用减压贴（或敷料）
  - 在病情允许情况下，采用间断停用呼吸机可使受压面部皮肤得到充分减压，降低压力性损伤发生率
- 胃肠胀气
  - 主要与通气压力过高和患者依从性差有关
  - 应根据患者情况选择合适的通气压和面罩
  - 指导患者学会配合呼吸机进行呼吸
  - 气道压力过高和昏迷患者常规留置胃管，一旦出现胃肠胀气，立即进行胃肠减压
- 吸入性肺炎
  - 抬高床头30°~45°，半卧位
  - 减少胃肠胀气
  - 少食多餐
  - 昏迷患者取侧卧位，可减少反流误吸
- 呼吸机相关性肺损伤 — 主要与通气压力过高有关，合理设置通气压力可降低其发生率
- 刺激性结膜炎 — 与面罩漏气有关，减少面罩漏气可降低其发生率
- 幽闭恐惧症
  - 与使用口鼻罩、全脸面罩等有关
  - 做好对患者的健康教育和心理疏导，减轻患者恐惧程度，必要时改变呼吸机与患者的连接
- 口咽部干燥
  - 与经口漏气有关，多见于使用鼻罩患者
  - 选择合适的鼻罩/口鼻罩、定时饮水保持机体水平衡、对吸入气体进行合理的温化湿化等可改善口、咽干燥
- 排痰障碍
  - 与患者咳痰能力差有关
  - 应保证患者水平衡，鼓励患者主动咳嗽、咳痰，必要时使用吸痰管或纤维支气管镜进行吸痰

定义

血液净化:是指各种连续或间断清除体内过多水分、溶质方法的总称
连续性血液净化技术(CBP):指用净化装置通过体外循环方式,连续、缓慢清除体内代谢产物、异常血浆成分以及蓄积在体内的药物或毒物,以纠正机体内环境紊乱的一组治疗技术,其治疗时间≥24h

概述

血液净化的基本原理

溶质通过半透膜,从浓度高的一侧向浓度低的一侧转运
主要驱动力是浓度差,溶质清除与分子大小、膜孔的通透性及通透膜两侧的离子浓度差有关 —— 弥散
对小分子的清除效果好,如钾、肌酐、尿素氮等

动力来自半透膜两侧的压力梯度 —— 对流
溶质分子在压力梯度下随水分子进行跨膜移动,进行溶质清除的过程

溶质分子在压力梯度下随水分子进行跨膜移动,进行溶液清除的过程 —— 超滤
单位时间内通过超滤作用清除的血浆中的溶质量 —— 超滤率[mL/(kg.h)]

溶质吸附到滤器膜的表面,与溶质浓度关系不大,对中、大分子清除效果好 —— 吸附

血液透析以弥散清除为主,血液滤过以对流和部分吸附清除为主,免疫吸附及血液灌流以吸附清除为主

对各种溶质的清除表
(MW为分子量)

溶质	代表物质	清除机制
小分子溶质(MW < 300)	尿素氮、肌酐、氨基酸	弥散、对流
中分子溶质(MW500~5000)	VitB$_{12}$、万古霉素	对流
小分子蛋白(MW5000~50000)	炎性介质	对流、吸附
大分子蛋白(MW大于50000)	白蛋白	对流

常见的连续性血液净化技术

利用人体动静脉压力差,通过高效能、低阻力的滤器
清除血浆中的水分、电解质,以对流方式清除中、小分子溶质 —— 连续性动脉–静脉血液滤过(CAVH)

原理与CAVH相同,不同之处是应用泵驱动进行体外循环 —— 连续性静脉–静脉血液滤过(CVVH)

对尿素、肌酐清除效果好 —— 连续性静脉–静脉血液透析(CVVHD)

对小分子及中大分子物质清除
适用于高分解代谢的患者 —— 连续性静脉–静脉血液透析滤过(CVVHDF)

主要用于水肿、难治性心衰、心脏直视手术、创伤或大手术复苏后有容量负荷过重者 —— 缓慢持续超滤(SCUF)

连续性血液净化的特点

连续、缓慢、等渗清除水及溶质,调节液体平衡,清除更多的液体量
维持血流动力学稳定性,利于肾功能及其他器官功能的恢复 —— 血流动力学稳定

治疗模式多样、治疗方案可调性 —— 纠正酸碱紊乱

采用高通滤器,有效的清除大中小毒素,控制氮质血症
有利于重症急性肾衰竭或伴有多脏器功能障碍、败血症和心力衰竭患者治疗 —— 溶质清除率高

控制代谢水平,纠正代谢性酸中毒和高磷血症,清除水分,为营养支持准备"空间" —— 营养支持

可以清除炎症介质(IL–1、IL–6、PAF等)
通过对流、吸附清除
滤器中不同的生物膜清除细胞因子的能力不同 —— 清除炎症介质

体外循环凝血风险增加,需要连续抗凝的同时增加了出血的风险
滤过可能丢失有益物质,能清除分子量小或蛋白结合率低的药物,需要调整药物剂量 —— 缺点

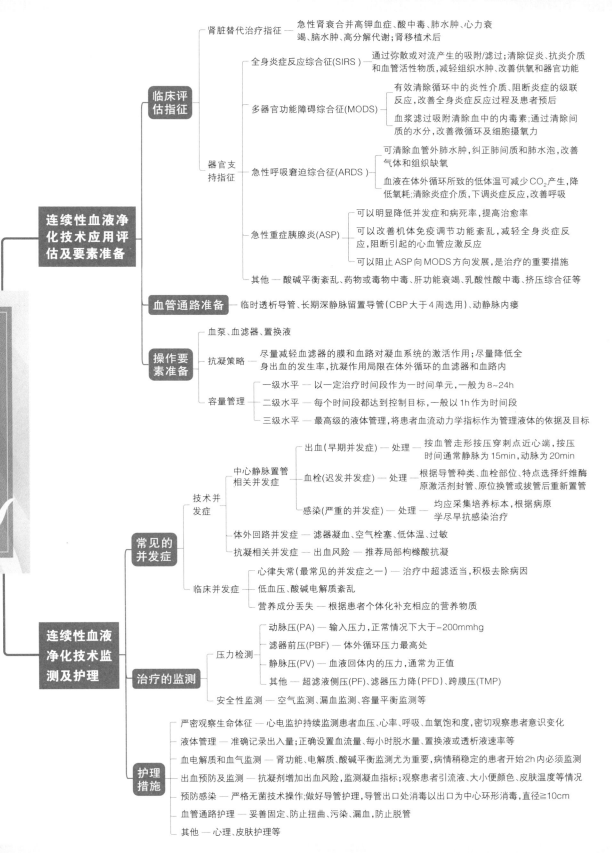

连续性血液净化技术应用评估及要素准备

临床评估指征

肾脏替代治疗指征 —— 急性肾衰合并高钾血症、酸中毒、肺水肿、心力衰竭、脑水肿、高分解代谢;肾移植术后

器官支持指征

全身炎症反应综合征(SIRS) —— 通过弥散或对流产生的吸附/滤过;清除促炎、抗炎介质和血管活性物质,减轻组织水肿、改善供氧和器官功能

多器官功能障碍综合征(MODS)
—— 有效清除循环中的炎性介质、阻断炎症的级联反应,改善全身炎症反应过程及患者预后
—— 血浆滤过吸附清除血中的内毒素;通过清除间质的水分,改善微循环及细胞摄氧力

急性呼吸窘迫综合征(ARDS)
—— 可清除血管外肺水肿,纠正肺间质和肺水泡,改善气体和组织缺氧
—— 血液在体外循环所致的低体温可减少CO_2产生,降低氧耗;清除炎症介质,下调炎症反应,改善呼吸

急性重症胰腺炎(ASP)
—— 可以明显降低并发症和病死率,提高治愈率
—— 可以改善机体免疫调节功能紊乱,减轻全身炎症反应,阻断引起的心血管应激反应
—— 可以阻止 ASP 向 MODS 方向发展,是治疗的重要措施

其他 —— 酸碱平衡紊乱、药物或毒物中毒、肝功能衰竭、乳酸性酸中毒、挤压综合征等

血管通路准备 —— 临时透析导管、长期深静脉留置导管(CBP 大于 4 周选用)、动静脉内瘘

操作要素准备

血泵、血滤器、置换液

抗凝策略 —— 尽量减轻血滤器的膜和血路对凝血系统的激活作用;尽量降低全身出血的发生率,抗凝作用局限在体外循环的血滤器和血路内

容量管理
—— 一级水平 —— 以一定治疗时间段作为一时间单元,一般为 8~24h
—— 二级水平 —— 每个时间段都达到控制目标,一般以 1h 作为时间段
—— 三级水平 —— 最高级的液体管理,将患者血流动力学指标作为管理液体的依据及目标

连续性血液净化技术监测及护理

常见的并发症

技术并发症

中心静脉置管相关并发症
出血(早期并发症) —— 处理 —— 按血管走形按压穿刺点近心端,按压时间通常静脉为 15min,动脉为 20min
血栓(迟发并发症) —— 处理 —— 根据导管种类、血栓部位、特点选择纤维酶原激活剂封管、原位换管或拔管后重新置管
感染(严重的并发症) —— 处理 —— 均应采集培养标本,根据病原学尽早抗感染治疗

体外回路并发症 —— 滤器凝血、空气栓塞、低体温、过敏

抗凝相关并发症 —— 出血风险 —— 推荐局部枸橼酸抗凝

临床并发症
心律失常(最常见的并发症之一) —— 治疗中超滤适当,积极去除病因
低血压、酸碱电解质紊乱
营养成分丢失 —— 根据患者个体化补充相应的营养物质

治疗的监测

压力检测
动脉压(PA) —— 输入压力,正常情况下大于−200mmhg
滤器前压(PBF) —— 体外循环压力最高处
静脉压(PV) —— 血液回体内的压力,通常为正值
其他 —— 超滤液侧压(PF)、滤器压力降(PFD)、跨膜压(TMP)

安全性监测 —— 空气监测、漏血监测、容量平衡监测等

护理措施
严密观察生命体征 —— 心电监护持续监测患者血压、心率、呼吸、血氧饱和度,密切观察患者意识变化
液体管理 —— 准确记录出入量;正确设置血流量、每小时脱水量、置换液或透析液速率等
血电解质和血气监测 —— 肾功能、电解质、酸碱平衡监测尤为重要,病情稍稳定的患者开始2h内必须监测
出血预防及监测 —— 抗凝剂增加出血风险,监测凝血指标;观察患者引流液、大小便颜色、皮肤温度等情况
预防感染 —— 严格无菌技术操作;做好导管护理,导管出口处消毒以出口为中心环形消毒,直径≧10cm
血管通路护理 —— 妥善固定、防止扭曲、污染、漏血,防止脱管
其他 —— 心理、皮肤护理等

将护理学教材与临床经验紧密结合,化繁为简,提炼出能供广大临床护理工作者和护理学专业学生参考使用的思维导图,是我们全体编委会的一次全新尝试和探索,为此我们既诚惶诚恐,又必须做到科学严谨。丛书从编写到出版,大家克服困难,团结协作,倾力付出,反复打磨,历经数月,凝聚了编委会广大临床护理工作者、护理管理者及护理专家的集体智慧和大量心血。

《急危重症护理学思维导图》编写分工如下。

王红:第一章、第二章;

范宗珍:第三章、第六章第一节、第六章第二节、第六章第三节、第六章第六节、第八章第一节、第八章第六节;

何德伟:第四章、第五章第二节、第六章第四节、第六章第五节、第七章第二节、第七章第三节、第七章第四节、第八章第二节、第八章第四节;

邓玲:第五章第一节、第六章第七节、第十章第四节、第十五章第八节;

万荣珍:第七章第一节、第十六章第二节;

潘光利:第九章、第八章第三节、第八章第五节、第十四章第四节;

陈玲:第十一章、第十二章、第十章第一节、第十章第二节、第十章第三节、第十章第五节、第十章第六节、第十五章第七节、第十六章第一节;

杨鹰:第十三章、第十四章第六节、第十五章第一节、第十五章第二节、第十五章第三节、第十五章第四节、第十五章第五节、第十五章第六节;

赵凤娟:第十四章第一节、第十四章第二节、第十四章第三节、第十四章第五节;

罗玲:第十七章。

再次感谢所有对本书的编写提供热情指导和大力帮助的领导、同仁和社会各界朋友。